‖北京针灸名家丛书‖

知针知药

谷世喆

主　　编	王朝阳	侯中伟	冯永伟	
副主编	张国辉	刘　飞	肖敏佳	

编　　委 （按姓氏笔画排序）

王　浩　邢玉刚　李琳慧

黄玉海　褚亚宇

主　　审　赵京生

中国中医药出版社

·北京·

图书在版编目（CIP）数据

知针知药——谷世喆/王朝阳，侯中伟，冯永伟主编.—北京：中国中医药出版社，2015.6（2024.重印）

（北京针灸名家丛书）

ISBN 978-7-5132-2515-1

Ⅰ.①知… Ⅱ.①王… ②侯… ③冯… Ⅲ.①针灸疗法—临床应用—经验—中国—现代 Ⅳ.① R246

中国版本图书馆 CIP 数据核字（2015）第 111243 号

中国中医药出版社出版

北京经济技术开发区科创十三街31号院二区8号楼

邮政编码　100176

传真　010 64405721

廊坊市佳艺印务有限公司印刷

各地新华书店经销

*

开本 880×1230　1/32　印张 12.75　彩插 0.25　字数 322 千字

2015 年 6 月第 1 版　2024 年 4 月第 2 次印刷

书号　ISBN 978-7-5132-2515-1

*

定价　59.00 元

网址　www.cptcm.com

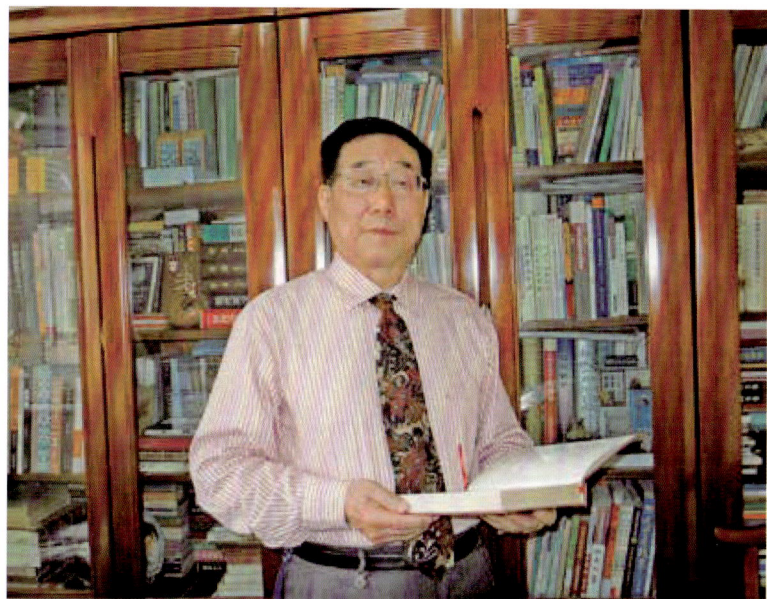

谷世喆教授

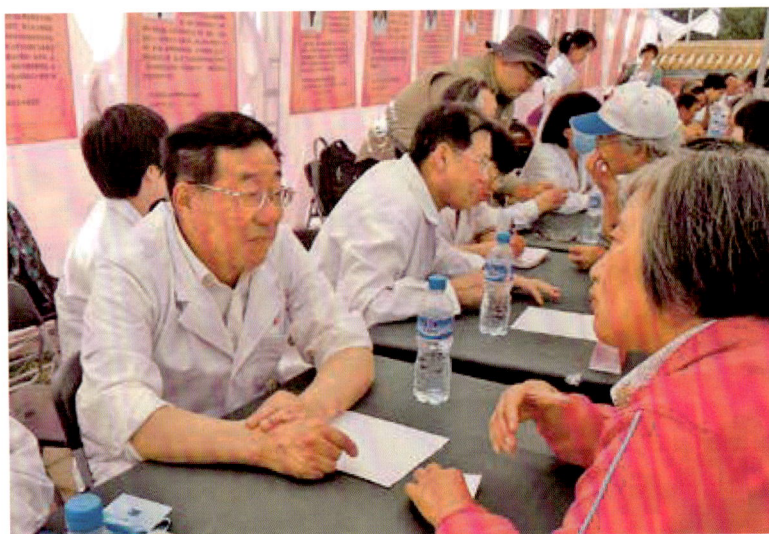

谷世喆为患者诊病

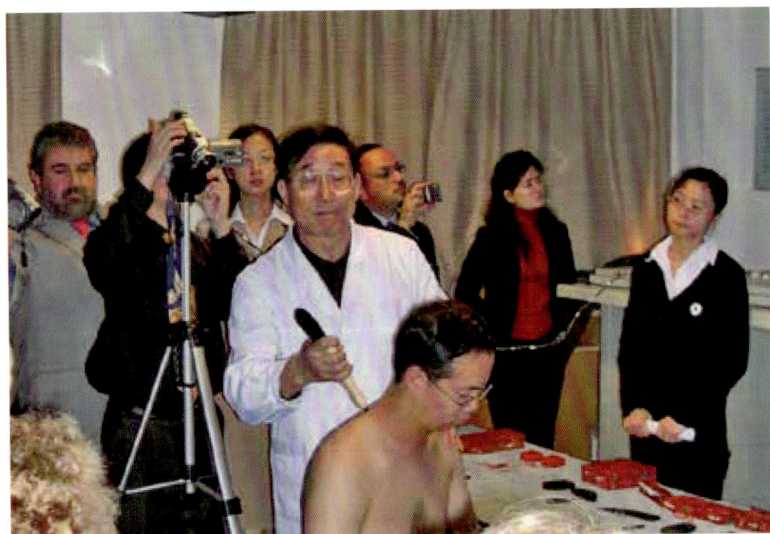

谷世喆进行砭石治疗演示

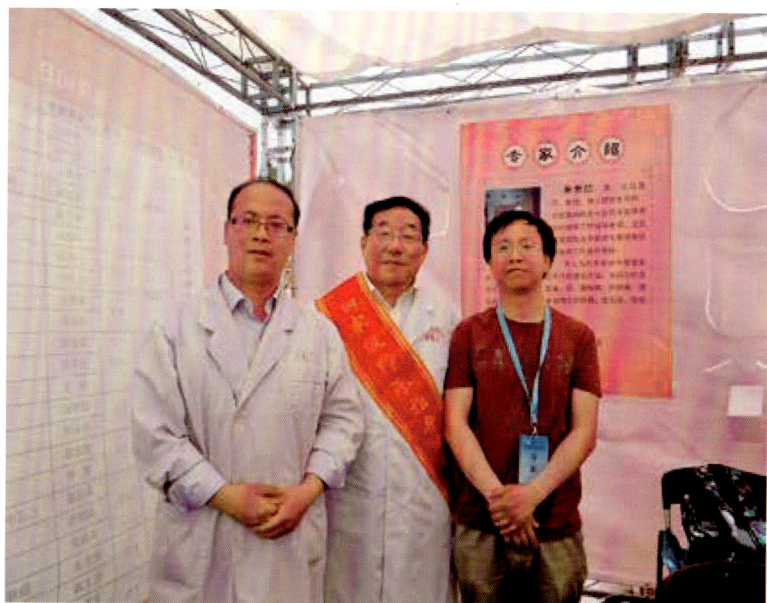

2013 年 5 月 "地坛公园中医药活动日" 谷世喆与弟子侯中伟（左）、
冯永伟（右）合影

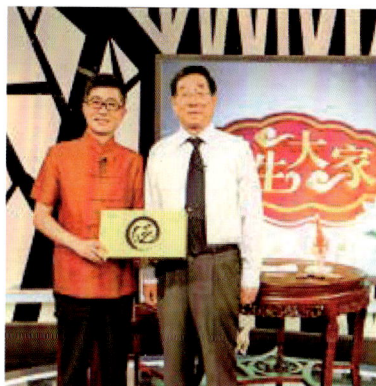

2013 年 7 月谷世喆作为北京电视
台《养生大家》节目的嘉宾与主
持人应宁合影

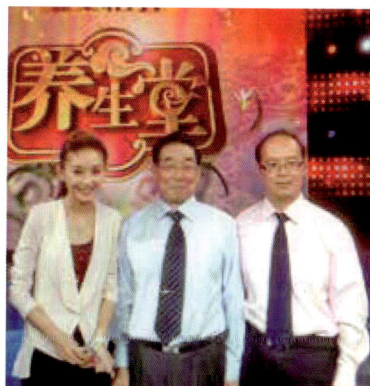

2013 年 8 月谷世喆参加养生堂
节目，左为主持人刘婧，右为弟
子侯中伟博士

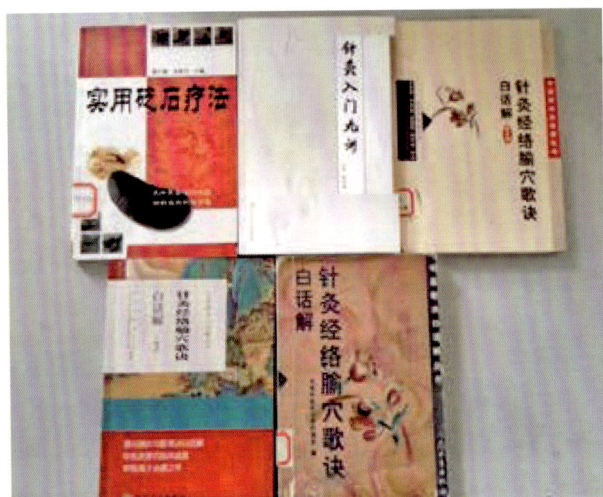

（1）

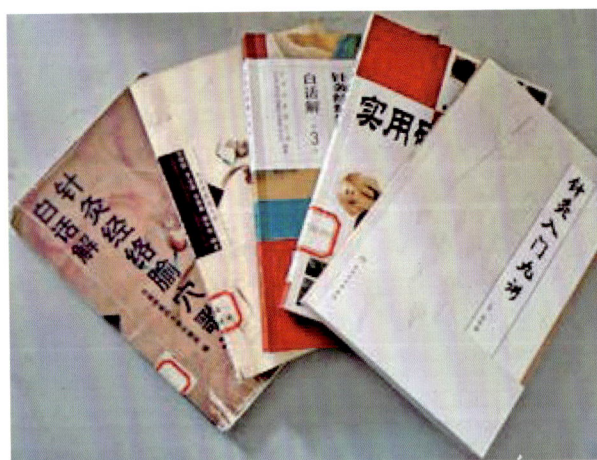

（2）

谷世喆出版的书籍

内容简介

谷世喆教授是北京中医药大学针灸推拿学院前院长，主任医师，博士生导师，全国老中医药专家学术经验继承工作指导老师。生于中医世家，从事临床、科研、教学工作40余年。本书分6章介绍谷世喆教授的学术思想及临证经验。①医家小传：介绍了谷氏的家庭背景和学医、工作、教学经历，从中可窥谷氏学术思想形成及临床经验积累的过程。②谈针论道：从为医、经典、针道、经络、刺法等几个方面较为系统地介绍了谷氏的主要学术思想和临证经验，具有较高的理论和临床价值。③砭道求真：砭石疗法是谷氏发掘整理的古老疗法，本章对砭石疗法的起源、功用、砭具、使用方法做了全面详细的介绍，有较高的临床价值。④临证精粹：介绍了谷氏对内科、妇科、皮外科、五官科、骨伤科等临床常见疾病的诊治方法，其中附有大量的临床医案，是十分珍贵的临床资料。⑤专病诊治：谷氏擅长治疗精神神经系统疾病，本章介绍了谷氏对这类疾病的认识及诊治经验，并对9种此类疾病的诊治做了说明。⑥薪火传承：收集了谷氏弟子的22篇文章，是对谷氏学术思想与临床经验的继承。另外，本书还对谷世喆的父亲，即国家级名老中医谷济生先生的生平和主要学术思想做了介绍。

前 言

　　针灸疗法作为中医学重要的组成部分，有着数千年的历史，针灸疗法理论与技术的形成和发展离不开一代又一代的针灸人。黄帝与岐伯等的君臣问对，成就了以《灵枢》为代表的针灸理论体系；扁鹊著《难经》，阐发针灸经旨，丰富了针灸理论；皇甫谧删浮除复，论精聚义，撰成《针灸甲乙经》，使针灸疗法自成体系；其后历朝历代，贤人辈出，涪翁、郭玉、葛洪、杨上善、孙思邈、窦默、徐凤、杨继洲、高武、李学川，直至民国的承淡安、黄石屏等，如璀璨群星，闪耀在针灸历史的天空。正是这些精英的薪火传承，才成就了针灸的繁盛大业。

　　北京有着800年的历史，特殊的历史地位和厚重的文化积淀，造就了众多针灸名家。王乐亭、胡荫培、牛泽华、高凤桐、叶心清、杨甲三、程莘农、贺普仁……这些德高望重的针灸前辈，成为了北京近现代针灸学术的代表人物，他们的学术思想和精湛技艺推动了北京地区针灸学术的发展，在北京地区针灸史上留下了浓墨重彩的一笔。他们的道德情操、学术思想和临床技艺是针灸界的宝贵财富，应当深入挖掘整理并发扬光大。

　　北京针灸名家学术经验继承工作委员会是在北京针灸学会领导下的一个学术研究组织，其主要任务就是发掘和整理北京地区针灸名家的学术思想和临床技艺，凡在北京地区针灸界有一定影响力的、德高望重的、有独特学术思想和临床技艺的针灸专家，都是我们工作的对象。我们本着客观、求实、慎重、细致的原则，力求全面展示针灸名家们的风采，展示他们的学术价值和影响力，为推动北京地区针灸学术的发展，为针灸疗法促进人民健康、提高生活质量做出自己的贡献。

这套丛书对于我们来说是工作成果的体现，对广大读者来说是走近针灸名家，向他们学习的有利工具。通过它，可以了解这些针灸名家的追求与情怀，可以感受到他们的喜怒哀乐，可以分享他们的临床所得，使大家得到受用无穷的精神食粮。这就是我们编辑这套丛书的目的。

北京针灸名家学术经验继承工作委员会
《北京针灸名家丛书》编辑委员会
2014 年 10 月

编写说明

　　谷世喆教授是北京中医药大学针灸推拿学院教授，主任医师，博士生导师，全国老中医药专家学术经验继承工作指导老师，原北京中医药大学针灸学院院长。谷世喆教授从事医疗、教学、临床、科研和管理工作45年，从青海高原的最基层，到唐山的工厂，再到首都高校，历经磨炼，始终工作在临床一线，在用传统中医针药结合诊治各种疑难杂症方面，形成了自己的学术思想及临床经验。

　　谷世喆教授的父亲谷济生为北京四大名医施今墨之弟子，谷世喆教授早年受其言传身教，于北京中医药大学读书期间，又亲耳聆听杨甲三老师等诸多名师的授课，深受影响，在中医学和针灸经典理论方面打下了坚实的理论基础。他认为，脏腑理论和经络理论是中医基础理论的核心，为医"不明脏腑经络，开口动手便错"。在深入研究经络理论的基础上，他根据《灵枢·根结》，增加了手六经的根结部位，并总结编写了《新编根结歌》，对标本根结理论进行了补充和阐发，从而完善并明确了十二经的根结部位与相应穴位，对临床治疗具有重要指导意义。此外，谷世喆教授对气街和四海理论也有深入研究，并编写了《四气街歌》《四海歌》两首新歌诀。他主编的《针灸经络腧穴歌诀白话解》深受读者欢迎。

　　谷世喆教授强调辨证论治，临床上传统针灸与方药灵活使用，强调西为中用，重视诊断、辨证、针药结合一气呵成，治疗疑难病症常收意想不到的效果。他尊古而不泥古，擅长运用多种针法，尤其是对砭石疗法的发掘整理与普及做出了突出贡献。

他有一颗济世救人的仁慈之心，对患者和蔼可亲，不分贵贱贫富，不怕脏和累，尽心尽力为每一位患者服务，德艺双馨，在他身上充分体现了孙思邈的大医精诚精神。

他以对学生极端负责的态度从事教学工作，认真准备教案，上好每一堂课，结合临床，把枯燥的《经络学》讲得有声有色，无私地传授自己多年积累的经验，深受学生们的爱戴。

受北京针灸名家学术经验继承工作委员会之托，本着传承发扬针灸名家学术思想、造福患者的宗旨，谷世喆教授的学生对他的学术思想和临床经验进行了收集与整理，编撰此书，试图从多角度展示谷世喆教授的大医风采和宝贵经验，希望对从事临床和教学工作的针灸工作者有所帮助和启发，同时也是我们为针灸名家学术思想与继承工作做的一份贡献。

谷世喆教授的学术思想和临证经验十分丰富，篇幅所限，本书只能择其精要加以展示，本书内容疏漏之处在所难免，敬请读者提出宝贵意见，以便再版时修订提高。

编者
2015 年 5 月

目 录

第一章
医 家 小 传

　　谷世喆是北京中医药大学教授，博士生导师，主任医师，第四批全国老中医药专家学术经验继承工作指导老师。国家中医药管理局谷世喆名老中医传承工作室老中医。曾任北京中医药大学针灸推拿系主任、针灸学院院长。兼任第四、五届中国针灸学会理事，经络专业委员会委员，北京中医药大学校学术委员会委员，中国针灸学会砭石与刮痧分会副会长，北京市针灸学会第四届理事会顾问，新加坡中华医学会学术顾问，英国伦敦中医学院名誉教授，原中国高等中医院校针灸教育学会副理事长。

一、左提右挈

谷世喆 1944 年 3 月 25 生于河北玉田，是家中长子。他出生那年恰逢父亲有个遗产官司胜诉，家中喜气洋洋。在两个女儿之后父亲又喜得胖儿子，故取名双吉为喆，按《康熙字典》载，"喆"即哲也，是光明的意思。名如其人，他开始了曲折而幸福的人生。

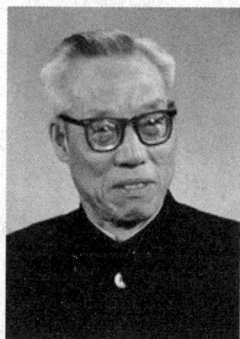

谷世喆的父亲谷济生先生
（1917—2009）

父亲谷济生是杏林高手，早年就读于华北国医学院，是这个北方首所正规中医学院的第二届毕业生。院长施今墨先生是京城四大名医之一，也是该学院的创办人。施院长不仅医术医德出类拔萃，而且思想开放，敢于吸收采纳西医先进的科学技术和思想，指出："本院之宗旨，举凡病理方解，及审证用药，一切皆以科学之方式而研究之，庶几医学革新，地位增进而个人之医业日新月异而岁不同，此尤为今墨所厚望者也。"在这样的思想指导下，华北国医学院不仅教授《金匮》《伤寒》等中医经典，还开设了解剖学、药理学、病理学等西医课程，传授西医知识。也正是这样开放的学术氛围和实事求是的治学态度，使得谷济生对中医理论是批判继承而不是全盘照搬。更为幸运的是，由于当时学生较少，施今墨院长经常亲自对学生进行学业指导，聪颖刻苦的谷济生因此而深得施氏真传。毕业后，谷济生先后辗转于玉田、唐山、天津等地行医，曾短暂兼任玉田县医院院长（那时的规模很小）。建国后先是开私人诊所，1956 年参加天津市第一医院工作，主持并创建了天津市第一医院中医科。参与创办了天津第一家肝病研究所，1991年被评为全国继承老中医药专家学术经验指导老师，1992年享受国务院津贴。谷济生一生淡泊名利，致力于悬壶济世、传道授业。对待工作兢兢业业、精益求精，治病救人无数，悉心培养了多名徒弟。"咸被德泽"是众人对他的评价。

谷济生先生不但一生行医，普济众生，事业卓有成就，而且作为慈父也教子有方。在谷世喆幼年时，父亲便将硬纸裁成方块，用毛笔写上生字，教他和弟弟们认字。卡片装满一鞋盒，孩子们在上小学之前就能认识两三百个字了。父亲表面上很严厉，很少表扬子女，实际上，对子女们的成绩由衷地喜悦。为勉励孩子勤奋学习，认真研究，他亲笔题写了唐代韩愈的名句"业精于勤荒于嬉，行成于思毁于随"的条幅挂在寝室。其爱子、教子之深情，跃然于纸上！父亲正直、善良、谦逊的为人；兢兢业业，精益求精的工作态度；不问贫富贵贱，一视同仁的平等原则；善待穷人，免费医疗的仁爱之心；尊老爱幼的优良品德；等等，都对谷世喆产生了潜移默化的深刻影响。这是老人家留给他的最宝贵的精神财富！

在这样的环境里，在父亲的言传身教下，谷世喆从小就立下了学习中医、治病救人的志向。身为中医的父亲乐见其成，便开始严格督导他熟读《内经知要》和《珍珠囊补遗药性赋》等医学典籍。父亲认真地用红笔句读和注解，还经常抽空讲解古医籍，这为谷世喆后来学习中医打下了坚实的基础。

当年谷世喆的家是一个大家庭，住在天津。初到天津不久就迎来了解放军进城。当时生活拮据，一家人外靠当医生的父亲行医挣钱，内靠母亲勤俭持家。谷世喆的母亲刘宗文，读过玉田师范，在同龄人中是个有知识的女性。她秀外慧中，集东方女性的所有美德于一身，相夫教子，尊老爱幼，勤俭持家，坚忍不拔。她非常注重对孩子们的教育，言传身教，从小事做起。她教谷世喆姐弟认字，分配他们做各种家务事。上小学时，谷世喆起得最早，负责生煤球炉子、扫院子，然后锻炼身体。弟弟负责买早点。妈妈总是告诉他们劳动快乐，劳动光荣，劳动可以锻炼体魄！学习和劳动都不可偏废。至今谷老师说自己身体好就得益于那时的锻炼。妈妈鼓励他们与同学要团结互助。母亲每天起早贪黑的忙，干活最多，却总是吃在最后，睡在最后。当她看到谷世喆姐弟快乐地吃饭，各自干好自己的活后，背着书包上学去时，当她拿着姐弟们各科都优秀的成绩单，看着孩子们个个都健康成长时，她的心里充满了自豪感！有一年妈妈给每一个上学的孩子都奖励一双雨鞋，大家高兴了很多日子！谷世喆上五年级时，妈妈为了鼓励他，给他买了一个小足球，是真牛皮的。谷世喆和小伙伴组成了街道小足球队，每天放学后都要踢球，真是让人兴奋！回忆起儿时的情景，谷世喆感慨良多："家境不富裕的我家，十分注重节约，每一片菜叶母亲都留着，嫩的炒着吃，老的做发面菜团子。放点粉头、虾皮，用玉米面做成菜饸饹，我们都非常爱吃。有些人家生活更困难，甚至吃不饱饭。在那样动荡的年代，想安安稳稳地相夫教子也是件难事。妈妈为了我们奉献了自己的一生。她信奉观音菩萨，对比我家生活更困难的人总是行善，这对我们兄弟影响很大。只要是对我们学习和锻炼身体有好处的要求，妈妈总是尽量满足。妈妈悉心地呵护我们，从小时候到上大学我们姐弟七人没有一人发过热，进过医院，我们都很健康。"

20世纪60年代自然灾害和"文化大革命"时，谷世喆家和全国许多家庭一样，也遭遇了困境，当时粮食不够吃，有六个半大小子的谷家更难！母亲都是少吃甚至瞒着孩子们不吃，饿极了就悄悄喝一碗酱油汤。"文化大革命"期间，谷世喆的父亲身为高级知识分子受到冲击，母亲一方面支撑着全家，照顾老小，另一方面又要分担父亲压力。长期的营养不良、过度劳累和精神压力，使得年仅50岁的她就病倒不治。她患了肝硬化，脾大门静脉高压症曾导致 2 次大出血。本来准备要做脾切除，脾肾静脉吻合术，却因为"文化大革命"两派武斗和手术室污染而没有做成。1971 年冬季再一次大出血终于夺去了她的生命。接到报急的电报，谷世喆和夫人张兆同抱着一岁半的女儿冒着大雪，从青海门源搭乘解放军的军车翻过 4000 多米的大阪山，辗转颠簸 3 天才来到奄奄一息的母亲身旁，垂危的母亲看到世喆一家，尤其是刚刚一岁半的小孙女，苍白的脸上露出一丝微笑。坚强的母亲终于没能战胜死神，5 天后因出血不止，她带着遗憾驾鹤西归了。终其一生，她老人家竟没能过上几天完全舒心的日子，不要说享受现代化生活了，就是穿上喜爱的衣服，去京城里逛逛风景竟也没能享受到！所幸的是，她养育的 7 个儿女都长大成人，都大学和研究生毕业，3 个定居美国和加拿大，事业有成。每谈及此，谷世喆就感到无比的遗憾！遗憾没能奉养母亲到天年。他激动地说："没有父母无私的爱，哪有我谷世喆的今天！我们中华民族的传统文化美德从哪里来？首先就是来自于千千万万伟大无私父母恩情！我们要感恩呐！要讲孝道啊！"

二、学习历程

1962 年，谷世喆以优异成绩从天津二中考入北京中医学院（现北京中医药大学），正式开始了他的中医之路。当时国家非常重视祖国传统医学的继承和发展，虽然学校建筑很简陋，但直接归属于卫生部（现名中华人民共和国国家卫生和计划生育委员会，下同），副部长郭子化是中医出身的老革命，与中医司司长吕炳奎都非常重视中医学院的建设，经常到学校视察。校、系领导有 5 个是参加过红军长征的干部，作风很好。当时学生老师不算多，校长黄升仁认识很多学生，能直呼其名。学校在东直门内海运仓原辅仁大学旧址，校址不大，房子大多陈旧狭小，但教室是新修的。一栋 13 层大白楼，直到 20 世纪 70 年代仍是北京东城有名的高楼。更重要的是学校拥有一大批德高望重的教师，他们有很多是郭副部长亲自选调的，属于全国名流、江南才子。如董建华、秦伯未、任应秋、陈慎吾、祝谌予、印会河、刘渡舟、赵绍琴、王绵之、颜正华、杨甲三、孔光一……每一个名字都是响当当、如雷贯耳，他们都是中医大家，都是名师！其他西医基础、中西结合老师也都是出于名校，具有丰富的教学经验和责任感，如廖家桢、焦树德……在他们无私的教育下，谷世喆和同学们认真地学习。像刘渡舟、杨甲三等老师都亲自带他们到工厂田间实习，手把手地教他们看病。老师不仅教书，还教学生学习方法。老师说"拳不离手，曲不离口"，学生们就连排队买饭时都不忘背方歌，互相点穴位，各个发奋苦读，因此基础非常牢固。大学六年真是受益匪浅！

三、高原天使

1968 年 12 月，谷世喆大学毕业了。6 年的大学生活，他不仅收获了学业的硕果，还遇到了生命中的另一半。1968 年 12 月 9 日他和同窗张兆同女士登记结婚。张兆同祖籍南京，生于重庆，长于北京，是家中独女，文静白皙，勤慧善良，其父母都是正直的知识分子。婚后谷世喆与爱人张兆同服从分配，毅然决然地携手来到边远寒冷的大西北——青海省门源县基层农牧区卫生所工作。当时除了简单的行李和四五箱书外，还带着剃头的推子和锅碗瓢勺，带着岳父母送的半导体收音机就去边疆扎根落户了。

青海省门源回族自治县苏吉滩乡是谷世喆工作的第一站，这里是纯藏族牧区，海拔高，寒冷，牧民居住非常分散，山山沟沟必须骑马。出诊看病一走就是一天或三两天，常说望山跑死马实在不假。望着白雪皑皑的祁连山，在蓝天下骑马驰骋，高声唱着"骑着马儿过草原，青青的流水蓝蓝的天……"挺惬意呀！可有时候真累呀！真想家！刚刚离开北京，开始工作就被直接分配，住到藏民的帐房里，和藏民同吃同住2个月。这反差太大了呀！最难的是当地完全没有卫生条件，看什么都不顺眼，非常不适应。牧民吃的酥油茶和糌粑是很好的东西，高脂肪高热量，奈何开始谷世喆闻不惯那个味儿！吃不惯，吃不下！每天晚上藏民的

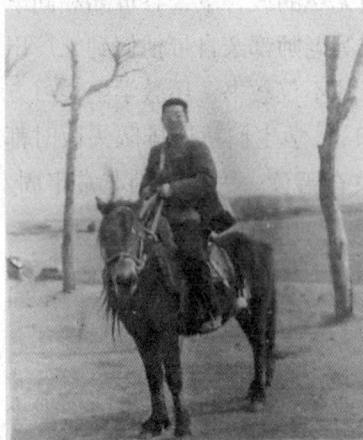

1970年谷世喆在青海出诊

主食是灰黑色的青稞面巴罗汤（面汤），开始也难以下咽。但谷世喆坚信煮过的就是卫生的！牧民能吃我就能吃！没过多久他就适应了与牧民同吃同住，能骑马外出看病了。2个月后骑了半天的马，他第一次回到妻子所在的大滩卫生所。才感到浑身奇痒，想起来两个月没有洗澡了，竟发现衬衣和绒衣上爬满了会动的虱子和虱子蛋。不由分说把衣服全都脱下来，痛痛快快地洗了个澡。里里外外的衣服，妻子整整煮了一天才把虱子和虱子蛋消灭干净。

　　凭着一腔热情，谷世喆克服种种困难，急农牧民之所急，想农牧民之所想，一边骑马奔走于草原高山之间的帐房，一边积极培训农村赤脚医生、普及卫生知识。他受到了牧民的欢迎，称他为阿卡曼巴。

　　因为妻子患上了严重的风湿痹痛，不到一年谷世喆就被调到大滩卫生所任所长。大滩是边远农区，缺医少药，更穷。五六个人的卫生所，承担着一大片地区的医疗和预防工作，常见的

内、外、妇、儿、产科，甚至于五官科的门诊和出诊都要管。虽然基层医疗条件有限，但他们利用自己的知识和技术确实挽救了很多生命。有一位回族妇女，产后大出血，他们赶到她家时，包裹她的棉被几乎被血浸透，人已气若游丝。因为没有条件输血输氧，他们只能按中医方法，"有形之血不能速生，无形之气所当急固"——用"独参汤"。他们用砂锅煎人参汤，一点儿一点儿给患者灌服。一顿饭的工夫，血止住了，产妇的脸上逐渐有了血色，一条生命保住了。还有一次，一个6岁的孩子不慎把腿伸进车轱辘里，造成开放性的骨折。来不及去县医院，老百姓也没有钱去医院。于是，谷世喆就用小夹板配合抗生素中西结合进行救治，在那种简陋条件下，孩子的腿居然完全康复了，未留下一丝一毫的残疾。还有一个小伙子连续几天高热，打针吃药都未见功效。他们排除了传染病，采用近代中西汇通派大家张锡纯《医学衷中参西录》的大法，取小柴胡汤加200g生石膏煎汤，分3次灌下，奇迹发生了，到傍晚体温降到39℃，精神明显好转。效不更方继服1天，体温恢复正常。

8年来，张兆同克服了大西北高寒缺氧和自己的风湿病痛，努力工作并照顾好家里的里里外外。关节疼得厉害，自己有病自己治。谷世喆用《伤寒论》的名方"真武汤"加味，配合针灸，每天不辍。在细心的调治下张兆同的关节居然不疼了，风湿病好了！那时什么都要自己做，张兆同自己动手，给谷世喆和孩子缝衣服，做羊毛棉裤，抵御高原的寒冷。条件艰苦，简陋那就不用说了。全凭着年轻和为贫下中农（牧民）解除病痛的革命热情，他们工作得有声有色，生活上也越来越适应，与当地老百姓团结的很好。他们无分寒暑和昼夜，随时出发，诊治病人，尽心竭力。因此深受当地老乡的欢迎，几次调动老乡都送出老远。

在环境险恶的青海高原，谷世喆经历了多次生死的考验。

1970年的冬季，有一次骑马出诊过一条河时，不慎掉到了河里，从河里出来全身是冰，冻了个半死，几乎喂了鱼。还有1972年，在海拔4800米的大梁搞防疫。因为当地的一种啮齿类动物哈劳

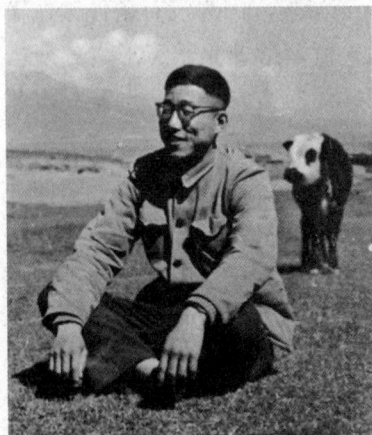

1972年谷世喆在青海草原

（喜马拉雅旱獭）泛滥。它们是传播鼠疫病跳蚤的中间宿主。要想消灭人间鼠疫必须消灭哈劳。这是青海医务工作者的重要任务。医生们要督促指导民工，在日出之前将杀鼠药倒在雪线4800米以上的鼠洞里，从而消灭哈劳、消灭鼠疫。这里空气稀薄，草木不生，而且常雨雪交加，下一会雨跟着就是冰碴和雪花，打在脸上生疼。8月天穿上皮大衣还禁不住打哆嗦，走两步就气喘吁吁。有些地方地势还非常险峻，山下是激流的河川。一次驮药物的大马失足跌下河中，完全没办法救助。就在任务将要完成，转移出山沟时，因为谷世喆的坐骑，驮着很高的行李背驮，他从后面跨上马，一下子从马头前跌到马下，失足挂蹬，拖了好几米，头也破了，幸亏穿着马靴，从蹬上拔出了脚，老马也站住了，才侥幸脱险，捡回一条命。1973年一次出诊，乘坐的卡车与农民开的大拖拉机侧面相撞，咫尺之间，居然毫发未伤，虚惊一场。1974年到大队搞合作医疗，骑自行车在坡道上被由上而下的马车当腰压过。当地的马车由三匹马拉着，挡着路，无法逃遁。谷世喆当即被送到州医院观察24小时，幸亏是轻车，辗过得快，肝、脾、肾无一破裂……差不多每年都有危险的事，每经历一次意外，都令他后怕，但是不久他又骑马骑车奔走在乡间小道上了，他知道，前面病人在翘首盼望

着他。

在青海他们做了3件事：治病救人、教农村医生和打井改厕，亲手画图修建新卫生院。谷世喆刚到大滩卫生所时，那个卫生所小门小户仅有6间民房，纯土坯造的，又小又旧，当地难得下雨时，它还漏雨。谷世喆反复向县里反映困难，终于拨下来几万元盖新房子。谷世喆自己画图，组织施工，采用土坯和砖混建筑，屋顶是大瓦。围墙则完全是干打垒。老乡们真是既勤俭节约，又舍得出力，很快，一个有着20间好看实用的砖瓦房的新卫生所就在山沟里建起来了。结余下了300元，因陋就简打了一口井，水清澈甘洌，非常好喝！这样不仅大幅度改善了医疗条件，还在当地推广了打井，摈弃了人畜共饮一池水的陋习。真心的付出总是会换来相应的回报，无论何种形式，无论时间早晚。40年后，谷世喆张兆同故地重游，不少老乡欣喜地认出了当年的小谷大夫和小张大夫，这让他们分外高兴和感动。

在青海工作的那些年，很值得怀念。在那里他们还学会了养鸡、种菜，自己制作腊肉，有时还钓鱼改善生活。一次他们中午下班到后院去，突然发现三只鹰正从空中俯冲下来，一群比鹰还大的家鸡全都吓得趴在地上，鹰压在鸡身上，利嘴咬住了鸡脖子，咔，咔！只两下母鸡脖子就被撕开了，鲜血直流。说时迟那时快，谷世喆的石块打了过去，鹰噗噗翅膀飞走了，留下了还喘气的母鸡。从鹰口夺下的母鸡，被开膛时发现这只鸡的肝全绿了，是胆囊强烈收缩造成的，跟破裂了一样。谷世喆悟出这即是一物降一物，"吓破胆"是真的！

青海农牧区是谷世喆踏出校门后的第一个战场，白天奔走于田间帐房，晚上读《伤寒论》潜心研究，孜孜不倦，正是为了更好地治病救人。他特别推崇孙思邈的"大医精诚"，认真对待每一位患者，对病人和蔼可亲，不分贵贱贫富，一律视为亲人，不怕脏和累，尽心尽力诊治。用医术去和病魔对抗，挽救病人生命，解除病人痛苦，在一线积累了很多宝贵的经验。后来他一直跟学生讲："中医一定要多实践，多上临床。在青海的时候，虽然基层医疗条件有限，可我们想尽各种办法，确实挽救了很多生命。"

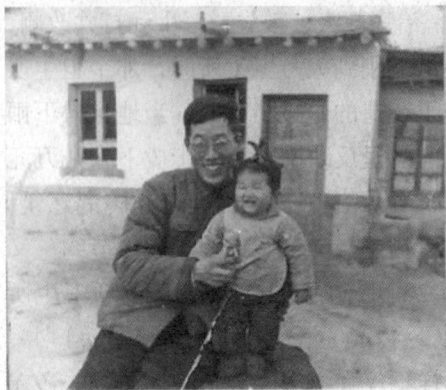

1971 年谷世喆在青海与女儿谷蕾
（10 个月）合影

1970 年 4 月和 1974 年 2 月，他们的女儿谷蕾和儿子谷岳相继出生。两个孩子都在青海和父母生活在一起。

四、唐山考验

　　1976 年 7 月 26 日，谷世喆和张兆同调到河北唐山市的医院，来到医院的第三天，他们还没开始工作，就遇到了震惊世界的唐山大地震。那一年的 7 月 28 日北京时间 03 时 42 分 53.8 秒，唐山、丰南一带发生了强度里氏 7.8 级的大地震。这场巨大的天灾，造成了 24.2 万人死亡，16.4 万人重伤，是有史以来死亡人数最多的地震。那是家家有伤人之痛，室室有枉死之魂！整个城市变成了废墟和坟场！唐山人遭了大难！

　　幸运的是，因为他们刚到唐山，行李包还没来得及拆开，一堆摞得高高的行李包支撑住了趴架的平房，全家这才幸免于难。而住在他家后排的邻居，全家 5 口全部遇难。想起当时大地颤抖的可怕景象和死难的同胞。谷世喆自嘲地说："我是从废墟里钻出来的！是出土文物！"

　　大难不死的谷世喆夫妇立刻投入到灾后重建工作，他们一边忙着灾后救援，一边开展灾后小家庭的自救。两人在废墟上清出一块空地，和几个解放军战士一起，又是和泥又是砌砖，用各地支援的木棒绑上苇帘子，再抹上大泥就是墙，房顶是荆笆，上面再压上油毛毡，两间简易房就搭建成功了，可暂且安身了。简陋的房子只能挡挡风雨，夏不隔热冬不挡寒，冬天冷极了，他们就用塑料布封住满是缝隙的门窗。简易房用料非常差，每年都需要修整加固。是唐山的工人们帮助他们，不断修整完善，直到比较适宜居住。这一住又是6年。

唐山大地震灾后重建任务非常繁重，夜以继日的工作使工人患胃病、风湿病、精神障碍和各类外伤痛的人数明显增多。谷世喆针对这些疾病特点，采用"针药并用"治疗疑难杂症。因为他治疗认真，有爱心和耐心，所以深受工人们的爱戴，他也因此结交了不少工人朋友。

在唐山的13年，他们吃了不少苦，也做了很多事，每天忙忙碌碌，日子过得很充实。谷蕾和谷岳在这里读幼儿园、小学、中学，在这里长大。他们也经历了震后的艰苦和物质条件的匮乏。他们很懂事，帮爸妈做家务，照顾姥姥，努力学习。艰苦的环境是很锻炼人的。现在他们已长大，学业有成，都有各自幸福的小家了。

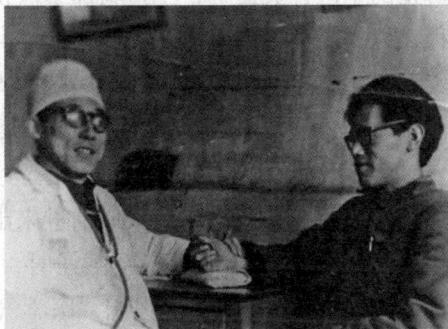

1978年谷世喆在地震棚中为患者看病

回想起自己遭受的苦难，谷世喆很有感触，他说："艰难困苦，玉汝于成！磨难可以锤炼一个人，也可以摧毁一个人。不是每个人都能经受得起这枚试金石的考验。我想除了革命教育之外，或许是父母的言传身

13

教，或许是爱人的支持关怀，或许是本人的豁达开朗，又或许是兼而有之，总之这些九死一生的经历，并没有打垮我，反而使得我在面对人生时更加积极乐观，全力以赴地把每一件事都做到极致，实现了自己的人生价值。"这就是他豁达的人生观！

五、传道授业

谷世喆夫妇1989年调回母校——北京中医药大学，开始了他人生的又一次大转折。在针灸系任教，谷世喆主讲《经络学》。他以严肃严谨的态度对待教学工作，为了保证教学质量，不误人子弟，他反复听老教授讲课，精心准备教案，反复试讲，上课时结合临床病例，把枯燥的《经络学》讲得有声有色。他把多年的临床经验和精湛医术，无私地传授给学生，学生们很喜欢听他的课，也为他的奉献精神所感动。

1991年他担任了主管教学的系副主任，为了把学生培养成真正的中医针灸医师，主持增加了《伤寒论》和《金匮要略》课程，以提高学生的整体辨证施治能力。确立了护国寺中医院为针灸系学生实习的主要临床教学医院，支持推拿于老师制作多媒体课件，走在了全国前列。而他亲自做的《经络学》和《经络腧穴》多媒体课件至今还是北京中医药大学网络学院的优秀教材。他还亲自主持科研课题，采取请进来走出去的办法，提高全系的科研意识。1994年他担任系主任时，坚定地支持气功教研组把《医学气功学》开下去。强调"医学气功学不是邪教！讲气功正是正本清源的办法"。成为当时全国极少或唯一保留这门学科的学校。

他认为学生学中医要早临床、多临床、反复临床，通过分析病情辨证施治提高本领。在患者面前，他会称赞学生。但如果遇到选穴不正确、刺法不准时，又会把学生悄悄地叫到一边悉心指导。徐秋玲是他的博士研究生，提起自己的恩师，她充满感激，她说是谷老师教会她看病。她到海南工作后，来电话告诉大家采用谷老师的颈三针针法效果特别好，现在已经是副主任医师了。在老师的精神感染下，他的学生们在辛勤努力地学习老师的理论和经验，他们跟随谷世喆教授把理论学习和临床实践相结合，通读中医学经典理论著作，书写临床病案，书写月记，记录学习笔记，对谷老师学术思想和临床经验进行归纳整理，并加以分析研究，总结规律，提炼升华。徒弟冯永伟说："经过拜师学习我的临床疗效提高多了。"

2001年针推系升格为针灸学院。他任第一任院长。不久他又完全回到教学岗位，担任博士生导师，直到2009年4月退休，几年来他共培养博士、硕士28名，到2011年又培养高徒2名，进修生数十名。

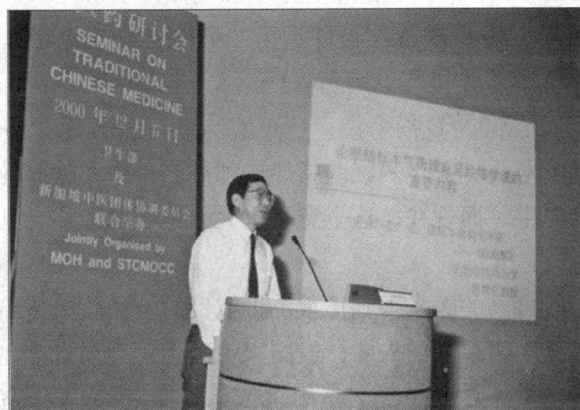

2000年12月谷世喆在新加坡国际医药研讨会上做专题报告

谷世喆教授常说学好中医关键是热爱中医，多临床，多思考，只要学生想学，他就会给学生机会，毫无保留，倾心相授。他出诊总有很多学生侍诊，这些人里有他的徒弟，有北京中医药大学的研究生，有本科生，有专科生，还有许多慕名而来的留学生及华侨。当问及谷教授前后共带过多少这样的学生，他微微一笑："学生太多，我也记不大清了。"

谷世喆教授多次到日本、韩国、英国、美国、加拿大、西班牙、丹麦、瑞典、巴西、阿根廷、新加坡等国家讲课和学术交流，面对洋学生他讲课精炼，常结合病历说明深奥的医理。由浅入深，务求大家都明白，会操作。因此他深受学生们的爱戴！

不仅在学术上和临床上悉心指导学生，在生活上他对学生也十分关心。学生若是遇到什么问题，也会首先想到和自己的恩师说。不管学生还是患者，大家都亲切地叫他"谷老师"。闲着的时候，他会给学生讲些医学之外的事，教他们怎么为人处世。他常说，北京是文化古都，博物馆很多，有空多去走走，可以使知识广博，情趣高尚，现在经常有学生和他保持联系。

2008年，谷世喆教授被评选为"第四批全国老中医药专家学术经验继承工作指导老师"，这一荣誉是对一位中医医师的充分肯定，对谷世喆教授来说，这更意味着一种传承：1991年全国继承老中医药专家学术经验指导老师的名单中，就有他的父亲谷济生老先生。而现在，这个意义重大的担子已经移交到了他的肩上。

为了使自己的医术得到传承，将宝贵的岐黄薪火传给更多的有志于献身中医事业的人才，经国家中医药管理局批准，北京中医药大学建立了"谷世喆名老中医传承工作室"。工作室在北京中医药大学、针灸推拿学院和北京中医药大学国医堂的领导和支持下开展师承工作，主要是总结研究谷世喆教授治疗常见病、疑难病的诊疗经验和学术思想，举办国家级中医药继续教育项目。目前，工作室组建了专家团队，其中有北京中医药大学针灸推拿学院的王朝阳副教授、北京中医药大学针灸推拿学院副院长、教授于天源博士、副教授侯中伟博士等。这些是荣誉，是责任，也是压力。谷世喆教授开玩笑地说："我现在是老牛亦解韶光贵，不待扬鞭自奋蹄啊！"

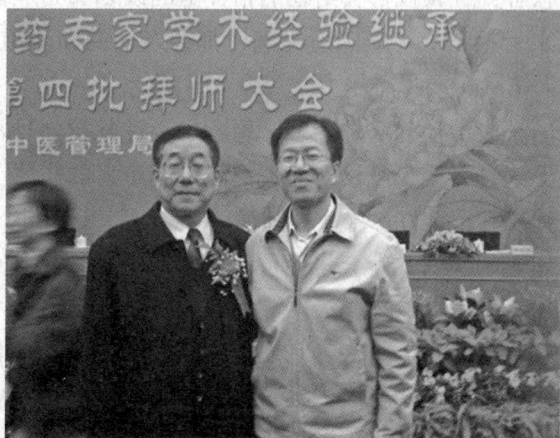

2008 年全国老中医药专家学术经验继承人第四批拜师大会
谷世喆与弟子王朝阳合影

六、医者仁心

谷世喆教授特别强调医德的重要性。认为医本仁术，德乃医本。对医生而言，医德和医术，如鸟之双翼，仅有良好的医德而无精湛的医术，或者有高超的医术却无良好的医德，都难成"良医"。他对孙思邈的"大医精诚"推崇备至。临证对待病人和蔼可亲，视为亲人，不分贵贱贫富，平等对待每一位患者，态度谦和，尽心诊治。时时处处为病人着想，细心周到地为病人服务，冬天上班，总要亲自检查门窗关好了没有，暖气热不热，怕病人针灸时着凉。临走还要检查一下电气设备是否拔掉电源。他常教导学生："一个医生不仅要医术精湛，更重要的是对病人要充满爱心。"

谷世喆教授看病有一个特点，虽然找他看病的人很多，但他总是亲切和蔼，很耐心地对待每一位病人，特别是那些有情志方面疾病的患者，谷教授都会给他们精神上的鼓励和心理安慰，让病人对未来重拾信心。病人看完病，都会亲切的和他招手再见。他常说病人第一，要尽心尽力。

谷世喆教授治疗的病种很多，患者也不计其数。只要来找他看过病，无论过多久来复诊，他大都能记起患者的病情。病人和学生无不赞叹其记性好。谷教授却说："我老了，记性也不好。但是一涉及病人的病情，就会告诉自己要牢记于心，晚上回去还会翻看自己开的药方，不敢有丝毫懈怠。"

他看病开方会考虑病人的经济承受能力，从不给患者增加不必要的经济负担。许多病人来自偏远的山村，来京看病已属不易，如果中药费用太高，病人根本无力承受。谷世喆教授对这些病人充满了怜悯之情，开方时会考虑再三，尽量选取价格便宜又有相当疗效的方药。若是遇到特别困难的病人，他甚至会免费给他们看病。

谷世喆教授已逾70岁，但仍坚持每周在国医堂出3次门诊。按照规定，国庆期间国医堂大夫可选择休息几天，但他却仍旧坚守岗位。他说："节假日期间，总会有病人专程远道而来。若是不出诊，病人想必会很失望和难受。"尽管有时偶感不适，或遇到天气恶劣，但他都会准时出现在门诊部。他每天都很忙，门诊、带徒、指导研究生做课题，时间安排得非常紧凑。经常会有电视台或者其他社会机构想采访他，或请他担任名誉职务。很多被他婉拒了。他觉得一个好医生，应该花更多的时间在研究学问和临床上，而非追逐名利。

七、学无止境

谷世喆经常告诫自己的学生："祖国传统医学历史源远流长，相关文献浩如烟海，要想掌握中医精髓，首先要吃透这些经典著作和历代名医著作。"他自己更是以身作则，潜心钻研《黄帝内经》《难经》《针灸甲乙经》《针灸大成》等经典著作，寻根溯源，博览精思，探求个中精要。他认为《黄帝内经》是中医学理论的渊源，千百年来，中医学虽然不断地在丰富，但许多带有根本性质的医学观点，基本上都是源于《黄帝内经》。《黄帝内经》不仅论述了阴阳五行、脏腑经络、诊法治则等理论，也论述了许多病证、病机和辨证思想，为后世各科医学奠定了辨证论治的理论基础，一直有效地指导着理论发展和临床实践。每次温习，都觉得有新收获。因此，反复研读《黄帝内经》和其他经典名著，是学好中医的第一步。在对经络理论进行深入研究的基础上，谷世喆对"标本、根结"理论进行了新的补充：他根据《灵枢·根结》增加了手上六条经脉的"根结"部位，并总结编写了《新编根结歌》，从而完善了十二经的"根结"，对临床治疗具有重要指导意义。此外，他对经络理论中的"气街"和"四海"理论也有深入研究，并编写了《四气街歌》《四海歌》两首新歌诀。他主编的《针灸经络腧穴歌诀白话解》深受欢迎。第三版已经发行，收录了这些歌诀。

谷世喆出版的著作

谷世喆教授在医疗实践中非常重视经络辨证。"不明脏腑经络，开口动手便错。"他常常告诫学生：一定要熟练掌握经络在人体的分布、作用和病证，经络"行血气、营阴阳、濡筋骨、利关节"，"决死生、处百病"，是验之有效的。这是他几十年临床实践得来的切身体会。临证时，谷老师总是根据经脉分布的部位和所络属的脏腑生理病理特点，四诊合参，综合分析临床资料，来确定病变在何经、何脏、何腑，进而给予治疗。谷世喆教授说："经络理论是针灸推拿的理论核心，针灸临床必须紧密围绕这个核心进行辨证施治，一定要重视经络理论，突出经络辨证。努力提高临床疗效。"

谷世喆教授非常尊重各位同道，他常说针灸实践性非常强，每个人都有可学之处，要虚心学习，提高疗效是我们的根本出发点。

八、妙手回春

在学生侯中伟博士的记忆中，老师谷世喆的很多"漂亮"的病案让他受益匪浅。一位中年男患者因煤气中毒大脑受到伤害，变成了"冷面人"。"患者刚来门诊时，问他 1 加 1 等于几，他得等 3 分钟才能回答。我心里嘀咕，咱针灸能治了这种病吗？"侯中伟说。可谷老师三次针灸就让患者有说有笑，一个疗程后已几乎恢复正常。还有位中年女性，身体挺棒，可一天早晨醒来，头发突然几乎掉光。谷老师用针灸围刺法，一个疗程下来，秃头长黑毛，两个疗程下来，黑毛变黑发，从四周到头顶，扎一次一个样，最后患者长出来一头乌黑的头发。搀扶进来的腰椎间盘突出患者，谷老师给他扎腰三针加上电热砭石 20 分钟后即直立自己走出去。

谷世喆擅用针法，讲究手法，注重安全。对于关键穴位、关键部位的针灸治疗非常讲究，尤其对于眼病的治疗，他取睛明、球后，创立眼部针灸五步法，讲究一推开眼球、二进针、三不捻转提插、四推开眼球、五出针按压。用此法治病一辈子，临床无一例"熊猫眼"出现。

一名来自内蒙古的王姓患者检查出肝右后叶占位，诊断为肝癌，家人非常焦急。在地方医院、北京的三甲医院均做了检查确诊。专家建议尽快手术，可是家里贫困承受不起。经介绍来找谷世喆求诊，谷教授全面了解信息，查验化验单，认真辨证处方。经过三个月汤药调理，肝功能奇迹般的恢复正常，后又配以成药调理，症状及各项指标均恢复正常，随访患者至今健康。类似病案还有很多，但谷世喆都不挂在嘴上。他总是谦虚地说，针灸和方剂都是国粹，都很有效，但也并非包治百病。医生只有和患者密切沟通，全面了解病情才可能取得更好的疗效，作为一名中医承担的可是病人的身家性命。

九、推陈出新

谷世喆对于中医的学习可谓勤求博采，对病人的诊疗可谓厚德济生。正应了北京中医药大学"勤求博采，厚德济生"的校训。这不仅得益于他的医德医术，更得益于他对中医学术的专注和挖掘探索。

据考证，砭石疗法起源于新石器时代，是当时主要的医疗方法之一，在《黄帝内经》中，砭与针、灸、药、导引按跷并列为中医的五大医术，砭术居首位。由于制作砭具的石材具有特殊要求等原因，砭石疗法至东汉以后逐渐失传，并成为千古疑案。谷世喆对此极为重视，他非常注重古中医学术的发掘整理。在20世纪90年代，杨俊滋在山东泗水再次发现砭石之后，谷世喆最早和孟竞璧、耿乃光、张维波等人一道展开了关于砭石疗法的探索和研究，从而拉开了轰轰烈烈的砭石疗法复兴的历史大幕。

对于这样一个巨大的历史发现，谷世喆紧抓机会，在 2002 年就组织了研究团队，申报了国家第一个以砭石疗法立项的课题——新砭镰治疗神经根型颈椎病的临床疗效观察及评价，并于 2005 年顺利完成验收。其研究成果获 2009 年度北京中医药大学科技进步二等奖，2011 年获中华中医药学会科技进步三等奖。

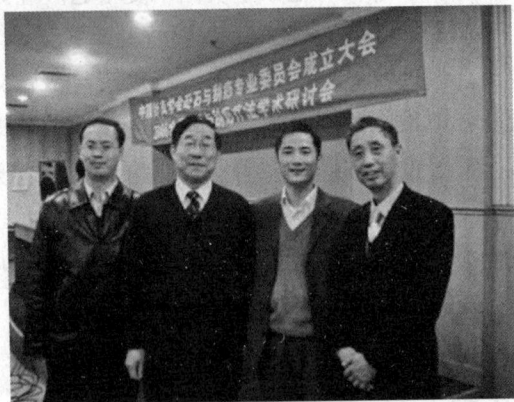

2006 年 12 月中国针灸学会砭石与刮痧专业委员会成立大会

经过了多年的研究和筹备，2006 年 12 月 8～10 日，中国针灸学会砭石与刮痧专业委员会正式在北京成立。谷世喆当选首任副会长，又开始了他对发扬砭道古义的不懈探索。他多次主持学术界的全国性和地区性的砭石疗法学术研讨，支持把新的砭石贴疗法送万家活动；充分利用报刊、互联网等途径对砭石疗法进行宣传；编写出版了《实用砭石疗法》等有关砭石疗法的专著；进行了多项有关砭石疗法的文献考古研究及临床科研项目。更为重要的是，多年来他参加了数十期砭石疗法培训班，培训学员数百名，其中有海外学员近百名，砭石疗法已辐射到海外。

至今，谷世喆虽然已经离开了教学、科研及行政岗位，但他仍钻研不辍，为砭石疗法的发展殚精竭虑。

第二章
谈 针 论 道

　　谷世喆教授认为，经典著作是中医临床的源泉，熟读经典是中医临床和学习的捷径，不读经典，就是无本之木，无源之水。谷世喆教授精研临床，理论功底深厚，见解独到，擅长各科疾病诊治，讲究针药并用，尤其注重经络辨证，疗效卓著，其临床精华颇堪玩味学习。

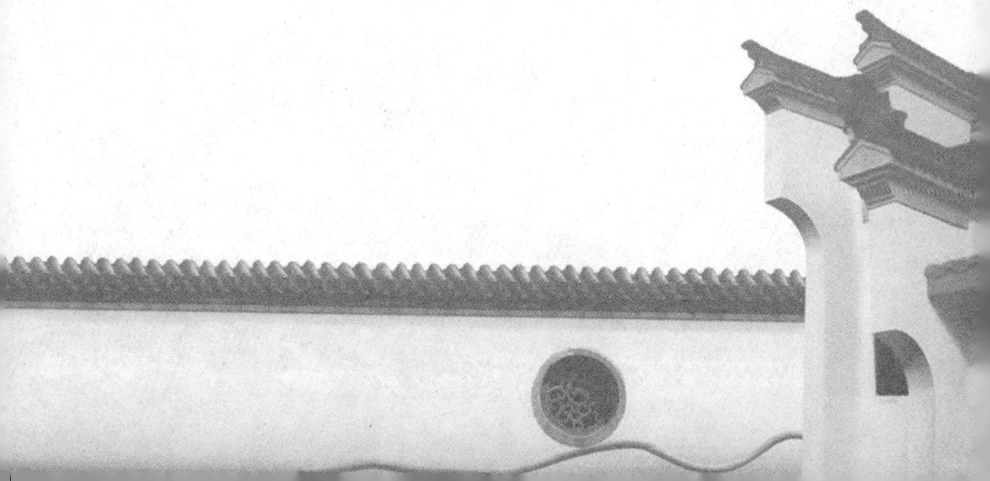

一、怎样成为好的针灸临床医生

要成为一个合格的针灸医师，不仅要掌握娴熟的针刺技法，更要有扎实深厚的理论基础，否则就没有后劲，不能达到一定的高度。怎样才能有扎实深厚的理论基础呢？离不开通读经典和学习百家之长，而经典中的经典，非《黄帝内经》莫属。下面就来谈谈这个问题。

1. 熟读经典，精研医理

经典著作是中医临床的源泉，熟读经典是中医临床和学习的捷径，不读经典，就是无本之木，无源之水。正如明代医家杨继洲说："不溯其源，则无以得古人立法之意；不究其流，则何知后世变法之弊。"所以要研究医理，必须通晓医经。

谷世喆教授从事针灸临床教学40余载，对《黄帝内经》《难经》《针灸甲乙经》《针灸大成》《伤寒论》《金匮要略》等经典医籍潜心钻研，孜孜不倦，寻根溯源，博览精思，方得中医学之要旨。他认为在经典学习过程中要泛读与精读相结合，并选择性地背诵一些重要的章节和条文，关键的地方做到读熟、读透、读懂。同时要结合临床，不断体悟，加深理解。

《黄帝内经》对于针灸临床有重要的指导作用，对于临床上许多疾病的病因、病机、辨证思路、治疗原则都给出了明确的解答。谷世喆教授在临床医疗实践中始终遵循《黄帝内经》要旨，从中医针灸辨证到理法方药、循经取穴、针灸刺法，无不以《黄帝内经》理论为指导，诊治了大量的病人，取得了良好的疗效，积累了丰富的临床经验。

例如抑郁症、癔症等神志病，结合《黄帝内经》理论进行治疗，常取得出人意料的效果。如根据《素问·奇病论》所云"帝曰：有病口苦，取阳陵泉，口苦者病名为何？何以得之？岐伯曰：夫肝者，中之将也，取决于胆，咽为之使。此人者，数谋虑不决，故胆虚，气上溢而口为之苦，治之以胆募俞，治在《阴阳十二官相使》中"及《素问·六节藏象论》"凡十一藏取决于胆"的论述，认为很多临床上的精神情志疾病的根源是由于心胆气虚，这种病人的特点是胆小、犹豫、心悸。在治疗上，中药宜益心气、化痰结、安神志为主，针灸则根据"五脏藏神"理论，取心经、胆经、胃经的原穴、背腧穴为主治疗，往往获得良效。

再如头痛的治疗，不但要根据八纲辨证的特点，更要依据经脉循行的路线，根据《灵枢·邪气藏府病形》"诸阳之会，皆在于面……中于面，则下阳明。中于项，则下太阳。中于颊，则下少阳。其中于膺背两胁，亦中其经"及"荥俞治外经，合治内府"的理论，对头痛采取按部位不同分经治疗，以远端的荥穴和腧穴为主。头痛在两侧为少阳之野，取风池、外关、足临泣为主；头痛在前额为阳明胃经和肝经分布的范围，取内庭、合谷、曲池、太冲、大敦等治疗；头痛在后项为手足太阳经分布的范围，根据上下肢有无症状的情况，分属足太阳经和手太阳经，取穴以天柱、昆仑、后溪为主；头痛在巅顶部，是肝经分布的范围，取太冲、百会穴治疗。这种治疗方法较之八纲辨证更直接和具体，往往能够取得立竿见影的效果。有一头痛患者，因外感风寒引起，头痛剧烈1周，服西药止痛片不能止，昼夜发作。诊察中发现患者头痛伴有肩背疼痛，并且伴上肢疼痛、畏寒。经络检查中，按压手太阳经远端腧穴后溪、腕骨穴时压痛明显，选取后溪穴行泻法，2分钟后疼痛减轻，5分钟后痛止，患者称奇不已。

2. 博采众长，广泛涉猎

除经典书籍外，也要注意对历代医家著作的涉猎。谷世喆教授给学生所列的中医参考书有《濒湖脉学》《景岳全书》《外感温热篇》《蒲辅周医案》《赵绍琴临证验案精选》《古今医案选》《丁甘仁医案》《金针王乐亭》和田从豁的《针灸医学验集》等，这些书能够反映历代医家的精髓，对临床诊疗技术的提高很有好处。同时，又要全面掌握教科书的内容。新的教科书是集体智慧的产物，非一家一派之说，有利于学生全面掌握知识。谷世喆教授非常推崇徐灵胎的成才学医之路，徐氏在《医学源流论》自序中说："余少时颇有志于穷经，而骨肉数人疾病连年，死亡略尽。于是博览方书，寝食俱废，如是数年……"他在《慎疾刍言》序中又云："五十年中，批阅之书千余卷，泛览之书万余卷，每过几时，必悔从前疏漏，盖学以年进也……"徐氏的成就与他的博览群书是分不开的。临床之余一定要多读书，广泛涉猎，这样临床才能游刃有余。

3. 重视临床，勤于思考

临证实践是学医的重要步骤，也是学好中医的关键。在条件允许的情况下，医学生应该早临床、多临床。读书只有与临床相结合，理论和实践水平才能不断提高。没有临床，一心只读"圣贤"书，则犹如空中楼阁，空有理论，是解决不了临床实际问题的。正所谓："学而不思则罔，思而不学则殆。"只有将思和学有机地结合起来，才能真正领会其中的奥妙。中医的生命在于学术，学术的根源来源于临床，临床水平之高低体现在疗效。临床疗效是迄今为止一切医学的核心问题，不仅仅是中医。疗效同时也是中医在中国老百姓中有很高声誉和强大生命力之所在。

二、《黄帝内经》的针灸思想

《黄帝内经》是中医学理论的渊源，它不仅论述了阴阳五行、脏腑经络、诊法治则等理论，也论述了许多病症、病机和辨证思想，为后世临床各科奠定了辨证论治的基础，对中医学的发展影响极为深远。《黄帝内经》中有大量关于针灸方面的论述，形成了独特的针灸思想。

1. 整体相关

整体相关理论是《黄帝内经》的基本理论之一，也是针灸治疗要遵循的基本原则。针灸治疗思路必须考虑人体的整体性与相关性，选取适宜的经络与腧穴，采用适当的手法，才能术施效显。正如《素问·阴阳应象大论》所云："善用针者，从阴引阳，从阳引阴，以右治左，以左治右，以我知彼，以表知里，以观过与不及之理，见微得过，用之不殆。"《素问·五常政大论》也说："病在上，取之下，病在下，取之上，病在中，傍取之。"这些都是充分认识到经络联系的整体相关性而提出的针灸治疗方法。在临床中，脏腑病可采用原络配合，辅以背腧穴；四肢头颈肩病变常常近端远端相配合，这充分体现了整体性的治疗特点。

2. 辨证施针

辨证施针是要运用各种诊察方法，弄清患者和疾病的阴阳、寒热、表里、虚实、气血的多少及疾病涉及的脏腑、经络等病位，并据此确定针刺治疗的穴位、针具的选择、针刺的手法及留针与否和留针时间等。依据《黄帝内经》中所涉及的一些理论如"盛则泻之，虚则补之，热则疾之，寒则留之，陷下则灸之，不盛不虚，以经取之"（《灵枢·经脉》）和"五脏者……各生虚实，其病所居，随而调之。病在脉，调之血；病在血，调之络；病在气，调之卫；病在肉，调之分肉；病在筋，调之筋；病在骨，调之骨……必谨察其九候，针道备矣"（《素问·调经论》）等在临床中认真仔细加以运用，常常可以获得良效。诊察也就是侦查，了解病情一定要四诊合参，并且配合现代医学影像和临床检验报告，这在针灸推拿治疗上非常重要。

3. 辨经取穴

针灸临床的治疗根据就是经脉的循行和证候，根据不同病症辨证分经，然后进行针对性治疗，疗效才会更好。对各经各脏腑的证候要重点记忆，以利于日后临床应用。重点内容有《灵枢·经脉》《灵枢·根结》等。

《灵枢·邪气藏府病形》的内容对于指导临床上经络辨证、辨病意义重大。其云:"黄帝曰:愿闻六府之病。岐伯答曰:面热者足阳明病……大肠病者,肠中切痛,而鸣濯濯。冬日重感于寒即泄,当脐而痛,不能久立,与胃同候,取巨虚上廉。胃病者,腹膜胀,胃脘当心而痛,上肢两胁,膈咽不通,食饮不下,取之三里也。小肠病者,小腹痛,腰脊控睾而痛,时窘之后,当耳前热,若寒甚,若独肩上热甚,及手小指次指之间热,若脉陷者,此其候也。手太阳病也,取之巨虚下廉。三焦病者,腹气满,小腹尤坚,不得小便,窘急,溢则水,留即为胀。候在足太阳之外大络,大络在太阳少阳之间,亦见于脉,取委阳。膀胱病者,小腹偏肿而痛,以手按之,即欲小便而不得,肩上热,若脉陷,及足小趾外廉及胫踝后皆热,若脉陷,取委中央。胆病者,善太息,口苦,呕宿汁,心下淡淡,恐人将捕之,嗌中吤吤然数唾。在足少阳之本末,亦视其脉之陷下者灸之;其寒热者取阳陵泉。"

另外,如根据《灵枢·九针十二原》的论述,在脏腑疾病治疗中经常选取原穴配合俞穴、募穴治疗。根据《素问·五常政大论》"病在上者下取之""病在下者上取之"及"陷者举之""高者抑之"的治则,"虚补上""实则泻下"的辨证取穴方法以治虚实。根据《灵枢·邪气藏府病形》"荥俞治外经,合治内府",临床上经常运用合穴和下合穴相配合治疗腑病。

在临床诊治中,根据疾病发病部位的经脉排列和交叉的关系,进行经络辩经治疗,疗效斐然。

4. 补泻得气

《黄帝内经》中的补泻手法是一个综合过程,强调过程的完整性,补泻刺激量要因人制宜,没有定量规定,主动权在于医生,可根据疾病具体情况自己掌握。补泻的要素包括时间、空间、幅度、力度、用意等。同时必须要考虑病人的体质及患病时的机体状态。正如《灵枢·九针十二原》所说："右主推之，左持而御之，气至而去之。刺之而气不至，无问其数；刺之而气至，乃去之，勿复针。"《灵枢·终始》也说："针刺之道，气调而止。"

得气的判定标准，主要根据病人的征象变化和医生针下的感觉。《黄帝内经》认为"针游于巷"的感觉才是正确的得气感觉，脉象上则是和缓有力为得气之脉，患者针下感觉明显。如《灵枢·邪气藏府病形》所说："黄帝曰：刺之有道乎？岐伯答曰：刺此者，必中气穴，无中肉节，中气穴则针游于巷，中肉节即皮肤痛。"又如《灵枢·终始》中有"邪气来也紧而疾，谷气来也徐而和"之说，应仔细体会。《黄帝内经》中把医生对针下或脉下经气的感知和体察作为对得气、气至的判定标准的方法对后世产生了巨大影响，《标幽赋》所云"气之至也，如鱼吞钩饵之沉浮，气未至也，如闲处幽堂之深邃"，即是很形象的比喻。学习针法要深入体味。

5. 治神守机

《黄帝内经》强调守机和治神的重要性，《灵枢·小针解》强调："上守神者，守人之血气有余不足可补泻也。粗守关者，守四支而不知血气正邪之往来也。上守机者，知守气也。"《素问·宝命全形论》曰："凡刺之真，必先治神……"强调医生治神的重要性，要求针灸医生在治疗中要治神。

三、关于经络辨证

1. 重视经络辨证诊断

脏腑与五体（筋、脉、肉、皮、骨）和五官（目、耳、口、鼻、舌）之间，相表里的脏腑之间，五脏之间都有相联系的通道。脑、髓、骨、脉、胆、女子胞这些奇恒之腑，也与五脏之间有密切的联系。这些联系都是由体内的复杂的网络系统完成的。这个网络系统，给各脏腑器官，组织运送必要的营养物质，即"气"和"血"。并且调节各脏腑器官组织之间的平衡，防御各种疾病，还负责管理人体的发育成长。这个网络系统就是经络系统。所以经络系统就是人体当中除脏腑系统之外的第二个重要的组成部分。经络系统比照现代医学，应该包括神经、血管、淋巴，内分泌，体液，还有肌肉和皮肤等组织。这是中医特有的认识，也是针灸治疗疾病的基础。中医对人体经络的认识在全世界是独一无二的，即使有的国家传统医学也有类似的认识，但都远不如中国的经络理论这样系统和完整，指导意义这样大。这是与中华民族悠久的历史、文化及东方哲学的博大精深密不可分的。

经络理论是中医学基础理论的重要组成部分，是针灸、推拿、气功等学科的理论基础，数千年来一直有效指导着中医各科的临床实践。经络"行血气、营阴阳、濡筋骨、利关节"，"决死生、处百病"，经络理论对临床辨证治疗至关重要。针灸临床特别强调经络辨证，因为经络理论是针灸学的核心理论，针灸临床必须围绕这个核心理论进行辨证施治。故古人云"不明脏腑经络，开口动手便错"。这也是谷世喆教授几十年的临床体验。

经络辨证与诊断是不同于脏腑辨证及其他如三焦辨证、气血、阴阳、伤寒六经辨证体系的独特体系。其中的核心就是包含经脉、经筋、皮部、十二正经、奇经八脉循行证候的经络理论。

一定要熟练掌握经络系统在人体的分布、作用及病证。临证时要根据经脉的分布部位和所联系的脏腑生理病理特点，细心分析各种临床症状，确定病在何经、何脏、何腑，而后予以辨证治疗。头痛、腰痛病证，是中医针灸科常见病，临证诊治时，要采用依部分经辨证，即按经络的分布，再根据头痛腰痛的部位及特殊的症状表现，进行分经辨证。例如腰痛连及臀内痛引项尻，为太阳经腰痛，取腰夹脊穴，大肠俞、委中、昆仑、承山；腰胀痛连及胁及股外侧，为少阳经腰痛，取环跳、阿是穴、支沟、阳陵泉；腰臀痛连及腹，不能左右回顾，为阳明经腰痛，取腰夹脊穴、梁丘、足三里；腰困重痛连及脊内为太阴经腰痛，取局部阿是穴、地机、阴陵泉、三阴交；腰酸痛连脊内及腹不能俯仰，为少阴经腰痛，取肾俞、命门、大肠俞、太溪；腰痛筋急连及阴器，为厥阴经腰痛，取太冲、蠡沟、局部阿是穴。头痛在两侧为少阳经头痛，取风池、外关、率谷、足临泣治疗；头痛在前额为阳明经头痛，取头维、合谷、足三里治疗；头痛在后项部为太阳经头痛，取天柱、后溪、昆仑治疗；头痛在巅顶部为厥阴经头痛，取百会、太冲治疗。实践证明这种依部分经辨证，诊断明确，取穴准，疗效好。

有些病证表现轻重不一，虚实夹杂，要根据病人的主要病证及体征，运用依证分经辨证，结合《灵枢·经脉》所列述每条经的证候，进行分析，辨证归经。比如咳喘、胸满、心烦等，依据经络证候辨证归属于手太阴肺经和足少阴肾经，治疗取太渊、列缺、太溪、肺俞、肾俞、内关等穴。再如四肢抽搐、拘挛、角弓反张、腰臀强痛等，结合经络证候辨证应属督脉，治疗取督脉经穴为主。《灵枢·卫气》曰："能别阴阳十二者，知病之所生。候虚实之所在者，能得病之高下。"高明医生的临床辨证思路及诊治过程，正体现出这一论述。

2. 经络辨证与脏腑辨证不同

虽然从循行上讲，经络"内属脏腑"，但是经络并不等同于脏腑，虽然脏腑功能出现障碍可以通过经络表现于外，但这不能完全代替经络自身的病证表现。经络作为相对独立的机能体系，它的功能不可能被脏腑功能完全替代。所以，经络确实和脏腑相连，但是经络与脏腑并不是一回事，因此经络证候也不能完全等同于脏腑证候。

不同于大方脉的诊断主要根据传统的望、闻、问、切的特点，《黄帝内经》对经络诊察的主要方法有问、审、切、循、按、扪等，至今仍广泛应用于临床。正如《灵枢·刺节真邪》所云：
"用针者，必先察其经络之实虚，切而循之，按而弹之，视其应
动者，乃后取之而下之。"《灵枢·终始》云："审、切、循、扪、
按，视其寒温盛衰而调之，是谓因适而为之真也。"这些正是针
灸经络诊断的关键，同时也是影响针灸临床疗效的主要因素，恰
恰这些也是被广大针灸工作者所忽视的地方。

3. 循经辨证

循经辨证就是依据《灵枢·经脉》《灵枢·经筋》等篇的记
载，针对疾病阴阳、表里、虚实、寒热的不同属性特点，在患病
具体部位上，依据所经过的、联系的经脉、络脉、经筋等循行路
线交叉与排列的关系，进行多方位比较确定具体病变经络。

循经辨证是非常重要的一种以循行经过部位所出现的病理表
现来诊断病变归属于何经，在经、在络或者在经筋。即"经络所
过，证候所在"。因此必须熟记经脉的循行。

（1）胸前区经脉分布及取穴

在临床中治疗乳房疾病如乳腺增生、急性乳腺炎、月经不畅
导致的乳胀、乳腺发育不良等时，首先要对疾病进行经络诊断，
然后进行治疗。根据《灵枢·经脉》《灵枢·经筋》《灵枢·邪
客》等篇章的内容归纳，经过乳房的经脉、经筋或证候涉及乳房
疾病的经脉有胃经、胆经、心经、肝经、脾经和肾经。临床上根
据疾病的辨证特点及重点穴位的穴位诊断进行针对性的治疗。例
如乳痈，是发于乳房部的痈，即急性乳腺炎，多见于妇女产后，
其多因肝气郁结，胃热壅滞；或因乳汁积滞；或乳儿吸乳时损伤
乳头，感染热毒；或产后血虚，感受外邪，以致湿热蕴结，气血
凝滞而成。病理性归经往往在胃经、肝经和胆经上。临床上可选
取肩井、膻中、曲池、合谷、太冲、内庭、丘墟等穴位，用泻法
治疗。同时中药宜理气疏肝为主，佐以清热解毒。方选瓜蒌牛
蒡子汤加减。药用蒲公英、连翘、香附、橘叶、金银花、王不留

行、当归、赤芍、路路通、瓜蒌、牛蒡子。

（2）肩部经脉分布及取穴

根据《灵枢·经脉》《灵枢·经筋》的内容，如足太阳经"循肩膊内"，"别下贯胛"；足少阳经"至肩上"；手太阳经"出肩解，绕肩胛，交肩上"；手阳明经"上肩，出髃骨之前廉"；手少阳经"循臑外上肩"；手太阳络"络肩髃"；足太阳之筋支者"结于肩髃"；手阳明之筋"结于髃。其支者，绕肩胛"；手太阴之筋"结肩前髃"的论述，总结出经过肩部的经脉主要有：手太阳经、足太阳经、手阳明经、手太阴经等。在肩周炎治疗中，应根据疼痛的部位不同而确定经脉。肩前廉痛，是手阳明大肠经循行所过，经常选取合谷、三间穴；肩后廉痛，是手太阳小肠经经脉所过，选取后溪、腕骨穴；肩内廉痛，乃手太阴肺经循行所过，在远端探查鱼际穴上下。另外，根据阳跷脉也过肩部，往往运用阳跷脉的郄穴跗阳穴进行治疗。

（3）舌部经脉分布及取穴

治疗舌病及言语不利等疾病，如果仅仅根据脏象理论"心开窍于舌"，治疗就局限。针灸治疗中更多的是根据《灵枢·经脉》和《灵枢·经筋》内容，曰："手少阴之别，名曰通里，别而上行，循经入于心中，系舌本，属目系。其实则支膈，虚则不能言。"又曰："脾足太阴之脉，连舌本，散舌下。是动则病舌本强。"又曰："肾足少阴之脉，循喉咙，夹舌本。"从经络角度看，手少阴心经、足太阴经、足少阴经与舌联系密切。这样在治疗过程中就开阔了思路。例如，临床上对于中风病人失语时，往往选取肾经和心经穴位治疗，如廉泉、太溪、神门、通里穴；如果伴有气血虚弱，加脾胃经穴位如足三里、太白、中脘（根结标本理论脾经结在中脘）穴等，舌痛取金津、玉液往往收到较好的效果。

（4）颈项部经脉分布及取穴

后项部有 3 条经脉经过，分别是手太阳经、足太阳经和督脉。督脉循行于后正中线，手太阳经、足太阳经的循行于后颈项部，位置不同决定了主治的不同。对比经脉循行的原文发现，在经脉循行的描述中，对两者分别用了颈和项的描述。《灵枢·经脉》曰："小肠手太阳之脉……从缺盆循颈……是主液所生病者……颈、颔、肩、臑、肘、臂外后廉痛。"又曰："手太阳之筋，循颈，出足太阳之筋前，其病绕肩胛引颈而痛。"又曰："膀胱足太阳之脉……还出别下项……是动则病……项如拔。经筋病脊反折，项筋急。"《灵枢·杂病》曰："项痛不可以俯仰，刺足太阳；不可以顾，刺手太阳也。"所以，在临床治疗落枕、颈椎病等疾病，虽然发病部位在颈项部，但是要严格区分。如果症状主要在项部，离正中线较近，症状一般牵连后头部、项背，属于足太阳经；如果落枕的症状主要在颈项部后外侧，距离正中线比较远，牵连耳后及肩胛部位，属于手太阳经。诊断清楚后，再做针对性治疗。

（5）口唇部经脉分布及取穴

过口唇的经脉有胃经、大肠经、肝经、任脉、冲脉。《灵枢·经脉》原文描述"胃足阳明之脉……入上齿中，还出夹口环唇，下交承浆……是动病，口喎，唇胗"；"大肠手阳明之脉……入下齿中，还出夹口，交人中，左之右，右之左，上夹鼻孔"；"肝足厥阴之脉……从目系下颊里，环唇内"。临床上在诊治口腔溃疡等疾病时，往往取阳明经或肝经的穴位来清湿热、理脾胃、疏肝胆，常用腧穴有太冲、太溪、内庭、合谷、曲池等。

4. 经络的病理改变

（1）经络循行部位的颜色变化

经脉循行所过部位的颜色变化主要有颜色变化、色素沉着、形态学改变，如皮损、丘疹、结节等的具体部位的颜色改变。

35

《灵枢·论疾诊尺》曰："诊色脉者，多赤多热，多青多痛，多黑为久痹……脉小而涩者，不嗜食。"

络脉颜色的改变主要有赤、紫、黑、青等色泽变化，能够反映经络的虚实、寒热。如《灵枢·经脉》云："凡诊络脉，脉色青则寒且痛，赤则有热。胃中寒，手鱼之络多青矣；胃中有热，鱼际络赤；其黑者，留久痹也；其有赤有黑有青者，寒热气也；其青短者，少气也。"

（2）经络循行部位形态的改变

经络循行部位形态的改变主要指经络循行部位的肌肉陷下、皮肤下的结节、肿块、条索现象等。在经络循行路线上，特别是重点腧穴，医生进行一定的循、按、压、扣等诊断方式，通过与正常部位的比较，以探查温度、压痛、肌肉丰满度、结节、条索、肿胀、凹陷等的变化，这也是经络辨证的一种重要方法。如欲诊断脏腑的疾病，就可通过在背俞穴寻找压痛点来确定病变的脏腑。例如胆囊炎患者常常在胆俞穴有压痛、结节；十二指肠溃疡经常在胃俞部位压痛；心绞痛患者经常在心俞或厥阴俞部位压痛。另外，可依据经典描述总结诊断依据，如《灵枢·邪气藏府病形》曰："胆病者……亦视其脉之陷下者灸之，其寒热者取阳陵泉。"《素问·刺腰痛》曰："厥阴之脉令人腰痛……在腨踵鱼腹之外，循之累累然，乃刺之。""解脉令人腰痛如引带……刺解脉，在郄中结络如黍米，刺之血射以黑，见赤血而已。"

（3）辨阳性反应部位

当人体脏腑、经络发生病变时，往往会在人体体表的某一特定部位出现异常变化。对于针灸医生来说，根据经络归经辨别这些发生变化的阳性反应部位，就是我们临床上诊断和治疗的重点位置。

①经络循行部位寒热温度的改变。如《灵枢·邪气藏腑病形》曰："面热者足阳明病，鱼络血者手阳明病，两跗之上脉竖陷

者，足阳明病，此胃脉也。"《灵枢·论疾诊尺》曰："诊龋齿痛，按其阳之来，有过者独热，在左左热，在右右热。在上上热，在下下热。"

②经络循行部位疼痛、酸胀等异常感觉反应。《素问·调经论》曰："实者外坚充满，不可按之，按之则痛。"又曰："虚者聂辟气不足，按之则气足以温之，故快然而不痛。"《灵枢·厥病》曰："厥头痛，头痛甚，耳前后脉涌有热，泻出其血，后取足少阳。"

（4）证候辨证

辨"是动病"与"所生病"，根据十二正经和奇经八脉证候的不同，对临床的症状进行分类比较，然后判定属于哪条经脉的证候再针对性的进行选穴治疗。

四、辨经筋病证

十二经筋是经络系统的重要组成部分，是中医基础理论的核心内容之一，尤其是在针灸临床中具有重要的诊断和治疗意义。

1. 经筋的重要性

十二经筋是属于十二经脉的筋肉系统，是十二经脉之气濡养筋肉骨节的体系，是十二经脉的外周连属部分。经筋具有约束骨骼、屈伸关节、维持人体正常运动功能的作用，正如《素问·痿论》所说："宗筋主束骨而利机关也。"经筋为病，多为转筋、筋痛、痹证、痿证等。经筋是与十二经脉有密切联系的筋肉组织，在某些方面则起到了补充经脉不足的作用，扩大了经络的主治范围。针灸科病人经筋病占到十之六七，应予以特别重视。

2. 十二经筋的循行和分布规律

（1）十二经筋的循行方向都是从四肢末端向心方向循行

其中，足三阳筋均起于足趾，循股外后上行，都经过缺盆部而到达于头部，终于眼的周围，结合于𬱟。足三阴筋起于足趾，循股内上行，结于阴器，分别终于头、胸、腹。手三阳筋起于手指，循臑外上行，终于头面，结于头角（额角部位）。手三阴筋起于手指，循臑内上行到胸中，结合于贲门部（贲），终于胸腹。其中，手太阴出缺盆以后，先结于肩前髃，再继续进行；手厥阴结于腋下之后，散于胸胁而结于贲；手少阴结于胸中后，还循贲直下系于脐。

（2）十二经筋在分布中有结聚的特征

①集中结聚：手三阳经筋结于颞部，手三阴经筋结于贲部，足三阳经筋结于𫚭部，足三阴经筋结于阴器。②关节结聚：十二经筋在循行分布中又分段结聚于全身各处的关节，其中以四肢、躯干、头面等为主，如腕、肘、肩、颈、𫚭、踝、膝、髀、臀、脊、骶等处。所以多数颈椎病、腰椎病等骨骼疾病都不能离开经筋的治疗。

3. 经筋病的病理表现

传统中医学认为经筋病大多属痹证，以人体筋肉系统病变为主，表现为筋肉的急慢性损伤症状、功能异常的临床症候群。结合现代医学中机体的肌肉骨骼系统的活动，十二经筋就是十二条力线系统，当这些力线群牵拉力超过正常生理的耐受程度就会造成病理损害，并作用于其两端的应力点，便可导致应力点发生病理性的经筋的结聚，临床表现就是疼痛、局部的条索或结节。而后由点到线，再由线到面，再由点、面、线的一维到多维化演进，最后导致经筋病变点、线、面及多维性病变系列的形成。常见的经筋病灶高发点有：肌肉的起止点、肌筋的交会点、肌筋的力学受力点、骨粗隆等。

从《灵枢·经筋》所述的十二经筋证候来看，其证候与现代医学中的风湿病、关节炎症、软组织损伤及运动、神经系统疾病引起的肌肉拘挛、肌肉抽搐、关节强直或弛缓、瘫痪、麻痹等有相似之处。

4. 经筋诊法

"以痛为腧"是经筋疾病的诊断关键，此类诊断方法在《黄帝内经》中多有表述。《灵枢·经筋》在论述经筋病的诊断时特别强调"以痛为腧"，《灵枢·卫气失常》也说"候痛所在"，《灵枢·卫气》中"必先按而在久应于手"，《灵枢·背腧》中"按其处，应在中而痛解"都反映了同样的思想。可见，《黄帝内经》中论述的经筋病症的诊断法则即特定部位的特异性诊断方法可成为临床诊断的有效补充。

5. 疾病举例

由于针灸科病人大多以颈、肩、腰、腿痛为主，经筋往往是肌肉和肌腱筋膜出现病理性变化，经筋辨病辨证和治疗就非常重要。经筋辨病辨证施针，就是根据十二经筋分布区域的不同，判断患病部位的病理改变或证候表现归属于哪一经筋，然后对相应的经筋运用针灸方法进行治疗。辨经筋证候，对治疗肌肉、筋膜、关节等运动系统的病症有重要意义。谷世喆在治疗面瘫时常依据经筋理论进行针刺，除面部穴位外，根据"手阳明之筋……其支者，上颊，结于頄"和"足阳明之筋……上颈，上夹口，结于頄……其支者，从颊结于耳前"，常针手足阳明经的手三里、合谷或三间、足三里、颧髎；根据手阳明经筋"上左角，络头"、手太阳经筋"上额，结于角"，取颞部的穴位如头维、悬颅、悬厘、颔厌等穴。

五、实体经络理论的分部研究

经络理论是中医学的特有理论，经络系统包括皮部经筋是客观存在的实体。人体由三部分组成。第一核心部分是脏腑系统。包括五脏六腑、奇恒之腑及筋、骨、脉、肌、皮五体。第二部分是血、气、津、液、精，它们是体内运动的物质。第三部分就是经络。经络是体内的网络系统。具有网络、联系、沟通、运输、调节、稳定等重要作用。经络是实体，人死亡消失的只是经络现象。

古代先贤不仅发现了经络系统，而且还发现在四肢末端的经脉起（止）穴，或是肘膝腕踝以下的经穴应用极广泛，普遍具有特殊显著的治疗作用。营卫气血不仅有十二经脉阴阳相贯、首尾相接、如环无端的运行形式，还有纵向的经络树样分布和升降出入形式。古人据此总结出根结和标本理论。此外，经脉彼此之间还有广泛的横向联系，古人又创立了四气街的概念。这些概念源于实践，对针灸临床有巨大的指导意义。

1. 根结、标本的概念

根结理论始见于《灵枢·根结》，曰："不知根结、五脏六腑折关败枢、开阖而走、阴阳大失、不可复取。""根"即树根，是经气汇聚所起的根源处，为四肢末端的井穴；"结"则在人体头、胸、腹的一定部位。

标本理论见于《灵枢·卫气》，曰："能别阴阳十二经者，知病所生……能知六经标本者，可以无惑于天下也。""本"是树的根和树干的下部；"标"则是树木的枝叶果实部分。"本"在四肢包括了从四肢末端到肘膝部的经脉（其中包含了五输穴、下合穴等内容）；"标"在头、胸、腹、背部。可以看出，标本的范围要比根结为广。

古人用取类比象的手法，将每一条经脉纵向上下的气血关系进行了描述。具体而言，根是经脉中"脉气之所起"，即十二正经的井穴；本则是包括井穴在内的一段经脉。根和本都在四肢的下部即肘膝以下。所以称之为四根。结是经脉中"经气的终了""脉气之所归"，分布在头、胸、腹的一定部位如耳、目、鼻，犹如树木的果实；标的意义与结相似，只是范围增大了，并增加了背俞穴，笼统而言，头、胸、腹即为三结。

金元时代针灸大家窦汉卿极为重视根结、标本理论的应用，其著作《标幽赋》云："更穷四根三结，依标本而刺无不痊。"即是依经脉纵向上下关系而行针刺，应用极为广泛，可知根结、标本在针灸诊断治疗方面的意义非常大。

根结和标本同出于《灵枢》，都是突出强调四肢末端（段）与头面五官和胸腹内五脏六腑的联系，均是察外而知内，是经络整体诊断的一部分。著名内经专家王玉川教授总结人体内气血升降流注，称根结现象为经络树流注形式。用表总结如下：

《灵枢·根结》足六经根结

经名	根结		
	井穴	部位	相应穴
足太阳	至阴	命门（目）	睛明
足阳明	厉兑	颡大（钳耳）	迎香（头维）
足少阳	窍阴	窗笼（耳中）	听会
足太阴	隐白	太仓（胃）	中脘
足少阴	涌泉	廉泉（舌本）	廉泉
足厥阴	大敦	玉英、膻中（胸中）	膻中

《黄帝内经》中只有足六经根结，是因为根结理论直接源于马王堆汉墓出土的《帛书经脉》。在帛书《阴阳十一脉灸经》和《足臂十一脉灸经》的记载中都缺手厥阴经。而且经脉的经脉之气皆由四肢流向头、胸、腹部。这些都区别于《灵枢·经脉》中的十二经脉如环无端的流注循环。由于手三阳与手三阴经不能形成两两相对的表里关系，故未写出手经的根结。为了使根结理论

更完善和全面，适于临床应用，谷世喆教授根据文献记载，总结整理并补出手六经根结部位的相应穴位。这在针灸学界系首次（论文发表于《北京中医药大学学报》和《中国针灸》杂志）。使根结理论得到了完善和发展（见下表）。

手六经根结及相应穴位

经名	根结		
	井穴	部位	相应穴
手太阳	少泽	目	睛明
手阳明	商阳	鼻	迎香
手少阳	关冲	耳	耳门、听会
手太阴	少商	胸中（肺）	中府、天府
手少阴	少冲	胸中（心）	巨阙
手厥阴	中冲	胸中（心包）	膻中

从以上两个表中可以总结出四根三结（见下图）。其相应穴供临床选用，使理论与实践结合起来。

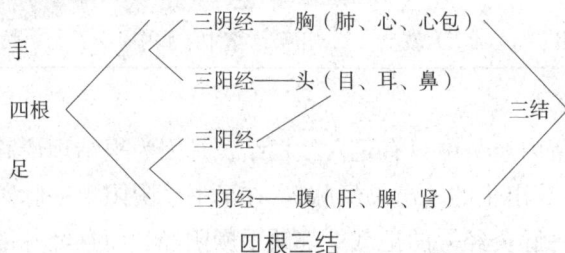

四根三结

从表中可知四根通过（十二经脉）可以直接影响到五官和内脏的功能，反之从五官可以查知相应内脏的盛衰及病患。

　　《灵枢·卫气》详细地记述了十二经标本部位，从另一角度扩大了背俞穴的实际应用（见下表）。

十二经脉标本及相应穴位表

经名	本部		标部	
	部位	相应穴	部位	相应穴
足太阳	跟上 5 寸中	昆仑、跗阳五寸间	两络命门（目）	睛明
足少阳	窍阴之间	窍阴、侠溪	窗笼之前（耳）	听会、耳门、听宫
足阳明	厉兑	厉兑	人迎、颊、夹颃颡	人迎、颊车
手太阳	外踝之后	养老、阳谷	命门上 1 寸（目）	攒竹、鱼腰
手少阳	手次指间上 2 寸	中渚、液门	耳后上角下外眦	翳风、角孙、丝竹空
手阳明	肘骨中上至别阳	曲池、肘髎、五里、臂臑	颜下、合钳上	
手太阴	寸口之中	经渠、太渊	腋内动脉	极泉、中府
手厥阴	掌后两筋间 2 寸中	内关、大陵	腋下三寸	天池
手少阴	锐骨之前	神门	背俞	心俞
足太阴	中封上 4 寸中	中封、三阴交	背俞与舌本	脾俞、廉泉
足厥阴	行间上 5 寸所	行间、太冲、三阴交	背俞	肝俞
足少阴	内踝下上 3 寸中	太溪、大钟、水泉、照海、复溜、交信	背俞与舌下两脉	肾俞、金津、玉液

附:《新编根结歌》

根结首见《灵枢》五,四根三结汉卿著。

十二经脉行经气,外络支节属脏腑。

根在肢端各井穴,四根即是四肢部。

结于头面与躯干,三结位在头胸腹。

足太阳经根至阴,结于命门即是目。

足少阳经根窍阴,结于双耳名窗笼。

足阳明经根厉兑,结在颡大鼻额部。

足太阴经根隐白,结是太仓即胃府。

足厥阴经根大敦,结为玉堂膻中处。

足少阴经根涌泉,结在廉泉位颈部。

手经根结今人补,依据经典与俞募。

手太阳经根少泽,结在目旁是两络。

手阳明经根商阳,结是鼻旁之迎香。

手少阳经根关冲,结于耳门应窗笼。

手太阴经根少商,结于肺脏位中府。

手厥阴经根中冲,结在心包巨阙处。

手少阴经根少冲,结在心内膻中主。

十二井穴皆为根,结于器官位三部。

经常离经找结处,根结相配效桴鼓。

总之,根结、标本理论主要强调了身体十二正经的纵向联系。它阐明了经气走行、归结、散布于人体上下内外的原理。根结、标本理论,是从纵向上下说明人体末端与头身的关系,有利于指导临床上下取穴治疗病症,这是古人从实践经验中总结出来的理论。其中井穴易于激发经气、调节经气,结部易于了解经脉虚实和病症,而根结、标本上下配穴可以提高疗效。

2. 气街和四海理论的研究

传统气街理论是经络系统在体内的横向联系，是古人不泥于经脉线的实证。气街理论与根结、标本理论结合，是特定穴尤其是五输穴、原穴、络穴、郄穴、八脉交会穴和下合穴的产生基础。同时也是经络理论与现代医学的重要结合点。

《灵枢·卫气》对气街有较详细记载："故气在头者，止之于脑。气在胸者，止之膺与背腧。气在腹者，止之背腧，与冲脉于脐左右之动脉者。气在胫者，止之于气街（此处为气冲穴），与承山踝上以下。"由此可见，气街具有横向为主、上下分部、紧邻脏腑、前后相连的特点。横贯脏腑、经络，由上而下分为头、胸、腹、胫四气街是其核心内容。气街理论主要阐述人体头、胸、腹部前后联系的径路问题。临床常见的头部病均可取风池、百会；眼病可取太阳、攒竹、四白、睛明；膝部痛可取阳陵泉、阴陵泉、犊鼻等。这些穴位并不在同一经脉上，但都在同一部位附近，疗效相近。而身体躯干部俞募配穴、前后配穴、围刺、偶刺法等，都是以气街理论为立法依据。

根据《灵枢》的气街理论，谷世喆教授认为头上有百会、风池；胸、腹部有十二背俞穴、十二募穴如膻中、天枢、中府、中脘、中极、关元；下部有气冲、承山及踝部诸穴，皆为气街气之所通、所止处。凡这些外部穴位，主要作用可以横向的诊断治疗脏腑疾病，调整内部五脏六腑的气血，达到治疗内脏病症的目的。这些与现代解剖学神经节段分布极为吻合。可见古人之聪慧。

附：《四气街歌》

经络理论出《内经》，根结标本树比样。

头胸腹胫四气街，本输卫气论述详。

经气汇聚如街衢，横向连接背腹脏。

头气有街位于脑，上取百会风池乡。

胸气有街膺背俞，肺俞心俞膻中彰。

腹气有街俞与腹，肝脾肾俞夹脐旁。

胫气有街在下肢，气冲以下到踝上。

横向联系配穴活，神经节段可相当。

另有《四海歌》：

脑为髓海主神明，膻中气海能宽胸。

水谷之海即是胃，冲脉血海妇科灵。

具体头气街部，主要部位是在脑和五官，其中脑为髓海，也是元神之府。头部是多条经脉汇聚之所，具体有足三阳、督脉、阳维脉、阳跷脉和阴经中的足厥阴肝经，另外脾经"连舌本，散舌下"，手少阴心经"上夹咽，系目系"，足少阴肾经"循喉咙，夹舌本"，任脉冲脉"至目下"，阴维、阴跷间接至头顶。头气街就是由这些经脉汇聚横向联系而成。同时，十二正经的经别均出于头项部以上。至于胸气街、腹气街是五脏六腑分布的部位，它们彼此之间相互依靠紧密连接交通如肝胆、脾胃等。胸部、腹部经络同样四通八达。十二正经、十二经别、十五络脉、奇经八脉均到达于胸腹，形成密集的网络。比较代表性的如关元、中极为足三阴经与任脉之会，大椎为诸阳经之会。全身交会穴有大约 52个位于胸背和腹部，约占 47%。单就全身的交会穴数目而言，胸气街和腹气街的交会穴数仅次于头气街。针灸的实验研究也显示，在胸部和腹部测出的循经感传路线相对于四肢来讲比较宽和比较扩散。由此可以很好地理解背俞穴、募穴是临床上治疗脏腑疾病的要穴。

3. 临床应用

根结、标本、气街、四海理论在临床上主要有以下的几点应用。

（1）诊断

根据"有诸内，必形诸外"的理论，内脏的疾患可以从经络纵向和横向反映在体表相应的原穴、背俞穴、募穴或下合穴。特别是反映在耳（窗笼）、眼（命门）鼻、唇、舌。透过五官察知相应经络和脏腑的虚实证候。反之又可以取根结的相应穴位治疗五官及脏腑的疾患。

（2）治疗

治疗五脏疾患常取背俞穴进行针灸；治疗胃、肠、胆、膀胱等六腑病常取在腹部的募穴进行针灸，都是依据胸腹部的气街理论。遵循了《灵枢》"五脏之疾取之十二原"和"合治内腑"的原则，临床上常用原络配穴、下合穴治疗常见病，而无论原穴、络穴、五输穴、下合穴还有八脉交会穴都在四肢肘膝关节以下，这同样是依照根结标本、气街四海理论的具体应用。在临床中，谷世喆教授经常通过检查五脏的背俞穴如心俞、肝俞、脾俞、胃俞、胆俞局部是否有压痛、结节、条索进行疾病诊断和治疗。如经常使用肝经之结膻中治疗肝郁气滞及精神疾病。重用根、本部的穴位即四肢末端的穴位。这些穴位激发经气调整经脉之气的作用很大。

4. 历代医家的验证和总结

关于根部和本部穴位的远道治疗作用，在古代临床家文献记载中有很多体现，如：《四总穴歌》"肚腹三里留，腰背委中求，头项寻列缺，面口合谷收"，《玉龙歌》"头面纵有诸般症，一针合谷效通神"，《肘后歌》"肩背诸疾中渚下，腰膝强痛交信凭"，"顶心头痛眼不开，涌泉下针定安泰"，《标幽赋》"必准者，取照海治喉中之闭塞；端的处，用大钟治心内之呆痴"，《通玄指要赋》

47

"头项痛，取后溪以安然"，等等。

结部或标部穴位，是病痛局部针灸处方的主要应用穴位。临床上主要用于治疗头面、胸背、腹部和五官等病症。如《百症赋》"胸胁支满何疗，章门不用细寻"，"通天去鼻内无闻之苦"，"承浆泻牙疼而即移"，"鼻痔必取龈交，痰气须求浮白"，《通玄指要赋》"脑昏目赤，泻攒竹以偏宜"，"肾俞把腰疼而泻尽"，"风伤项急，始求于风府。头晕目眩，要觅于风池"，等等。

这些都验证了元代针灸大家窦汉卿的《标幽赋》中"更穷四根三结，依标本而刺无不痊"的重要论述。

5. 气街与神经节段论

四气街的划分与西医学神经节段的划分是极相似的。在人类胚胎早期，胚胎由一系列均等排列的体节组成。每一体节分为三部分，躯体部形成未来的皮肤肌肉和骨骼；内脏部形成未来的内脏；神经节段即形成未来的神经系统。躯体和内脏的神经分布，保持原来的节段支配。相应的内脏和躯体，形成穴位－经络－内脏间的表里实质联系，古代先贤发现这种联系并总结出四气街理论。

从现代解剖学分析，俞募穴与相应的内脏，即穴位所属神经节段与其主治内脏病的节段有相当的一致性。如气会膻中是心包募穴，属胸4节段，主治呼吸系（治疗范围为颈2～胸4）疾患，对心脏疾病、乳腺疾患等亦经常选用；中脘是腑会，又是胃的募穴，属胸8节段，主治胃肠病（治疗范围为胸6～胸8）及消化系疾病；关元为足三阴经与任脉之交会穴，小肠募穴，系强壮要穴，属胸12节段，主治泌尿生殖系的疾患（治疗范围为胸10～胸12）；等等。

谷世喆教授所做的"十二俞募穴与相关脏腑的荧光标定法研究"科研课题进一步证明了这一点。根结、标本和气街理论是经络学说的重要内容，源远流长，值得进一步深入地研究和验证。

六、针药结合

针药结合，又可称针药并用、针药合用，是指对同一患者，针对其病症同时施以针灸和药物等治疗措施，以达到防病治病提高疗效等目的。谷教授在临诊中善于针药兼施，相机而行，合理使用针灸与药饵，形成独特的诊疗思路。现对针药结合的历史源流、结合原理、结合类型及注意事项进行简单介绍。

1. 针药结合，源远流长

针药结合由来已久，早在《黄帝内经》中即提出"毒药治其内，针石治其外""病形已成，乃欲微针治其外，汤液治其内"的原则。《脉经》中对于疾病的治疗，多针灸取穴与选用药物并列。李东垣在其所著《脾胃论》《兰室秘藏》《内外伤辨惑论》三书中就有 15 处记述了针药合治。杨继洲所著《针灸大成》堪称针灸全书，其中亦颇多针药并用之论述。《伤寒论》中针药并用的条文数量虽然不多，但在辨证论治的前提下钊药并用的特色较为鲜明，并制定了针药并用的治疗方案。我十分赞赏古代先贤张仲景、孙思邈等大家针药合用的主张。尤为推崇孙思邈《千金翼方》所说："若针而不灸，非良医也，针灸而不药，药而不灸，亦非良医也，知针知药，固是良医。"临症遇疑难痼疾，要以张仲景、孙思邈为标准要求自己，要根据病人的实际情况，将针灸的各种疗法和中药有机结合起来，当用针时用针，当用药时用药，因时因地因人而异，针药结合，双管齐下，充分发挥两者优势，才能最大限度地提高临床疗效。做一个知针知药，各取所长的医生。

2. 针药结合的原理

《黄帝内经》云："必齐毒药攻其中，镵石针艾治其外。"针药结合，无外乎通过内外并治、标本兼治、脏腑经络并治、局部与整体并治等形式，以达到调和阴阳气血，疏经通络，扶正祛邪的目的。例如：皮肤病的治疗，可采用针刺局部阿是穴以通经络活气血，同时内服中药整体治疗；颈椎病、肩周炎等疾病，则可施以中药调其脏腑，同时选用针灸疏通经络。中风病人，常用针灸以醒脑开窍、疏通经络以治其标，同时根据病人辨证的具体情况选用中药调其本，肝阳上亢者辅以天麻钩藤饮或镇肝息风汤加减，气虚阳虚者辅以黄芪桂枝五物汤和地黄饮子加减，每收捷效。

3. 针药结合的类型

（1）先针后药

①初病、急病，首先针刺，亦即"针刺导其先，汤药荡其后"。以针刺取效立竿见影，顿挫病势之猛烈。在病邪亢盛而正气不足之时，如急性胃肠炎或顽固性呃逆或神经性呕吐的病人，先针内关、中脘、足三里穴，以求得病势缓解，再予以和胃降逆中药如藿香正气散、旋覆代赭汤或丁香柿蒂汤等，调节脏腑功能，针药结合，使病势得以控制。②凡遇久病，慢性病反复不愈，常法不效时，常先针刺，然后施药。如慢性泄泻的病人，病程反复迁延不愈，先温灸中脘、足三里、天枢穴，然后再施以健运脾胃的参苓白术散或温补脾肾的四神丸等。③在针灸治疗时，虽然取得较好的即时效应，但疗效不能持续，需要药物的配合，维持疗效。先用针灸，针灸长于疏通经脉气血，取效一般较快；中药长于调和气血阴阳，取效和缓而持久。以药辅针则十二经气血通畅后而持久，以针辅药则治疗直接而迅速。针药合用，则经络脏腑能因治法的各有所长得到更好的治疗。例如治疗腰腿痛病人，往往针对病人的疼痛先用针灸，荡其邪气，继而根据疾病的特点，即腰痛往往由于肝肾亏虚气血不足引起，继以中药调理善后，这样既取效迅速，又可固其根本，维持长久的疗效，防止复发。

（2）先药后针

①对于虚证患者，宜先用甘药调之再行针。《黄帝内经》曰："气血阴阳俱不足，勿取以针，和以甘药是也。"例如：腰痛证属肾阳虚者，当先用右归丸等补肾助阳，而后再选用艾灸法温之。②若服用中药后患者出现不适反应，可以合用其他药物，更可以考虑用针灸治疗，尤其是药物过敏等都可以优先考虑使用针灸。③有些患者长期使用某类药物后，已经产生耐药，或者敏感性差，疗效匮乏，配合针灸治疗后可以提高疗效。如长期失眠病人，运用针灸可以减轻或者消除对药物的依赖。

（3）针药同用

主要针对症情比较复杂的或者多系统疾病而言的，临床应用时，或以针灸为主，或以药物为主。例如：对于中风后吞咽困难，辨证属于痰瘀内阻，上遏清窍者，往往运用中药温胆汤合桃红四物汤为主活血化瘀，涤痰开窍，同时配用百会、风池、哑门、四神聪、廉泉、上廉泉、天突、合谷、通里、足三里、丰隆、太冲等穴针刺。对于属于肝火上扰型的三叉神经痛患者，除用中药龙胆泻肝汤合升降散以清肝泻火、息风止痛外，常常选用肝经、胆经、胃经、心经的荥穴、原穴、井穴如风池、合谷、牙痛穴、阳陵泉、足三里、太冲和大陵等进行治疗，可以缩短治疗过程，获得良好的效果。

4. 注意事项

①正确把握针药结合的"度"。方药和针刺的使用应当谨记"针药勿过""用药者之戒重实重虚""用针者之戒实实虚虚"。

②针灸与中药之间的关系可概括为同效相须、异效互补和反效制约三种类型。应当根据病情和治疗需要，合理选择运用，即宜针则针，宜药则药，针药配合，相辅相成。

③在服用方药和行针刺时，应注意不要饮酒、近色、劳累、发怒、进油腻、过饱过饥等，这些都会或多或少地影响到治病疗效。

七、颈三针与臀三针

颈三针和臀三针为谷世喆教授多年临床实践总结出的经验配穴。颈肩腰腿病症多属现代医学中运动系统疾病及骨关节病。认为此类病症外因主要是风寒湿热之邪侵袭，跌仆扭伤及劳损所致，内因主要是肝肾不足、气血痰瘀等因素所致，颈三针、臀三针对上述疾病有特殊疗效。

1. 颈三针

颈三针用于神经根型颈椎病的治疗。神经根型颈椎病多发于40岁以上中年人，长期低头工作者或习惯于长时间看电视、电脑者，往往呈慢性发病。本病的发病率有上升之趋势，而且患者的患病年龄也逐渐年轻化。该病日渐成为临床的常见病、多发病。常见头晕、落枕、颈强痛、伴上肢放射痛，颈后伸时加重，受压神经根皮肤节段分布区感觉减弱，上肢腱反射异常，伴有肌萎缩，肌力减退，颈活动受限，牵拉试验、压头试验阳性。颈椎 X 线示：椎体增生，钩椎关节增生明显，椎间隙变窄，锥间孔变小。MRI、CT 可见椎体后赘生物及神经根管变窄、椎间盘突出等。中医学对神经根型颈椎病的认识，主要散见于"痹证""眩晕""颈肩痛"等。其病因、病机主要为风、寒、湿邪三气相杂，邪客于经脉，而致经脉拘急，不通则痛。

（1）针法介绍

主穴：天柱、颈百劳、肩中俞。

配穴：颈肩强痛配肩井、秉风、天宗、合谷；头晕重加天窗、后溪；可以配电热砭。

针具：直径 0.25～0.30mm，长 40～50mm 毫针。

刺法：针刺时病人取正坐或俯伏位，项肌放松，天柱穴向下斜刺 0.5～1 寸，颈百劳直刺 0.5～1 寸，肩中俞直刺或向外斜刺 0.5 ~ 1 寸。刺入后快速捻针 1 分钟，频率 150 ~ 200 次 / 分钟，以有酸麻胀重感为度。

方义：颈项部循行经脉主要包括手足三阳经、手足三阴经及任督二脉，其中手足太阳经与项背部关系最密切。肩中俞属于手太阳经，从解剖部位看，该处主要是斜方肌与菱形肌所过，浅层有第八颈神经后支分布，针刺此穴可缓解项部肌群的紧张状态；颈百劳为经外奇穴，善治各种原因所致的虚劳损伤，对退行性变的颈椎病有良好的治疗作用；天柱属于足太阳经，位于颈椎上端，《针灸甲乙经》以之治"项似拔""项直不可以顾""痛欲折"等，包括了颈椎病的常见症状。该组穴位位于颈部夹脊肌处，与椎旁神经节非常接近，更能作用于病变部位。

注意事项：针刺天柱穴，一般向下方斜刺，不可向内上方深刺，以免伤及延髓；肩中俞位于背部，不可深刺，以防气胸。

（2）病案举例

病案 1

卞某，女，22 岁，就诊时间：2011 年 4 月 8 日。

主诉：左臂时麻半年。

现病史：X 线提示：颈椎病，颈椎生理曲度消失。月经量少，脉沉缓，舌苔薄白。

诊断：颈椎病。

证型：风寒湿痹。

治法：祛风散寒，除湿通络。

中药处方：蠲痹汤加减。

葛　根 10g	天　麻 10g	熟地黄 12g	当　归 10g
醋柴胡 10g	羌　活 6g	独　活 6g	全　蝎 10g
水　蛭 3g	生大黄 6g	川　芎 10g	桑　枝 10g
玄　胡 10g			

7 剂水煎服。

针灸处方：天柱、颈百劳、肩中俞、大肠俞、肾俞、次髎、三阴交、后溪、合谷。留针30分钟，隔日1次，共6次症状消失。

按语：

①方药：羌活、独活祛风盛湿；当归、熟地黄、川芎、桑枝、玄胡补血活血、通络止痛；水蛭、生大黄破血消癥；全蝎、天麻祛风通络；葛根、醋柴胡升举脾胃清阳之气。尤其葛根常用10~15g。

②针灸：天柱、肩中俞、颈百劳疏通局部经络；后溪通督脉通络止痛；肾俞滋补肾气；合谷疏通经络；次髎、三阴交调经理血。

病案2

郝某，男，32岁，就诊时间：2011年4月4日。

主诉：坐位时左侧臀部及股膝外侧麻木感半年。

现病史：寒冷及劳累加重。舌苔薄黄，脉缓。CT提示：腰4、腰5椎间盘膨出。

既往史：颈椎病2年余，常项强。

诊断：①颈椎病，②腰椎间盘膨出。

证型：风寒湿痹。

治法：祛风湿，止痹痛。

中药处方：独活寄生汤加减。

杜 仲15g	桑 枝12g	桑寄生15g	川 断15g
牛 膝20g	独 活10g	当 归10g	葛 根12g
全 蝎10g	川 芎10g	炮山甲3g	蜈 蚣1条
玄 参12g	桔 梗10g		

7剂水煎服。

针灸处方：天柱、颈百劳、肩中俞、肾俞、大肠俞、关元俞、秩边、环跳、居髎、风市、阳陵泉。留针30分钟，隔日1次，共10次。

按语：

①方药：杜仲、桑寄生、牛膝、川断以补益肝肾，强壮筋骨；当归、川芎养血和血；桑枝、独活祛风湿通络；全蝎、炮山甲、蜈蚣搜风通络。

②针灸：天柱、肩中俞、颈百劳为局部取穴，疏通经络；腰为肾之府，肾俞可壮腰益肾；大肠俞、关元俞疏通局部经络；环跳、风市、阳陵泉为足少阳经穴，疏通少阳经气。

病案 3

朱某，女，46 岁。就诊时间：2011 年 3 月 18 日。

主诉：颈背酸痛不适半个月。

现病史：半月前自觉颈背部受凉后出现酸痛不适，伴左侧手指麻木，颈椎 X 线示：颈椎生理曲度变直，颈 3、4、5 椎体前后缘唇样增生。舌苔白，脉沉细。

诊断：颈椎病。

证型：风寒湿痹。

治法：祛风散寒，温经通脉。

中药处方：

葛　根 12g	升　麻 6g	川　芎 12g	羌　活 6g
醋柴胡 10g	赤　芍 10g	白　芍 10g	全　蝎 10g
地　龙 12g	玄　胡 10g	生黄芪 30g	

7 剂水煎服。

针灸处方：天柱、颈百劳、肩中俞、后溪、大肠俞、外关、肾俞、委中。

留针 30 分钟，隔日 1 次，共 6 次。

按语：

①方药：葛根、升麻、柴胡解表升阳；川芎、羌活祛风通络止痛；赤芍、白芍、玄胡活血止痛；全蝎、地龙搜风通络；生黄芪补气升阳。

②针灸：颈三针天柱、肩外俞、颈百劳；后溪通督脉通络止痛；外关疏通经络；肾俞、大肠俞滋补肾气；委中为足太阳膀胱经的合穴；手小指麻重则加天窗。

2. 臀三针

臀三针用于治疗坐骨神经痛。坐骨神经痛是指多种病因所致的沿坐骨神经通路的病损，腰、臀、大腿后侧、小腿后外侧及足外侧以疼痛为主要症状的综合征，西医认为坐骨神经痛是指在坐骨神经通路及其分布区内发生疼痛，为常见的周围神经疾病。按其受损部位，可分为根性坐骨神经痛和干性坐骨神经痛，其中根性疼痛远较干性疼痛多见。临床症状以疼痛由腰骶部经臀部向下肢放散，呈放射性、烧灼样或针刺样疼痛，行动时加重，弯腰、咳嗽、喷嚏时疼痛加剧为主。患者直腿抬高试验阳性，X 线检查无病理变化。坐骨神经痛属于中医痹证的范畴，中医称"腰腿痛"，其病机不外风寒湿邪客于经络，气血瘀滞，不通则痛，或因肝肾气血不足，筋脉失养所致，不荣则痛。

（1）针法介绍

主穴：环跳、秩边、居髎。

配穴：肾俞、大肠俞；承扶、风市、委中；阳陵泉、绝骨、昆仑。可以配电热砭。

针具：直径 0.25 ~ 0.30mm，长 40 ~ 75mm 毫针。

刺法：患者取俯卧位，充分暴露患侧臀部及下肢，环跳、秩边直刺 2 ~ 3 寸，居髎直刺 1 ~ 2 寸。泻法，环跳针感要求直达足底或足趾，其余 2 穴要求有较强针感。

方义：环跳穴乃足太阳、足少阳二脉之会，为疏导下肢太阳、少阳经气之要穴。《针灸甲乙经》云："腰胁相引痛急，髀筋胫，腰痛不可屈伸，痹不仁，环跳主之。"从现代医学角度看，环跳穴下系坐骨神经干所在，针刺环跳穴可兴奋坐骨神经，缓解坐骨神经烧灼样或痉挛剧痛；秩边穴可疏导臀部及下肢足太阳经气，常用于骶臀部痛及由此而引起的下肢疼痛、麻木及运动障碍等痿痹之症；居髎穴为足少阳、阳跷脉交会穴，跷脉与下肢运动密切相关，本穴可疏导足少阳经气，疏通下肢经络。

注意事项：行针时要求有较强针感，但切忌过强的捣刺坐骨神经干，要求如蜻蜓点水，轻轻兴奋坐骨神经，以达到最佳的治疗效果。

（2）病案举例

病案 1

郭某，男，50 岁。

主诉：腰痛伴随小腿疼痛麻木 2 周。

现病史：2 周前弯腰用力时突感腰部酸痛，功能障碍，腰部不能活动，疼痛放射到右侧大腿根部。次日腰痛剧烈，不能下地行走，咳嗽及起床卧床时腰部疼痛加重，伴右下肢放电麻木感。平时办公室工作经常久坐，缺乏锻炼。刻下症：腰痛而酸无力，小腿后面疼痛麻木，足外侧麻木。

查体：L4～S1 椎旁压痛（＋），右下肢沿坐骨神经走行压痛，右侧直腿高抬试验（＋）。腰椎 CT 示 L4/L5 椎间盘突出，L5/S1 椎间盘膨出。苔薄白，根部厚腻，脉沉，双尺脉无力。

西医诊断：腰椎间盘突出症。

中医诊断：痹证。

证型：肾精不足，气滞血瘀。

治法：益肾活血，温阳通脉。

中药处方：独活寄生汤加减。

怀牛膝 15g	肉 桂 5g	地 龙 10g	杜 仲 15g
当 归 15g	黄 芪 30g	党 参 20g	巴戟天 15g
熟地黄 20g	川 断 12g	全 蝎 10g	蜈 蚣 2 条
独 活 12g	细 辛 3g		

7 剂水煎服。

针灸处方：秩边、承扶、居髎、肾俞、大肠俞、委中、环跳、承山、昆仑。

留针 30 分钟，隔日 1 次，共 10 次。嘱治疗期及平时要坚持做燕飞等辅助运动。

按语：

①方药：杜仲、牛膝、熟地黄补益肝肾而强筋骨；独活、川断祛风湿，通络止痛；当归养血活血；黄芪、党参配细辛，益气通络；巴戟天、肉桂温肾壮阳，祛风寒除湿；蜈蚣、全蝎、地龙祛风除湿，此类病症配合虫类、蛇类加强疗效。

②针灸：病变经脉主要涉及足太阳膀胱经、督脉。主穴取病变椎体相应夹脊穴，配穴取患侧秩边、承扶、委中、环跳、承山、昆仑，可舒筋通络；肾俞、大肠俞可补益肾气。行提插捻转，得气后留针，查体时发现患者患侧腘窝有小的曲张静脉，呈串珠状。对曲张静脉行三棱针点刺，放出黑血直至变红，自然停止。经针灸中药治疗 3 次后症状减轻，一个月后症状完全缓解，随访半年未复发。

病案 2

张某，女，54 岁。2009 年 12 月 25 日初诊。

主诉：腰痛伴腿痛不能屈伸 1 周。

现病史：1 周前活动时突发腰部疼痛，未在意，后自行好转。近日天气突然变冷，未增加衣物，晨起活动后发现右腿活动不利，并伴有肌肉僵硬，中午时疼痛加重，从腰到小腿外侧出现放射状，晚上加重不能入睡。第 2 天去医院检查，CT 显示 L3/L4、L4/L5 椎间盘突出。服西药和中成药不见缓解。现病人就诊时家属搀扶，坐起疼痛，大腿外侧小腿外侧麻木疼痛，自觉右侧腿怕凉，有冷风进入。

查体：面色萎黄，疲劳，右侧臀部压痛（＋），坐骨结节处压痛（＋），舌质暗苔腻。脉右尺弦紧。

西医诊断：腰椎间盘突出症。

中医诊断：腰腿痛。

证型：风寒郁闭，寒湿阻络，经脉不通。

治法：祛寒湿，温经脉，活血益肾。

中药处方：三痹汤加减。

桑寄生 15g	川 断 15g	杜 仲 15g	川 芎 12g
当 归 12g	赤 芍 10g	白 芍 10g	炙甘草 12g
党 参 30g	泽 泻 15g		

7 剂水煎服。

针灸处方：居髎、环跳、秩边、风池、肾俞、大肠俞、悬钟、丘墟、委中、昆仑、阳陵泉。

留针 30 分钟，隔日 1 次，共 10 次。重用灸法。

按语：

①《金匮要略·五脏风寒积聚病脉证并治》载有"肾着"之病，"其人身体重，腰中冷，如坐水中……腰以下冷痛，腹重如带五千钱……身劳汗出，衣里冷湿，久久得之。"是寒湿腰痛。寒湿腰痛可用三痹汤加减。桑寄生、川断、杜仲温补肾气；白芍、甘草缓急止痛；当归、川芎、党参养血活血；泽泻渗湿。

②因疼痛部位以足少阳经为主取穴，循经取足太阳经穴和足少阳经穴以疏导两经闭阻不通之气血；环跳为两经交会穴，一穴通两经；阳陵泉乃筋之会穴，可舒筋通络止痛。10 次为 1 个疗程，前后治疗 2 个疗程，症状大为好转。

治疗颈腰椎病要重视辅助锻炼，推拿按摩是外力，而自我锻炼是真正使病变部位肌肉强健，并且使身体局部骨关节，骨与肌肉的关系得到调整，是终生受用的。方法：①睡平板硬床，保持温暖。②不能长时间一个姿势，走动、坐、站交替，可以打麻将，有益于手和脑，但不能超 2 小时。③每周蛙泳 2～3 次，反对登山。④每天做八段锦或太极拳。⑤坚持做床上燕飞运动达到锻炼颈腰肌的目的。后 3 项可任选 1 项，持之以恒必有好处。

八、多种刺法，得心应手

这里所说的多种刺法，是指包括常规的毫针刺法在内的多种针刺方法。其中既有传统刺法，即从《黄帝内经》中沿用下来的刺法，也有现代刺法，比如在传统刺法基础上发展起来的刺法。临床上常常根据病情需要使用多种刺法，常用的针具有毫针、头针、三棱针、火针、皮肤针等。

1.毫针刺法

临床上最常用的针刺方法，主要用于内、外、妇、儿各科疾病。治疗以调脏腑、通气血、平阴阳、通经络为主，对于各种脏腑慢性疾病，颈、肩、腰、腿痛症有较好的疗效。针刺时选穴位，力求穴位少而精；重刺法，力求得气获效。

2.围刺法

围刺法又称围针法，即在病变部位周围进行包围式针刺以提高疗效的刺法。本法是古代扬刺法的发展。扬是分散之意，扬刺即指刺得较为浮泛，中间刺 1 针，周围浅刺 4 针，古人主要用本法治疗面积较大的寒痹。《灵枢·官针》云："扬刺者，正内一，旁内四，而浮之，以治寒气之博大者也。"围刺法是以病变部位为中心，进行一层或多层包围式针刺，且针刺较为浮浅，其特点既与扬刺相似，而又不局限于仅仅 4 针围刺，一般认为是扬刺法的发展。

围刺法的操作要领是，取 1.5 寸毫针，在病灶边缘皮区刺入，针尖呈 15°角向病灶中心平刺入 0.5 ~ 1 寸，针距相隔 1 ~ 2cm，病灶中心可刺入 2 ~ 3 针。对于病灶面积较大者，可采用双重围刺法，即先按上述操作要领在病灶边缘围刺一圈，再在外围与中心点之间围刺一圈。本法有疏经通络、活血化瘀、软坚散结、清利湿热等功效，临床主要用于治疗带状疱疹发疱期、慢性湿疹、网球肘、乳腺小叶增生、甲状腺囊肿、股外侧皮神经炎等疾病。

3. 运动针刺法

运动针刺法，是针刺与躯干运动相结合以治疗急慢性软组织损伤、瘫痪等病症的方法。前贤称肢体运动为导引，如《抱朴子·别旨》曰："或屈伸，或俯仰，或行卧，或倚立……皆导引也。"本法的特点突出了三个"动"字，即取穴时选用动痛点；针刺手法强调动刺法，针刺体位选择动体位。本法强调医患配合，以动为主，以痛治痛，对一些病证能收到立竿见影之效。治疗时首先按经络辨证在远离病位处取穴，一边捻针一边让患者活动患处，然后再在局部选穴，行针得气后出针，令患者活动患部，一般疼痛大减。此针法对疼痛性疾病效果非常好。如对急性腰扭伤，每每取得针出而病愈之效。

4. 透刺法

透刺法是将毫针刺入穴位后按一定方向透达另一穴（或几个穴）或另一部位的刺法。此法首见于晋代葛洪《肘后方·救卒死尸厥方》"又针人中，至齿立起"。明确提到透穴的为元代王国瑞，他在其所撰《扁鹊神应针灸玉龙经》指出："偏正头风痛难医，丝竹金针亦可施，沿皮向后透率谷，一针两穴世间稀。"透刺法在临床上具有不少优点，它可以精简用穴，扩大针刺作用；能增强刺激量，使针感容易扩散、传导。临床上提倡多用透刺法。比如外关透内关治疗腕管综合征，阳陵泉透阴陵泉治疗膝关节病变，丘墟透涌泉治疗踝关节病变，丝竹空透率谷治疗偏头痛，合谷透后溪治疗手指拘挛，地仓透颊车治疗面瘫，等等，都有很好疗效。

5. 火针刺法

火针由《黄帝内经》中"燔针、淬针"发展而来。李时珍《本草纲目》曰："火针者，《素问》所谓燔针、淬针也，张仲景谓之烧针，川蜀人谓之煨针。其法：麻油满盏，以灯草二七茎点灯，将针频涂麻油，灯上烧令通赤用之。不赤或冷，则反损人，且不能去病也。其针须用火箸铁造之为佳。点穴墨记要明白，差则无功。"火针治疗风寒筋急、挛引痹痛，或瘫痪不仁等病证，收效甚好。应按照李时珍《本草纲目》所云"凡用火针，太深则伤经络，太浅则不能祛病，要在消息得中"掌握火针操作要领。而李时珍《本草纲目》云"针后发热恶寒，此为中病。凡面上及夏月湿热在两脚时，皆不可用此"的说法则不必拘泥。

6. 刺络拔罐法

刺血（刺络）拔罐法，针对辨证属于热毒血热的病人或寒凝气滞疼痛的急性病比如痤疮、坐骨神经痛、肩周炎、口腔溃疡、丹毒、皮肤病等，常在全身选取相应的部位进行刺络拔罐。一般来说，热盛于上半身，大椎、至阳必选，肺热壅盛加肺俞、风门；热盛于下半身，血海、膈俞必选，坐骨神经痛、急性腰痛加环跳、肾俞。皮肤病如神经性皮炎，往往采用围刺拔罐放血的方法。对于感冒、周身酸痛往往采用走罐的方法。带状疱疹往往采用"龙头、龙尾、龙眼"针刺方法，"龙头"即疱疹出的最密集处采用围刺和基底刺，"龙尾"即靠近脊神经根处点刺放血，"龙眼"即疱疹在龙头中最大处，选取火针点刺。再配合中药，疗效显著。

7. 头针刺法

头针刺法，是针刺头部发际区域经络腧穴，根据治疗需要，多用 1~1.5 寸毫针（婴幼儿可用 5 分毫针点刺），针体进入帽状腱膜下层后，可小幅度的捻转、提插，加强针感。常广泛应用于中枢神经系统疾患、精神病症、疼痛和感觉异常及脏腑功能失调所致的疾患。如治疗卒中后遗症所致肢体运动障碍者，选用头针的下肢、上肢的运动区、感觉区针刺，快速捻针 1~2 分钟，行针与留针期间，可配合患肢的主动或被动运动。同时宜配合体针治疗，根据不同时期采用不同的治疗准则，急性期以醒脑开窍为主，恢复期则以疏通经络、益气活血为主，每日或隔日 1 次，6 次为 1 个疗程。

8. 三棱针刺法

三棱针刺法是用三棱针点刺穴位、病灶处、病理反应点或浅表血络，放出适量血液和黏液，或挑破一定组织以达到治疗疾病目的的方法。临床中经常采用三棱针点刺放血，对于咽喉疼痛患者往往采用二商放血，急性牙痛患者采用商阳或厉兑放血，头痛剧烈辨经取穴放血，少阳头痛以关冲、足窍阴放血为主；前额头痛以商阳、厉兑，阳明经放血为主；巅顶头痛以大敦肝经放血为主；后头痛以少泽、至阴、太阳经为主。出血量一般 3 ~ 5 滴。

9. 皮肤针刺法

皮肤针也称梅花针、七星针等，是用多支短针集束浅刺人体皮肤表面以达到治疗目的的方法。由《灵枢·官针》半刺、浮刺、毛刺、扬刺等浅刺法发展而来，有疏经通络、调和气血的作用。常用来治疗神经性皮炎、带状疱疹或带状疱疹后遗痛、斑秃、股外侧皮神经炎等。例如：治疗斑秃，以脱发区为重点刺激部位，常规消毒后，先从脱发区边缘向中心呈环形螺旋状叩刺，然后在不脱发皮区向脱发区中心做向心性环形叩刺，直至局部皮肤潮红为度。每次治疗约 10 分钟，隔日 1 次，10 次为 1 个疗程。

10. 砭石疗法

砭石疗法是中国古代应用石制工具进行医疗保健的医术。砭石疗法起源于新石器时代，是针灸的鼻祖，是中医外治法的肇端。《山海经》中就有砭石的记载，在《黄帝内经》中与针、灸、药、导引按跻并列为五大医术。由于制作砭具佳石的匮乏，东汉以后砭术从史籍中消失。20 世纪 90 年代耿乃光教授应用岩石物理学技术研究砭石，认定泗滨浮石为砭具佳石。用它制作了多种新砭具并提出了适合现代人的新砭石疗法。

砭石疗法具有一套以脏腑经络学说为中心的完整理论，强调整体，重视内因。采用无创性的温和刺激，扶正祛邪，以调动机体本身的防御能力，战胜疾病，调和阴阳、气血、脏腑功能，使失衡的内部稳定，从而恢复身心健康。谷世喆教授在临床中经常运用砭石疗法治疗各种颈肩腰腿痛屡获良效。近年运用的砭石多为电热砭石，比如在针刺治疗腰痛、肩周炎、颈椎病的同时，将电热砭石放置于患处，起到温通经络、行气活血的作用，取得较好疗效。

颈椎病操作方法：

颈项部：重点以足太阳膀胱经、手太阳小肠经、胆经、督脉为主。方法从风府、风池穴水平向下施以推、刮法，力量由轻渐重，以病人能耐受为度。大面积实施手法5分钟。然后沿足少阳胆经、督脉、足太阳膀胱经推、刮，以推法配合点揉颈夹脊穴、颈百劳、大杼、风门、肩中俞及肩胛骨内上角为主。

肩部：广泛推、刮10分钟后，着重点揉天宗穴、肩井穴、曲垣穴、肩外俞穴，每穴2分钟。

上肢部：先施以由肩部到上肢末端的推、擦法10分钟，再根据经络辨证，疼痛或麻木以手背偏桡侧为主者，取手阳明经或手太阴穴位肩髃、天府、侠白、手五里、曲池、合谷、三间、鱼际施以点、压、揉等手法；疼痛或麻木感位于上肢中段者，以手厥阴、手少阳经穴位肩髎、天井、清冷渊、支沟、外关为主；疼痛或麻木以偏小手指为主者，取手少阴、手太阳、手少阳经穴位少海、青灵、支正、外关及上臂肱二头肌尺侧，力量以患者能忍受为度；手部不适者重点点揉劳宫、少府、关冲等穴，每穴点揉2分钟。

第三章
砭 道 求 真

　　谷世喆教授重视传承，更重视对中医精华的挖掘。他认为，古老的就是现代的，中医药文化的内涵往往可以超越时空，展现出强大的当代社会价值。"新砭石疗法"就是在这种思想指导下应运而生的。谷教授对于砭石事业的推动倾注了大量心血，他是最早投身砭石事业的发起者，是最早开展砭石科研的中医人，更是最早将砭石学术带到海外的知名专家。

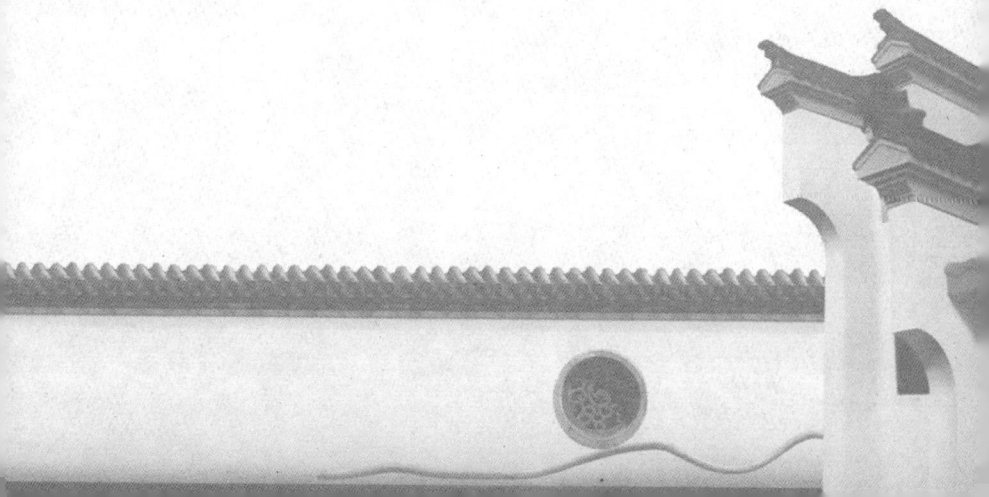

　　发皇古义，融会知新——谷世喆教授始终坚持着他纯粹的中医治学原则。无论是理论研究、科学研究，还是临床实践、社会服务，都秉承传统，着眼未来。就是这种精神，让他与曾经千年沉埋的"砭石疗法"结下了不解的学术之缘。

一、砭石疗法历史源流

　　谷教授懂得辩证法，他常说要了解中医，我们必须了解历史。只有运用历史唯物主义的方法，才能对砭石、砭术、砭石疗法有全面准确的认识。

1. 砭石的发现

　　人类的保健与医疗思想萌芽及其实践活动，应是与人类的生活生产实践，以及其与自然相搏、与疾病斗争的实践活动同步产生的。据史学家、考古学家对有关文献及相关出土文物的研究，认为石器时代是"砭石疗法"的起源和形成时期。石器时代没有文字记载，人们通过古人的生活遗迹和出土的石器对当时的情况进行研究。考古学将石器时代又分为两个时段，即"旧石器时代"与"新石器时代"。旧石器时代是石器时代的早期阶段，历时二三百万年，相当于人类历史上从原始群母系世族公社出现的阶段。我国曾先后在云南元谋、陕西蓝田、北京周口店等地都发现有猿人遗址。在各处猿人遗址中，都有数量不等的石器出土。它们都是一些稍经敲打的粗糙简陋的石块，其中就有"以石刺病"的砭石。新石器时代是石器时代最后一个阶段，开始于七八千年以前。这一时期的人们已能打磨不同类型石器，如砍伐器、刮削器等较精致的石器。到了新石器时代中、晚期砭石疗法也发展到了相当的水平，已有了砭块、砭锥、砭棒、砭板等砭具。

2. 砭术的兴起

砭石疗法的产生经历了一个自由发展到自觉的过程。从先民们随手抓一块石头在患部下意识地刮擦，到根据需要选择精磨专用的砭石，根据病情在人体特定部位施用特定手法，经历了漫长的历史时期。近年来，考古出土的砭石实物给"以石刺病"以有力的印证。1963 年在内蒙古多伦旗头道洼新石器时代遗址出土了一根经过磨制的石针，经专家鉴定，确认为原始的针刺工具——砭石。1972 年在河南新乡郑县出土了一枚砭石，在山东日照西城镇龙山文化遗址中采集到两种锥形砭石……以上考古发现的砭石，呈各种形状，有刀形、剑形、针形等，都打磨制造得比较精致。这些考古发现足以证明"砭石疗法"起源与形成于石器时代。有专家认为砭石疗法的起源时代，"较大胆一点说在旧石器时代与新石器时代交替之际，较保守一点说在新石器时代初期"。

3. 砭术的鼎盛与衰落

砭石疗法最早见诸文字记载当属《马王堆汉墓帛书》。《马王堆汉墓帛书·脉法》记载："用砭启脉者必如式，痈肿有脓，则称其大小而为之砭。"这指出远古时期砭石疗法多为用经磨制而成的尖石或石片刺激体表某些部位，解除疾病痛苦，或切开脓疮，以排脓治痈肿。对此有学者认为在施砭治疗疾病过程中发现了经脉，即"以砭启脉"。之后砭石疗法在多部典籍中均有记载。如《左传·襄公二十三年》记载："季孙之爱我，疾疢也；孟孙之恶我，药石也；美疢不如恶石，夫石犹生我。"鲁襄公对其也有生动的描述"夫砭石犹如生我也"。《列子·黄帝》曰："先生既来曾不废药乎，废置也，曾无善以当药石也。"又在《列子·力命》指出："玄达者之所悟也，药石其如汝何？季梁曰神医也，重贶遣之，俄而季梁之疾自瘳，非贵之所能存身，非爱之所能厚生。""恶石"与"药石"的称谓多见于先秦古籍，其中"恶石"是形容砭石疗法对患者有某些痛楚感觉的，"药石"是指药物与砭石的合称。

从殷商至春秋战国再至秦汉隋唐的漫长历史时期，是砭术的发展时期。其主要标志是砭具逐步精良，"砭术"被广泛应用于许多疾病的治疗，已不局限于治"痈疡"了。砭石治疗痈肿类的疾病在《黄帝内经》中有较多论述，如《素问·病能论》载："有病颈痈者，或石治之，或针灸治之，而皆已，其治安在？岐伯曰：此同名异等者也。夫痈气之息者，宜以针开除去之，夫气盛血聚者，宜石而泻之，此所谓同病异治也。"说明此时已对砭石治疗痈疽的适应证及其与针灸的区别有了较好的认识；同时也论述了砭石治疗的禁忌，如《灵枢·痈疽》载："发于膝，名曰疵疽，其状大痈，色不变，寒热而坚者勿石，石之者死，须其柔乃石之者生。"《黄帝内经》成书时期，砭石疗法已成当时医生应知应会的一项主要治法，如《素问·异法方宜论》中并列论述了砭石、毒药、灸焫、微针和导引按跷五种医术，"砭石"位居当时五大疗法之首。磨制与病情相宜的砭具，也成为当时医者必须熟练掌握的一项基本技能，如《素问·宝命全形论》就强调医生应知"制砭石小大"。同时，对砭术的施治原则也有了一定的认识，如《素问·移精变气论》曰："今世治病，毒药治其内，针石治其外。"《灵枢·九针论》曰："病生于脉，治之以灸刺。病生于肉，治之以针石。"砭石与灸刺并举，可以看出，砭石疗法是一种有别于针刺疗法的独特外治法。医案记录最早有《史记·扁鹊仓公列传》曰："上古医有俞跗，治病不以汤液醴洒，镵石挢引，案抚毒熨，一拨见病之应，因五脏之腧。"这明确指出上古黄帝时代名医有俞跗治病时不用汤药，也不用药酒，仅用砭石一拨，激发出线状感知，可达到五脏之腧穴，即可治愈各种疾病。如战国

69

时期名医扁鹊综合应用砭术、针刺、药熨等法，成功地救治了虢国太子的"尸厥"病，起死回生。又如唐高宗李治，病"头眩不能视"，御医张文仲等认为是"风上逆"所致，用砭石刺其头部而愈。

汉唐以后，随着研制医疗器具的材质日丰，研制技术的进步，医疗器具的种类也随之增多。随着中医药学、方剂学的迅速发展，如《神农本草经》《伤寒杂病论》《备急千金要方》等以方药为主、主要用于内治的力作问世，均对砭术的发展有所冲击。再加之《灵枢·九针十二原》载黄帝为了推行"微针"疗法，开篇就号令"先立针经"，"无用砭石，欲从微针"，这也束缚了"砭术"的继续发展。此外，磨制砭具的"佳石"短缺，也不利于"砭术"的发展，如东汉学者服虔《春秋左氏传解》一书指出："石，砭石也。季世复无佳石，故以铁代之耳。"这4个方面因素，可能就是导致"砭术"在此后近2000年日趋湮没沉寂的原因吧。

4. 新砭石的重现天日

中国社会进入20世纪以来，"砭术"也进入了复兴与创新的时期。其标志之一，1933年，一部阐述砭术理论与技法的专著《砭经》问世。标志二，继1978年山东青州战国墓出土"泗滨浮磬"考证研究之后，耿乃光等先生用现代科技手段检测了由泗滨浮石制成的砭具，发现其有远红外线效应和超声效应，从而确认泗滨浮石即是古代磨制砭具的"佳石"。标志三，1997年6月30日《中国中医药报》发表"发掘中国古老砭石疗法"一文，吹响了全面复兴"砭术"的号角，引起国内外中医界的高度重视。标志四，由马继兴、贺普仁等资深中医专家发起成立了"中国针灸学会砭石分会筹备组"，在其推动下，中国中医科学院西苑医院首先成立砭石疗法"临床培训中心"。在国外，有日本、德国、美国、加拿大、奥地利等国开展了砭石疗法，并成立了砭石疗法的学术团体。

5. 砭石疗法日益昌盛

进入 21 世纪，"砭术"可算是到了弘扬创新时期。其主要标志有 2001 年 10 月 20 日"首届全国砭石疗法学术研讨会"召开，2004 年 4 月"第二届全国砭石疗法学术研讨会"的召开。2006 年 12 月 18 日"中国针灸学会砭石与刮痧专业委员会"正式成立，加强了对砭术的学术领导；期间多部砭疗专著问世，如孟竟璧等的《砭石学》、耿引循等的《实用砭石疗法》等；砭术的临床研究、实验研究、砭具研发等方面，都取得多项新成果，如张维波先生研制的"电热砭石仪"，马健伟先生研发成功并获得专利的"砭石床温热保健法"，在这一时期"砭石热疗"新法应运而生；"砭疗培训班"不断举办，广泛地宣传推广了砭石疗法的理论、技术等。

砭石是石器时代产生的一种治疗工具，有"药石""镜石""针石""恶石""佳石"等名称，是秦汉以前广泛使用的一种治疗工具。砭石疗法是中国古代应用石制工具进行医疗保健的医术。回顾砭术漫长的历史进程，其既有过成功救治皇帝、太子疾病的辉煌，也有过沉寂近 2000 年的黯然。

20 世纪以来，砭术得到了较全面地复兴与创新，又重新回到了中医的大家庭。以史为鉴，温故致新，为使砭术把握机遇、健康发展，现陈拙见八条，谨供有关部门和砭术界参考：应将砭术纳入国家职业技能鉴定项目；纳入正规医疗机构和治疗项目；积极开展有关砭术的科学研究；砭术应博采针灸、导引、按摩、药物等他法之众长；继续开发研制砭具的新石材，开创既有"泗滨浮石"又有"他山之石"的新局面；应加强砭具的改革和研发；应多方开展砭术的学术交流活动；应加强对砭术从业者的培训和考核。至望砭术继续发展，不断创新，远播世界各地，为人类健康事业发展做应有的贡献。

二、解读砭石疗法

砭石疗法，正以其独特的魅力昭示于世人。作为中医的五大疗法之一，作为"黄帝子万民"的医疗工具，在漫长的岁月里它曾为华夏民族的健康做出巨大贡献。然而到现代它又是怎样焕发新生的？它的独特优势到底在哪里？我们如何运用它？谷教授不仅从历史的角度给予定位，更注重现代科学对砭石的研究，并不遗余力的传播砭石的学术、文化及医疗特色。

1. 砭石——古中医五大疗法之一

中医学有着悠久的历史，正如巴甫洛夫所说："有了人类就有了医疗活动。"以伏羲为代表的早期畜牧业和以神农为代表的原始农业，可以说是中医药的起源。从最早的"神农尝百草一日而遇七十毒"开始，中华民族在中医药的发展过程中付出了艰辛的代价。正是由于我们祖先的不断实践，逐渐积累了丰富的经验，形成了独特的传统中医药学。她是我国宝贵文化遗产的重要组成部分，为中华民族的繁衍昌盛做出了巨大贡献。

中国传统医学博大精深。中医到底有多少种医术是很难全部列举出来的。但认真梳理一下中医药的完整体系，可以归纳为五个方面，即：砭、针、灸、药、导引按跷。在我们最古老的，同时又是被大多数人公认的具有权威性的中医经典文献《黄帝内经》中就有这方面的记载。其中《素问·异法方宜论》云："黄帝问曰：医之治病也，一病而治各不同，皆愈何也？岐伯对曰：地势使然也……砭石者，亦从东方来……毒药者，亦从西方来……灸焫者，亦从北方来……九针者，亦从南方来……导引按跷者，亦从中央出。"这五个部分是支撑着中医学术殿堂的顶梁柱。然而，在漫长的历史进程中，砭术却逐渐沉寂了，这确是中医学的一大损失。现在，我们在多学科的共同努力下，重新将砭术发掘出来，就是要还传统中医一个完整构架。

2. 解读砭石、砭术、砭石疗法

《说文解字》中对"砭"的解释为："砭，以石刺病也……因之名曰砭石。"即指用石具治病的过程称"砭"；用以治病的石具为"砭石"；用砭石治病的操作技术统称"砭术"。实际上，对砭的解释在方法上要广泛，不局限于刺法；在工具上也要多样化，不局限于尖状石具——石针。例如在民间有用球形石头放在灶底草木灰中加温，用来治疗腰膝疼痛和腹痛。这也属于砭术的一种方法——温法，其所用石头也显然不能称之为石针。在民间使用的砭石工具还有石球、石板、石块、石礤、石棒等，都属于砭具；使用的手法有压法、擦法、滚法、刮法、温法、凉法等，与刺法一样，属于砭术的范畴。

砭字为石字旁，说明砭术是以石制工具治疗疾病的一种医术。右边的乏字形象地表明利用石制工具（砭具）在人体上实施多种手法（砭术）治疗治病的样子。对砭术正确、全面的解释应该是：一切用石质工具对人类进行疾病治疗和预防保健的医术的总成。

现在统称砭术为"砭石疗法"，有时"砭石"亦指代"砭石疗法"。如晋代全元起注《素问·宝命全形论》时说："砭石者，是古外治之法。有三名，一针石，二砭石，三镵石，其实一也。"

3. 砭石代表——泗滨浮石的形成

砭石中又以泗滨砭石疗效为最佳，其成因颇为广大历史学家、医学家关注，并形成了很多学说。谷教授一直对之进行密切关注和了解。其中最具信服力的是"陨星撞击爆炸"说，据中国地震局科学家考证和对产地的地质勘查后科学家提出：大约6500万年前一颗特殊陨星撞击了鲁西南地区，陨星撞击地表岩层产生爆炸，在高温、高压、等离子环境中，星际物质与地表岩层相互交融、渗透，最后落在地表，形成浮石，即泗滨浮石。泗滨浮石是我国最早被命名的石材，用它制成的磬（古代供皇家专享的乐器、法器、神器）称泗滨浮磬，在四千多年前就是贡品，用它制成的医疗工具即是最好的砭石。

4. 砭石佳具不可替代的理化特性

在众多的石具中，砭石之所以能够被选择用作治疗疾病的工具，是由于是良好的治疗效果；而决定其效果的，是它独特的理化特性。有鉴于此，中国科学院、核工业部、国家地震局、中国中医科学院等利用现代科技手段进行的多项测试，结果如下：

（1）超声波测定

摩擦或敲击此石可发出极丰富的超声波脉冲。有一种奇特的能量场，作用于人体可以产生超声波并循经而行。检测出砭石的超声波次数为 3698 次 / 秒，超声波频率为 20 ~ 2000kHz，可以有效地疏通经络，改善微循环，抑制癌细胞的生长和消除体内多余脂肪。

（2）远红外辐射对人体能产生良好的生理效应测定

砭石具有丰富的远红外能量，其峰值波宽为 8 ~ 16mm，比一般材料的要长，称极远红外，可以增加细胞活性，加速分子运动，促进新陈代谢。可以使人体升温，适合治疗中医的痹证。

各种板状石材工具刮擦人体一次的平均超声波脉冲次数

材料	平均超声波脉冲次数	频率范围（kHz）
泗滨砭石（泗滨浮石）	3708	20 ~ 2000
木鱼石	2480	20 ~ 1000
羊脂石	2249	20 ~ 1000

材料	平均超声波脉冲次数	频率范围（kHz）
青玉	1938	20 ~ 800
绿玉	1834	20 ~ 800
黄玉	1820	20 ~ 800
双色玉	1740	20 ~ 700
岫岩玉	1720	20 ~ 700
青纹石	1715	20 ~ 600
棕石	1680	20 ~ 600
昌平花岗岩	1375	20 ~ 500
济南辉长岩石	1287	20 ~ 500
房山大理岩	688	20 ~ 400
水牛角	353	20 ~ 200

（3）放射性测定

放射性物质含量分析：石的放射性核素镭 -226、钍 -232、钾 -40 的放射性比活度内照射指数为 0.043，外照射指数为 0.044，分别是国家标准 GB 6566–2001 规定限量的 1/23 和 1/30。有害物质含量（单位：μg/g）铅（Pb）为 1.25、镉（Cd）为 0（未检出）、铬（Cr）为 3.65、汞（Hg）为 0.01、砷（As）为 0.2，远远低于国家标准 GB 7916–1987 和 GB 18584–2001 规定的限量。所以砭石是对人体有益无害，可以放心使用的保健养生产品。

（4）颗粒细度测定

砭石是一种方解微晶石，颗粒细度为小于 0.03mm。按摩人体可以使人体感到舒适，敲击此石，可发出金属的声音。

（5）微量元素测定

砭石含有四十多种微量元素。微量元素对人体有非常重要的意义。微量元素可以提高人体的免疫力，使人体保持一个健康的状态。天然砭石的主要成分是一种称为"微晶灰岩"的矿物质，其中最多的是锶、氧化钙，其次是氧化硅、氧化钠等，还有铝、铁、镁、磷、铬、锰、镍、铜、钇等超过36种对人体有益的元素，放射性物质含量极微。同时部分砭石中含有铜、铁等金属物质，致使砭石会呈现灰黑色以外的红、黄、绿等颜色。辨别砭石最重要应当看化学元素分析，也就是我们常说的检测报告。所以，砭石或存在多种颜色，单靠颜色是无法判定是否为砭石。总的来说，合格的砭石对人体有益无害，是制作中医医疗器械的上品。

（6）微循环测定

砭石接触人体表皮，在"微循环检测仪"监视器的屏幕上，可清晰地看到小血管及毛细血管中迅速加快的血液流动状态。

（7）调节血脂测定

饮用砭石浸泡水可降低血液中的甘油三酯、胆固醇，提升高密度脂蛋白，有明显的调节高脂血症作用。

（8）按摩渗透疗效测定

用砭石（砧或尺最明显）叩、拍人体有明显的针刺感（无形针）。石疗不会因为每个技师手法的差异而使保健效果大打折扣，同时，它能深入皮下与人体细胞分子形成共振，能达到许多传统手法所达不到的效果。

（9）关于有害电磁波的屏蔽

泗滨砭石网的砭石床垫利用现代高科技手段充分地把有害人体健康的电磁波辐射进行了全面屏蔽，以达到对人体的绿色环保作用。依据砭石的矿物结晶颗粒度，砭石分为三个等级：A级，粒度 <0.05mm；B级，粒度 <0.1mm；C级，粒度 <0.5mm。按

砭石摩擦人体产生的超声脉冲次数将砭石分为三个等级：A 级，>3000 次；B 级，>2000 次；C 级，>1000 次。按砭石辐射的红外波谱带宽最大波长将砭石分为三个等级：A 级，>15μm；B 级，>14μm；C 级，>13μm。

三、中医理论与砭石疗法

"工欲善其事，必先利其器"，以泗滨浮石为代表的砭石，以其良好的物理特性日益受世人青睐。谷世喆教授认为砭石工具不仅需要正确使用，更需要正确的运用中医理论，并进行了较为系统的梳理。

1. 中医的发展与砭石疗法

砭石疗法起源于石器时代，是石器时代最主要的治疗术。它为中华民族的繁衍昌盛做出了巨大的贡献，同时也是中国古代的一大发明，它与针、灸、药、导引按跷共同构筑了中国宏大而辉煌的中医学结构。

"砭石者，针、灸之母也"，砭石疗法是我国人民创造的极其宝贵的科学财富，并且它的贡献犹在中国四大发明——造纸、火药、指南针和印刷术之上，虽然在《黄帝内经》中曾经提及："余欲勿始被毒药，无用砭石，欲以微针通其经脉，调其气血，营其逆顺出入之会，令可传于后世，必明为之法，令终而不灭，久而不绝，易用难忘为之经纪。"然而作为中医五大疗法之一，砭石疗法到现在仍然具有很高的科学性和内在的优势，并且历经数万年而不衰。究其原因，砭石临床治疗，是以中医学基础理论为指导，具体运用经络、腧穴、砭石等基础知识和基本技能，对临床病症进行辨证施治。这是砭石防治疾病方法的实施，又是中医学整体观和辨证论治原则的贯彻。其中理、法、方、穴、术的具体应用，即全面体现砭石学的特点。

中医学，就是在我国古代具有朴素唯物论和自然辩证法思想哲学理论的指导下形成和发展起来的。中医学中最具有特色的三大学说分别是：阴阳五行学说、藏象学说和经络学说。这三大学说正确地阐释了人体的生命活动、疾病过程及治疗作用的一般规律，极大地推动了中医学的发展，使之形成了独具特色的中医医学理论体系。

古代医者在治疗疾病的实践中，将人体的生理活动和病理变化分化为五大系统，并将其分为属五脏。同时，用阴阳双方的矛盾运动来阐释机体和脏腑经络的具体功能，用五行之间的生克乘侮来描述五大系统之间的生理、病理联系，用物质性的气、血、津、液解释构成人体和维持人体生命活动的物质基础，从而产生了脏腑理论、经络理论、气血津液理论。由此，在古代自发的朴素的唯物论和辩证法思想的影响下，古代医学运用脏腑、经络等理论和阴阳、五行等学说阐述人体与致病因素、疾病诊断与治疗手段之间的矛盾运动规律，更由此产生了病因发病学、诊断治疗学等中医理论，从而使中医学形成了完整的理论体系。

2. 中医基础理论与砭石疗法

（1）阴阳与砭石疗法

阴阳学说是我国古代朴素的辩证法思想的一部分，它概括了宇宙事物的两个属性，说明了自然界某些事物和想象之间，互相对立又互相依存的关系。然而阴阳之间互相对立又互相依存的关系并不是静止不变的，它们之间不断地此消彼长，保持了相对的平衡，也可形成偏盛偏衰，这是阴阳在运动中的量变过程。事物的阴阳两方，发展到一定阶段，可以各自向着相反的方向转化，这是阴阳在运动中的质变过程。

事物的阴阳属性并不是绝对的而是相对的。一方面表现为在一定的条件下，阴阳可以相互转化，另一方面体现于事物阴阳的无穷的可分性。

从组织结构上：从部位上来讲，中医认为上部、体表、背部、外侧属阳；下部、体内、腹部、内部属阴，从脏腑来说，五脏属阴，六腑属阳。物质属阴，功能属阳。精、血、津液属阴，气属阳。五脏之中又分阴阳，心、肺属阳，肝脾肾属阴。

阴阳学说在生理病理上的应用：从物质与技能的对立统一关系来看，"阴"代表物质，藏于五脏，是阳气和能量的来源，"阳"代表技能活动，是指体内轻清之气，有卫外而固守阴精的作用。生理机能的亢奋属阳，抑制属阴。疾病的发生就是阴阳失去平衡。机体阴阳的任何一方虚损到一定程度，也可导致对方的不足，即"阳损及阴""阴损及阳"，最后可出现"阴阳两虚"。

在疾病诊断上的应用：阴阳失调既然是病理变化的关键所在，那么诊断疾病也应当从阴阳变化方面去探索病情，才能认识疾病的本质。阴阳是八纲辨证的总纲，表、热、实属阳，里、虚、寒属阴。如：望诊色泽鲜明者属阳，色泽晦暗者属阴；闻诊声音洪亮者属阳，声音低微者属阴；切诊脉浮、数、大、滑、实者属阳，沉、迟、小、涩、虚者属阴。

阴阳学说在砭石疗法中的应用：通过诊断，既得疾病之症结，始可采取适当治疗，针对阴阳偏盛偏衰进行补偏救弊，使之复归于平衡。调整阴阳，促使"阴平阳秘"，恢复阴阳的相对平衡，是治疗疾病的基本原则。《黄帝内经》中有"阴病治阳，阳病治阴"的理论。因此，阴证、脏病虚证可以用阳穴背俞穴施电热砭的温补法治疗；阳证、腑病实证可以用阴穴募穴施紧提慢按逆经划的泻法治疗，作为指导临床施砭石治疗的依据。

（2）五行与砭石疗法

五行学说是用木、火、土、金、水五种物质来概括事物的属性，用生克乘侮的变化规律，来说明事物之间的相互关系。

五行学说将人体内脏分为五行，以五行的特性说明五脏的生理活动。例如：肝喜条达，主疏泄，故属木；心阳温煦，故属火；脾主生化，故属土；肺主肃降，故属金；肾藏精、主水，故属水。五行学说还可以用于说明脏腑之间的相互滋生和相互制约的关系。例如：肝（木）藏血以济心（火）、脾（土）的运化以制肾（水）的泛滥等。

通过五行学说内脏相克的关系，中医有了很多有效的治疗方法，如培土生金、滋水涵木、扶土抑木、壮水制火等。五行学说能够指导砭石的应用，例如胃脘痛，有反酸，呃逆，左季胁胀痛，说明胃痞满，肝气横逆。治法：肝属木（实证），胃属土（虚证），木克土，采取培土健脾法，取中脘穴，用砭石揉推法（向左下、右下）以散气。采取泻肝，在肝的募穴用砭擀指做紧提慢按的泻法。实者泻其子，取子经心包经的络穴内关用砭擀指做紧提慢按的泻法。

（3）藏象与砭石疗法

藏象学说简单来说既是脏腑学说，脏腑辨证，是根据脏腑的生理功能，病理表现，对疾病的症候进行分析归纳，借以推断病机，判定病变的部位、性质、正邪盛衰情况的一种辨证方法，是临床各科的辨证基础，是辨证体系中的重要组成部分。脏腑辨证，包括脏病辨证，腑病辨证，脏腑兼病辨证，还有脏腑之间以及脏腑与个组织器官之间的密切关系，在辨证时应从整体观念出发，才能正确地做出诊断，并在此基础上进行施治。

肺与大肠

肺主气，司呼吸，主宣发肃降，通条水道，外合皮毛，开窍于鼻，与大肠相表里。凡呼吸不利、喘息少气、咳嗽、多痰、咯血等症多属肺的病变。肺的病证有虚实之分，虚证多见于肺气虚与肺阴虚；实证多见于风寒热邪犯肺及痰湿阻肺等。大肠为传导之官，职司传化糟粕。其病症可见于便秘、泄泻、里急后重、便血、脱肛和肠癖等。

①肺气虚：临床多见神疲乏力、语声低微、自汗、面色㿠白、舌淡、脉虚等。治疗宜取手太阴经穴及背俞穴为主，顺经划或推或紧按慢提或温热补法，以补益肺气。

②肺阴虚：临床多见咳嗽气短，痰少而黏或痰中带血，五心烦热，潮热盗汗，颧红，舌红少苔，脉细数，等等。治疗宜取手太阴经穴、足少阴经穴及背俞穴为主，顺经划或推或紧按慢提补法，以养阴、润肺、降火。

③风寒束肺：临床多见咳嗽气喘、痰色稀白、口不渴、苔白脉浮紧等。治疗宜取手太阴、手阳明、足太阳经穴为主，逆经推或划、紧提慢按泻法，以宣肺散寒。

④热邪壅肺：临床多见咳嗽气粗，痰黄而稠，或呕吐腥臭脓血，大便秘结，小便短赤，舌红，苔黄，脉数。治疗宜取手太阴、手阳明经穴为主，逆经划或推、慢按紧提泻法，或刮痧渗血，以清宣肺热，止咳平喘。

⑤痰湿阻肺：临床多见咳嗽气喘，喉中痰鸣，胸胁支满疼痛。倚息不得安卧，舌苔白腻或黄厚，脉滑或滑数。治疗宜取手足太阳经穴，逆经划或推或紧提慢按泻法；足阳明经穴顺经划或推或紧按慢提补法，以宣肺而化痰湿。

⑥大肠实热证：临床多见便秘不通，腹痛拒按，或便泻黄糜。苔黄，脉滑数。治疗宜取手足阳明经穴和大肠的募穴、下合穴为主，逆经推或划或慢按紧提泻法或用凉砭，以泄热通腑。

⑦大肠湿热证：临床多见腹泻或利下赤白，里急后重，肛门灼热，身热口渴，苔黄腻，脉滑数。治疗宜取足阳明、太阴经穴为主，以清大肠湿热。

⑧大肠虚寒证：临床多见腹泻，腹痛，或久泻脱肛，喜温喜按，舌淡苔白，脉细弱。治疗宜取本腑募穴、下合穴、足太阴、阳明及任脉经穴为主，逆经划、推、紧按慢提补法或温补法，以散寒止泻，补益阳气。

81

脾与胃

脾主运化及统血，脾气以升为健，主四肢肌肉，开窍于口，与胃相表里。凡机体消瘦、腹胀、便溏、便血及女子崩漏等多属脾的病变。脾的病证有虚有实。虚证多由于脾气虚，脾阳虚；实证多见寒湿困脾，湿热蕴脾。胃主受纳和腐熟水谷，为水谷之海，以降为和。胃腑病变则可见于脘腹不舒、嗳气吞酸、呃逆、呕吐、食少纳呆等。

①脾气虚：临床多见面色萎黄，少气懒言，纳呆腹胀，便溏，甚则少腹下坠脱肛、舌淡苔薄白、脉缓等。治疗宜取足太阴、阳明经穴，本脏俞募穴及任脉经穴为主，顺经推、刮、紧按慢提或热砭补法或温热法，以补气健脾。

②脾阳虚：临床多见面黄、纳少腹胀、便溏、四肢不温、少气懒言、舌淡苔白、脉濡弱等。治疗宜取本脏俞募穴及任脉经穴为主，顺经推、刮、紧按慢提或热砭补法，以温运中阳。

③寒湿困脾：临床多见脘腹痞闷、胀痛、食少便溏、泛恶欲吐、头身困重、舌淡胖苔白腻、脉濡缓等。治疗宜取足太阴经穴顺经推或划或紧按慢提或热砭补法；阳明经穴逆经划或推泻法，以健脾燥湿。

④湿热蕴脾：临床多见脘痞不舒、身重困倦、纳呆呕恶、便溏、苔黄腻、脉濡数等。治疗宜取足太阴经穴顺经推或划或紧按慢提补法；阳明经穴及小肠募穴逆经推或划或慢按紧提泻法，以健脾清热利湿。

⑤胃虚证：临床多见胃脘隐隐作痛，痛而喜按，得食痛减，旋即微痞，嗳气不除，面色少华，唇舌淡红，脉缓软弱。治疗宜取本腑俞募穴及足阳明经穴为主，顺经推或划或温热补法，以益气和胃。

⑥胃寒证：临床多见胃脘绞痛，时时泛吐清涎，喜热饮，四肢厥冷，舌苔白滑，脉沉迟或弦紧。治疗宜取俞募穴及手足

阳明经穴为主，顺经推或划或紧按慢提或温热补法，以温中散寒。

⑦胃热证：临床多见胃脘灼痛，吞酸嘈杂，渴喜凉饮，口臭，大便秘结，舌红苔黄，脉滑数。治疗宜取手足阳明经穴为主，逆经划或推或慢按紧提或凉砭泻法，以清胃泻火。

心与小肠

心主血脉藏神，开窍于舌，与小肠相表里。凡表现血脉与神志异常，如心悸、失眠、神昏、发狂等多属心的病变。心的病证有虚有实，虚证为气血、阴阳不足；实证多是火热痰瘀等邪气的侵犯。小肠为受盛之官，职司分别清浊。其病症可见大小便失调、口舌生疮等。

①心阳不足：临床多见心悸不宁、怔忡恐惧、气短、气喘、舌质淡或夹瘀点瘀斑、脉微弱或兼歇止等。治疗宜取本脏背俞和手少阴、任脉经穴为主，顺经推或划或紧按慢提或温热补法，以益气助阳、温经复脉。

②心阴亏虚：临床多见心悸频作，虚烦不安，少寐多梦，燥热，健忘盗汗，舌尖红或干红少苔，脉细数。治疗宜取背俞与手少阴、厥阴经穴为主，配以足少阴经穴，顺经推或划或紧按慢提或温补法，以调补心肾，使水火既济，则诸证可平。

③心火上炎：临床多见口舌生疮，咽痛口苦，小便赤少，舌赤苔黄，脉数。治疗宜取手少阴、手厥阴、太阳经穴为主，兼取手阳明经穴为辅，均用逆经划或推或慢按紧提或凉砭泻法，以泄诸经之热。

④痰火蒙心：临床多见神昏谵语，惊狂，不寐，壮热面赤，舌干色绛，苔黄厚腻，脉滑洪数。治疗宜取手少阴、厥阴经穴；甚者并用手足阳明、督脉，逆经推或划或慢按紧提或凉砭泻法，以泻诸经之热，宣通经气，豁痰宁神。

⑤小肠寒证：临床多见肠鸣泄泻，小便短少，腹痛喜按，苔

白，脉迟。治疗宜取其俞募穴、下合穴为主，兼取足阳明经穴为辅，顺经紧按慢提或温法，以温运肠胃。

⑥小肠热证：临床多见口舌生疮，溃疡口臭。治疗宜取手少阴、太阳经穴为主，逆经推或划或慢按紧提或凉砭泻法，以泻诸经之火。

肾与膀胱

肾为先天之本，藏精，主骨，生髓而上通于脑，开窍于耳，其华在发；又司水液，主纳气，与膀胱相表里，开窍于二阴。凡腰膝酸软、阳痿、气喘、腰痛等多联系到肾。肾的病变以虚证为主。包括肾阳不足、肾不纳气、阳虚水泛、肾阴亏虚等。膀胱为津液之腑，职司小便。其病症可见于膀胱启闭的失常。如膀胱不约则尿频、遗尿；膀胱不理则癃闭、淋沥。

①肾阳不足：临床多见面色白、形寒肢冷、精神不振、腰膝酸软、阳痿早泄、妇女不孕、舌淡、脉弱等。治疗宜取足少阴、任脉、督脉经穴及背俞穴，温热发为主，紧按慢提补法为辅，以温运肾阳，固摄精气。

②阳虚水泛：临床多见周身漫肿，下肢尤甚，按之陷而不起，大便溏泻，舌苔润滑，脉沉迟无力。治疗宜取背俞及任脉、足少阴、太阴经穴为主，顺经推或划或紧按慢提或温熨补法，以温经气，使阳回气化，水道通利，则肿胀自消。

③肾不纳气：临床多见气短喘逆，呼吸不续，动则尤甚，自汗，懒言，头昏，畏寒，双足逆冷，舌淡，脉弱或浮取无力。治疗宜取背俞及任脉、督脉经穴为主，温熨肾经或紧按慢提补法，以温肾益气，引火归原。

④肾阴亏虚：临床多见形体瘦弱，头昏耳鸣，少寐健忘，多梦遗精，或是有潮热，腰膝酸软，舌红少苔，脉细数。治疗宜取背俞、足少阴经穴为主，兼取足厥阴、手太阴经穴，均用顺经推或划或紧按慢提补法，以补养肾阴。

⑤膀胱虚寒：临床多见小便频数，或遗尿，舌淡苔白，脉沉迟。治疗宜取本腑背俞穴及有关背俞、任脉经穴为主，紧按慢提或温热补法，以振奋膀胱约束机能。

⑥膀胱实热：临床多见小便短、黄赤浑浊、甚或淋沥不畅、兼夹脓血砂石、舌赤苔黄、脉多数实等。治疗宜取本腑俞募穴及任脉、足三阴经穴，均用逆经划或推或慢按紧提或凉砭泻法，以清泄实热。

心包与三焦

心包居胸中，位于心之外围，有护卫心脏的作用，与三焦相表里。由于心包代行心令，为神明出入之窍，在主宰思维活动的生理功能方面与心是一致的。凡临床以神昏谵语或癫狂燥扰等神志失常为主症的多属心包的病变。心包病变的具体证治与心病略同，不予重复。三焦是六腑之一，职司一身之气化。气病证可见于肌肉肿胀、腹满、小便不利等。

①三焦虚证：临床多见肌肉肿胀，腹中胀满，气逆肤冷，或遗尿，小便失禁，苔多白滑，脉沉细或沉弱。治疗宜取其俞募穴及下合穴为主，兼取任脉等经穴，温热或紧按慢提并用，以温通经气，扶助肾阳。

②三焦实证：临床多见身热气逆，肌肤肿胀，小便不通，舌红苔黄，脉滑数。治疗宜取俞募穴及下合穴为主，慢按紧提或逆经划或推或用凉砭泻法，以清利湿热，疏通经气。

肝与胆

肝为将军之官，又为刚脏，主疏泄，又主藏血，喜条达而恶抑郁，主筋，开窍于目。其华在爪，与胆相表里。凡由于风气内动而见头目眩晕、筋脉拘急，疏泄失职、气滞血瘀而见胀闷疼痛、抑郁不舒或烦躁易怒，以及多种目疾，等等，多属于肝的病变。肝的病证有虚有实，虚证多见于肝阴亏虚；实证多见于肝气郁结、肝火亢盛、肝风内动等。胆附于肝而为表里，为中精之府，贮藏胆汁。其病证可见口苦、胁痛、头痛、目眩、胆怯等。

①肝气郁结：临床多见情志抑郁，善太息，胁肋疼痛，胸闷不舒，女性可见月经不调、痛经、乳房胀痛、苔薄脉弦等。治疗宜取本经俞穴为主，兼取足少阳逆经划或推泻法；太阴、阳明经穴顺经划或推，以健脾和胃，培土抑木。

②肝阳上亢：临床多见头目胀痛，或巅顶痛，眩晕，目赤肿痛，心烦不寐，舌红苔黄，脉弦有力。治疗宜取足厥阴肝经穴为主，逆经划或推或凉砭泻法，以清泻肝火。

③肝风内动：临床多见猝然昏倒，不省人事，四肢抽搐，角弓反张，半身不遂，语言艰涩，苔腻，脉弦。治疗宜取足厥阴、督脉经穴为主及十宣穴，凉砭或逆经划或推，或刮痧渗血，以平肝息风潜阳。

④肝阴亏虚：临床多见头目昏眩，双目干涩或雀目，耳鸣，但声音低微，按之鸣减，肢体麻木咽干，少寐多梦，舌红少津，脉多弦细或数。治疗宜取足厥阴、少阴经穴为主，顺经推或划，温补或紧按慢提补法，以补肝阴而潜虚阳。

⑤胆火亢盛：临床多见头痛目赤，口苦，耳聋，耳鸣，胁痛，呕吐苦水，舌红起刺，脉弦数。治疗宜取足少阳、厥阴经穴为主，逆经划或推，凉砭，慢按紧提泻法，以疏通经气，泄热泻火。

⑥胆气虚怯：临床多见胆怯，易惊易恐，或夜寐不安，视物模糊，苔白而滑，脉见细弱。治疗宜取本腑背俞和足少阳、手少阴经穴为主，顺经划或推补法，以宁心壮胆。

四、砭术基本保健方法

谷世喆教授倾心于砭石事业发展，在最早成立的砭石学组中就担任副组长。2006年12月，中国针灸学会砭石与刮痧专业委员会正式成立了。他和耿乃光、杨金生、孟竞璧、张维波、耿引循等同道一起，为砭石学术的发展尽心尽力。他高举砭石学术规范化、标准化的旗帜，大力支持以张维波为首的委员会学术骨干对砭石学术内涵挖掘整理，推动了《中医养生保健技术规范》的出台，对砭石使用范围、术语的定义、指导原则、术前准备、常用方法、禁忌证等进行了规范。

1. 范围

本规范规定了砭石的术语和定义、指导原则、施术前的准备工作、常用砭石方法、禁忌证、施术过程中可能出现的不良反应及处理等。

本规范适用于砭石的临床治疗及保健应用。

2. 术语和定义

下列术语和定义适用于本规范。

砭石（Bian-stone）：指石制医疗器械，以及在中医经络腧穴理论指导下，用石制医疗器械所进行的医疗保健方法。

砭石疗法（Bian-stone therapy）：使用砭石进行的治疗活动和方法。

砭具（Bian-stone instrument）：特指石制医疗器械。

砭石物性（physical features of Bian-stone）：指砭石的物理特性，是保证砭石发挥功效的重要方面，主要包括微晶结构、超声波和远红外三种特性。

砭具佳石（excellent materials of Bian-stone）：具有优异砭石物性的砭具石料。中国针灸学会砭石与刮痧专业委员会制定了砭具石料的5级标准，即C、B、A、2A、3A级，泗滨浮石（微晶灰岩）为3A级，称为砭具佳石。

砭术（Bian-stone manipulating technique）：使用砭石进行的操作技术。

3. 砭石的指导原则

（1）砭石的安全性

标准砭石作为人体医疗保健的工具，首先要保证其安全性，应按照国家食品药品监督管理局对Ⅰ类医疗器械管理的统一安全标准（GB/T16886.5体外细胞毒性试验，GB/T16886.10刺激与迟发型超敏反应试验）进行检测，与皮肤接触的体外细胞毒性应不超过Ⅰ级，与皮肤接触的刺激性应不超过Ⅰ级，与皮肤接触的迟发型超敏反应应不超过Ⅰ级。

（2）砭石的物性标准

砭石的微晶粒度：C级<0.5mm；B级<0.1mm；A级<0.05mm。红外波谱带宽的最大波长：C级>13μm；B级>14μm；A级>15μm。超声波：敲击标准大砭板，将声波进行频谱分析，应在20kHz以上频率区域（超声波区域）存在一定的超声波成分（若干个波），以幅度达到最大声频幅度10%以上的波计算：C级1个波，B级2个波，A级3个波。在以上分级的基础上，微晶粒度达到0.04mm，远红外达到16μm者为2A级；微晶粒度达到0.03mm，远红外达到17μm，超声波成分达到4个波者为3A级。

（3）砭石的应用范围

砭石是应用于人体的医疗保健工具，在本规范中主要用于亚健康状态的调治。此外，砭石对于腰腿痛、颈肩背痛、四肢关节风湿痛等骨关节类疾病、卒中后遗症的康复、肌肉痉挛、痛经、月经不调等妇科类疾病有较好的辅助治疗作用，对于头痛、头晕、感冒、近视眼、皮肤病、糖尿病、腹泻、腹胀、便秘、美容和减肥等方面也表现出较好的效果。

4. 实施砭石前的准备和术后工作

（1）施术前的准备

实施砭石前要全面了解病情，明确诊断，做到手法个体化，有针对性，着重于解决疾病的关键所在。准备好治疗时所需要的砭石器具，用75%医用酒精擦拭消毒，大块砭石可用温水擦洗清洁，对温熨类砭石要提前加热。指导病人采取合适的体位，加强与病人之间的交流，使其解除不必要的思想顾虑。实施砭石前，首先要使背部等施术部位充分暴露，皮肤保持清洁干燥，无破损、溃疡及化脓性皮肤病等影响操作的情况。

（2）体位选择

①患者体位选择

体位选择应以患者无不适感觉，医者治疗方便，有利于手法操作及减轻体力消耗为原则。患者常用体位：俯卧位、仰卧位、端坐位、伏坐位、侧卧位等。

②医生体位选择

医生体位：站立位和坐位，以前者更为常用。

（3）介质选择

砭石操作一般不需要润滑类介质，特殊情况下，可根据病情选择合适的介质，实现辅助作用的效果。

①红花油有活血止血、消肿止痛之功，可用于心腹诸痛、风湿骨痛、腰酸背痛等。

②刮痧油或刮痧乳有清热解毒、活血化瘀、改善循环、解肌发表、缓解疼痛之功效，多用于络脉受邪的痧证。

③各种植物精油，如薰衣草精油有镇静、安神、降压等功效，可用于心悸、失眠、高血压等患者。

（4）施术中的要求

治疗过程中术者和助手要全神贯注，手法操作要由轻到重，逐渐增加，切忌使用暴力；注意解剖关系和病理特点；认真观察病人的反应情况，经常询问病人的感觉，必要时调整手法。

（5）术后工作

术后应对砭具进行消毒处理，可以浸泡于1∶1000的新吉尔灭消毒液中30分钟后，放在硬质盒中，存放在清凉、干燥处备用。使用温熨类砭石进行操作后，病人常会有出汗发热现象，会损失一定量的体液，故在术后可让病人饮用一些开温水。电热砭石的电子加热部件在使用后应拔掉电源，收好备用。

5. 砭石的操作方法

根据砭石手法动作形态的不同和砭石的物性，将砭石操作方法分为五大类：即摩擦类、摆动类、挤压类、叩击类和理疗类。

（1）摩擦类手法

①刮法

使用砭具的侧棱如板类砭具的凸棱或凹棱，竖立并沿垂直砭板的方向移动，对体表进行由上向下、由内向外单方向刮试或往返双方向推刮，一般以循经纵向为主，特殊情况下也有横向推刮。其中单方向用力稳重均匀、速度缓慢时也称为推法，常用于腰背、四肢部；用小砭板的凹棱在体表做单向移动时也称为抹法，常用于头面、颈部桥弓、手足心等部位。

单向推刮时其补泻特点同于针灸疗法中的迎随补泻，即顺经为补，逆经为泻。另外，一般力度大、出痧重为泻；力度小、只出红为补。

砭石刮痧：使用砭板凸棱实施刮法，当力度较大时，可以有出痧，此法以清热毒为主，可按照刮痧的基本要求加用刮痧油或刮痧乳，砭板与皮肤之间夹角以45°为宜。

使用凹棱进行刮法主要用于皮肤较薄，距骨头较近的腕踝关节和头面部，力度较轻。一般在不要求出痧的情况下，不必用刮痧油，以皮肤微微发红为度。

刮头部时，可使用梳形砭板，一般采用梳头式刮法，沿督脉、膀胱经和胆经由前向后顺序进行梳头样的操作，也可采用散射式刮法，即以百会为中心向四周刮。

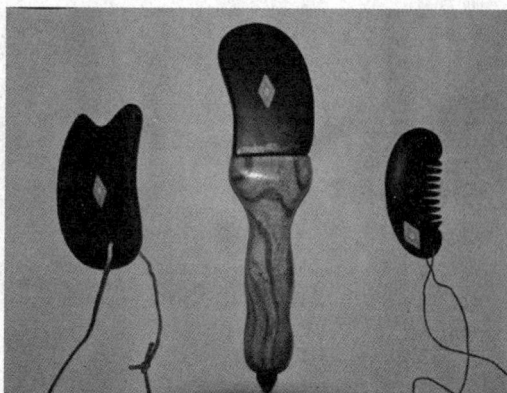

板形砭具：砭板（左），砭镰（中），梳形砭板（右）

②摩擦法

使用砭具的平面如砭镰或砭板的侧面接触皮肤，然后做快速的直线往返运动（擦法）或环转移动（摩法），使砭具产生大量而多频的超声波脉冲，从而发挥砭石的独特物理性能。摩擦法对组织的作用力较小，适用于组织急性损伤、疼痛较重拒按情况下的行气活血、消肿止痛，当擦法使用一段时间受术者不感觉疼痛时，可适当增大砭具与皮肤的夹角，逐渐加大作用力度。

（2）摆动类手法

①揉法

使用砭具的弧面在体表摆动按揉，可用椭圆砭石对肢体和躯干进行大面积的移动揉压，用 T 型砭锥的指型头或砭镰的头部对足部、腕踝等细小肢体部位进行揉压。除直线运动外，还可以做旋转、前后摆动等运动，力度由轻到重，方向以纵向循经为宜，具有放松肌肉、活血祛瘀、行气导滞、消肿止痛的作用。

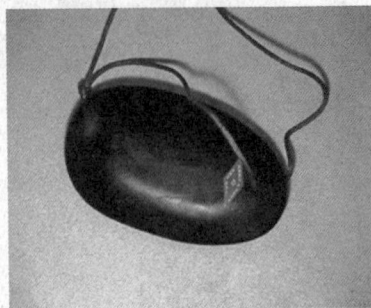

椭圆砭石

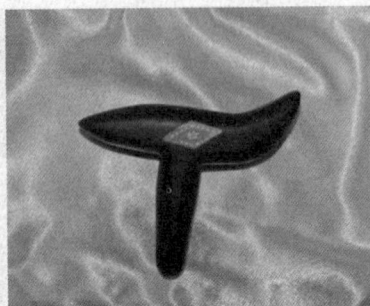

T 型砭锥

②缠法

用砭具的尖端如锥形砭具的尖端或板类砭具的角和尾锥抵住穴位或痛点，做高频往复摆动。该法可用于除头面及骨骼显露处以外的各穴位及痛点，具有行经气、活血脉、散瘀滞、止疼痛的作用。

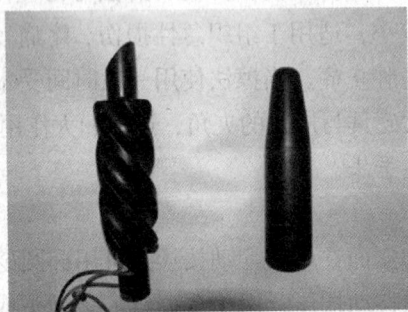

锥形砭具：砭擀指（左），砭锥（右）

③擦法

使用棒状砭具如砭棒、砭擀指和砭锥在体表做往返滚动，多用于肩背腰臀及四肢各部肌肉丰厚的部位，具有舒筋活血、滑利关节、缓解肌肉韧带痉挛等作用。

④划法

使用板型砭具的侧棱或锥型砭具的尖沿经脉或肌肉的缝隙方向缓慢地划动，对某些粘连的间隙，可进行反复划动。常用于四肢和躯干部，可扩大经脉组织间隙，达到化结通脉的作用。

⑤拨动法

用砭板、砭镰或砭擀指的锐边在肌腱或结节处沿垂直于肌肉的方向进行往返拨动，多应用于肌肉筋腱或结节性病变（经筋病），是针对较浅层组织的一种解结法。

（3）挤压类手法

①点法

使用锥形砭具（砭锥、砭擀指）或板类砭具的角和尾锥对相关穴位或病变局部施以压力，其力度由轻到重，以不刺破皮肤，能够耐受为度，尽量出现酸、麻、胀的感觉。锥度较小（钝）的锥形尖端用于肌肉丰厚的臀部、大腿、肩头等处，锥度较大（尖）的尖端用于肌肉较薄的肢体、手足头面部。该法可起到类似针刺的调节作用，常用于禁刺部位、小儿惧针和晕针的情况。

②按法

使用砭具的平面如椭圆砭石的弧状侧面、砭砧的平面和砭板的侧面置于体表，用单手或双手加以压力，多用于腰背及腿部，可放松肌肉、开通闭塞、活血止痛。

③振法

在用砭石按压体表的同时，进行高频率的振动，可调和气血、祛瘀消积、愉悦精神。

④拿法

使用椭圆砭石或砭板对肌肉做捏拿动作，主要用于四肢肌肉，可舒筋活血、放松肌肉。

（4）叩击类手法

①拍法

使用砭镰、砭尺或砭砧有节奏地拍击身体的相应部位。砭镰的平面要尽量与皮肤平行，不要只用砭镰的前端接触皮肤，在接触皮肤后的瞬间，操作者停止用力并放松，使被拍击的组织有一个回弹，频率可以因部位、体质而异。该法主要作用于肌肉丰厚处，具有疏通经络的作用。

②叩法

用砭镰的头部或椭圆砭石的短弧边叩击穴位，此法可对穴位产生较大的力学刺激作用，以产生"酸、麻、胀"的得气感为佳，注意不要用力过猛，以免损伤软组织，频率可以因部位、体质而异。使用砭石对相应的穴位进行叩击，叩击力度以受术者感到酸胀等类似得气的舒适感为宜，主要用于肌肉丰厚处的穴位，对其产生刺激作用。

③剁法

使用砭镰或砭板的凸棱（薄刃）或凹棱（厚刃）击打身体部位。凸棱的力度较大，可用于肌肉丰厚及不敏感的部位；厚刃部力度较小，可用于皮肤较薄、骨头凸起的周边和弧度较大的身体部位，频率可以因部位、体质而异。该法主要用于肌肉丰厚的肩头、大腿等处，可放松肌肉、活跃气血。

（5）理疗类方法

①温法

使用砭块，先将砭块放入约70℃的热水里几分钟，然后拿出来擦干，放于患处或经脉部分。如果感觉很热，可以先垫一个毛巾，待温度有所下降时再拿走。砭块的特点是面积较大，可以对多条经脉同时进行治疗。由于体积较大，虽然温度可以维持较长的时间，但总趋势是不断降低的。砭块由于体积较大，只适合做固定部位的温法，不适合于做带运动的熨法。该法具有温经通络、祛寒散邪的作用。

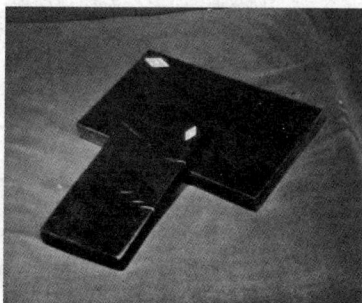

砭块（用于温法）

②清凉法

将砭石放在冷水或冰箱中适当降温，然后放置于患者发热的部位，此法有助于吸收人体内多余的热量，用于清镇退热。

③感应法

将不同形状的砭石置于人体体表的不同部位，利用人体自身的热量加热砭石，使砭石发射一定的远红外能量，并进一步使体表感应增温，达到对人体气血的调节作用。

④电热砭石温熨法

在砭石的内部或一面增加电加热元件和温度传感装置，并连接到相应的加热控温仪上，使砭石的温度达到超过人体体温的较高温度，并保持恒温和控温，以使砭石释放更多的热能和远红外能量，并实现更长时间的物理治疗。该法主要用于风、寒、湿引起的痹证疼痛治疗及补充人体的元阳之气。其中 A 型电热砭石为长方体，其大小便于持握，有一个弧形边和一个球形角。主要用于砭石的熨法（热加运动），可进行刮、拍、点、摩擦等常规砭石手法，也可放在颈部、腘窝、丹田等部位做温法，补充元阳之气。B 型电热砭石接近方形，体积较大，主要用于温法，特别适合于对表面大而平坦的人体部位进行治疗，如肩部、腰骶部和膝部的寒痹疼痛，也可做一定的手法操作，如压法。C型电热砭石其面积与艾灸的加热面积接近，可放置于穴位处做类似的灸疗，也可在面部施行小范围的摩擦手法，改善局部微循环，美容保健。

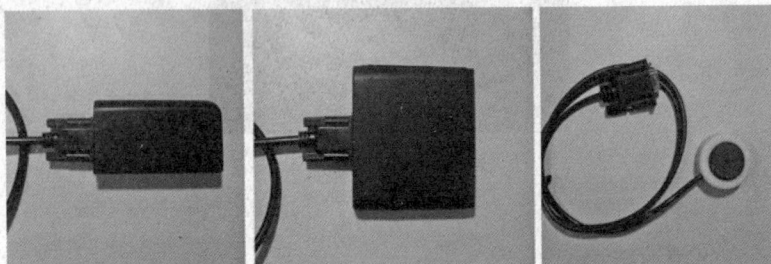

电热砭石及三种规格举例（左 A 型，中 B 型，右 C 型）

6. 砭石治疗时间

砭石手法治疗时间一般每次 20～30 分钟，电热砭石温法在达到设定温度后，可继续治疗 30～60 分钟，每日或间日一次。

7. 砭石的禁忌证与注意事项

①面部有痤疮者，不要用刮法。

②使用拍法和叩法时，力量不要太大，着力点要浅，次数勿多，以防止软组织损伤。

③在颈部的侧面进行点揉按压时要注意此处的颈动脉，不可持续按压。

④使用电热砭石仪时，仪器的温度要从 39℃ 逐步向上加温度，并询问受试者的感觉，不要直接使用较高的温度作用于人体。

⑤注意砭具不要与硬物碰撞，不要摔落到硬地上。

⑥使用砭具操作前，应检查砭具边缘有无破损、裂痕，以免划伤皮肤，不合格的砭具不能使用。

⑦皮肤病患者使用的砭具应保证专人专用。

⑧不宜使用砭石的情况包括：某些感染性疾病或急性传染病，如丹毒、骨髓炎、急性肝炎、肺结核；有出血倾向者，如血友病或外伤出血者；手法操作区域有烫伤、皮肤病或化脓性感染的病人；急性脊柱损伤诊断不明者或者不稳定性脊柱骨折及脊柱重度滑脱的病人；肌腱或韧带完全或部分断裂的病人。

⑨妊娠妇女的腰骶部、臀部和腹部在怀孕前3个月和后3个月禁忌砭石疗法。

⑩凡遇过饱、过饥、醉酒、大怒、大惊、疲劳过度、精神紧张等情况，不宜立即使用砭石。

8. 实施砭石过程中可能出现的不良反应及处理

（1）不良反应

实施砭石过程中可能出现烫伤、皮肤破损等不良反应。

（2）处理措施

①使用砭石温熨方法如出现一度烫伤（局部红肿），应将创面放入冷水中浸洗半小时，再用麻油、菜油涂擦创面。如出现二度烫伤（有水泡），大水泡可用消毒针刺破水泡边缘放水，涂上烫伤膏后包扎，松紧要适度。

②若用力不当致皮肤破损，应做局部消毒处理，无菌纱布敷贴，破损较轻也可局部涂敷红药水，并避免在伤处操作，预防感染。

五、常用砭具类型及功能使用方法

砭石学术自古即受到医家重视，《素问·宝命全形论》说："一曰治神、二曰知养身、三曰知毒药为真、四曰制砭石小大、五曰知腑脏血气之诊。"对于砭石学术提出了丰富而精辟的论述，就是制作大小不同的砭石工具，从而适应纷繁芜杂的中医临床情况。通过不断创新，砭石工具的创新已经林林总总，极大地丰富了砭石的临床使用，日益发挥着重要作用。仅举常用砭石工具加以说明，以便读者更好的使用。

1. 砭板

多功能刮痧板：是一种常用砭石工具。在砭石疗法中使用最多，能刮、拍、推、擦、点、揉，还能做面部美容。砭石刮板刮擦手背一次的平均超声波脉冲为 3698 次，频率范围 20～2000kHz，而普通的水牛角板只有 353 次，20～200kHZ，相差 10 倍。刮痧通过刺激人体的相关经络、穴位，从而达到活血化瘀、疏通经络、行气止痛、清热解毒、健脾和胃、强身健体的目的。是一种传统的绿色疗法，能改善人体血液循环，促进新陈代谢，增强人体免疫功能，刮痧板是一种治病防病的非药物无损伤的自然健康疗法。

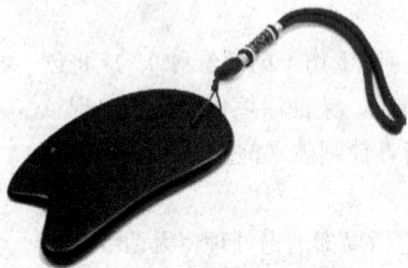

（1）规格

长 10cm，宽 5cm。

（2）使用方法

①板头：用以刮擦颈项、腋窝、掌心、足心部。

②钝凹边：用以刮颈项、头部、四肢和胁肋处。

③弓背：用以刮背部、胸脘腹部、四肢、头部等。

砭板

④钝尾：对人体腧穴施以点压法，对人体经脉施以划法。

⑤尖尾：对人体腧穴施以点刺法。

⑥尾中凹：用以刮指、趾、耳郭等部位。

⑦小孔可以穿绳。

⑧阔面用以实施熨法、擦法、守法。

使用方法详解一

在刮痧时，刮痧板应与人体皮肤呈 60°或 90°角，刮痧板在刮拭时先涂抹介质，再以施术部位为中心，并尽量向外周扩大其范围。

使用方法详解二

在使用刮痧板时，其手法操作关键在于力度与速度的掌握和控制。重了，可能会造成局部皮肤破溃；轻了，则达不到效果。"重而不板，轻而不浮"是对力度的要求。在刮痧时，要不停地询问病人的主观感受，并注意观察局部皮肤的情况。"快而不滑，慢而不滞"是对速度的要求。速度过快则不能渗透；速度过慢则达不到效果。

使用方法详解三

也就是在进行刮痧操作时，应当注意的一些事项。比如一定要先在施术部位涂抹一定量的介质后进行。这样不仅可以减少刮板与皮肤的摩擦，降低对皮肤的损害，而且可以增强渗透力，加大治疗功效。对于某些血液疾病，传染性疾病、脏器严重受损等特殊情况的病人不应使用刮痧疗法，或在医生严格指导下进行。刮痧出痧后 30 分钟以内忌洗凉水澡，刮痧出痧后最好饮 1 杯温开水（最好为淡糖盐水），并休息 15～20 分钟。

2. 砭镰

（1）规格

砭镰长 8cm、宽 5cm；手柄：长约 15cm；尾锥：长 1cm。

（2）使用方法

①拍法：握住手柄，挥动砭镰，用砭镰侧部拍击身体部位。拍法是新砭镰的主要手法，它利用泗滨浮石独特的超声波特性，在拍击时，通过震动产生超声波作用于人体穴位深部，可产生类似针刺得气的痛、麻、胀感，是一种无损伤的家庭针刺替代方法。

②叩法：握住手柄，挥动砭镰，

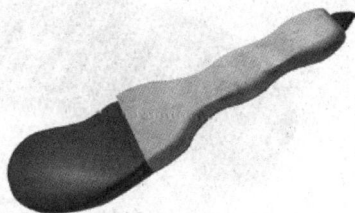

砭镰

用砭镰弯曲的弧形头部叩击穴位。

③剁法：握住手柄，挥动砭镰，用砭镰的薄刃部或厚刃部击打身体部位。薄刃的力度较大，可用于肌肉丰厚及不敏感的部位；厚刃部力度较小，可用于皮肤较薄、骨头凸起、弧度较大的身体部位。

④刮法：握住手柄，用砭镰的薄刃或厚刃接触皮肤，沿砭镰的垂直方向推动砭镰，用薄刃刮力度较大，刺激较强，用厚刃刮力度较小，但厚刃的马鞍形曲面接触皮肤时感觉比较柔和，适合于皮肉较厚的地方。

⑤刺法：握住手柄，用砭镰的尾锥压迫穴位，并维持一段时间的静力压迫。

⑥划法：握住手柄，用砭镰的薄刃或头部顶住皮肤，然后沿平行于砭镰的方向划动。

⑦擦法：握住手柄，用砭镰的整个侧部基本平行地接触皮肤，然后快速地往返运动。

⑧点揉：用砭镰头部抵住身体，然后做前后左右的摆动或往返旋转，与用手按揉的方式相似。

3. 砭梳

（1）规格

梳体分梳背及梳齿两部分，梳背有砭板的功效，梳齿用于头部保健。

（2）使用方法

使用砭梳梳头对失眠多梦、神经衰弱均有疗效，同时改善毛发生长，促进发色转黑。砭梳具有携带方便、操作容易、行之有效的特点。随身佩带，放置于经脉穴位之上，即有明

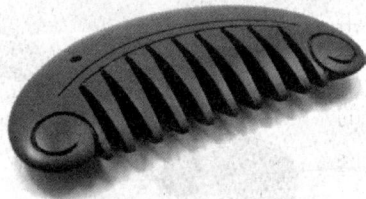
砭梳

显的通脉调气、补益阳气之效；摩擦、拍打身体不适之处，可体会到病痛退却而精神回复的健康快感！既免除药物的毒副作用，又节省医药费，使用愈久，获益愈多。临床应用：砭梳可改善颅脑缺氧状态，促进血液循环，治疗充血性脑血管性疾病。如高血压、充血性偏头痛等。

4. 砭锥

（1）规格

多成 T 字形，T 字形上端为手握把。

（2）使用方法

主要用于砭术十六法中的感、刮、压、刺、叩、振、擦、揉、划法。是养生保健最为常用的器具。

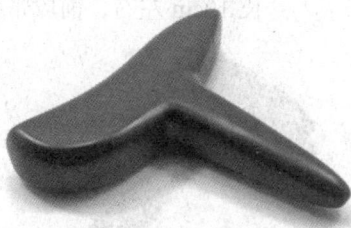

砭锥

5. 砭铲

（1）规格

长 10cm、前宽 7cm、后宽 2cm。

（2）使用方法

铲形佩可佩带于胸前，通过感法达到对心、肺的保健作用，同时，又可拿在手中刺激身上的特定穴位或部位，这一点与锥形佩类似，但由于铲形佩独特的形状设计，它较之锥形佩又增加了剁法、擦法等手法（锥形佩只能做点法、揉法），且手持更加容易，操作更加方便。使用铲形佩保健，除感法外，基本手法包括：

①擦法：用较宽的铲缘在体表做来回、快频率的擦法，以舒适、温热为度。

②刮法：与擦法相似，但频率更慢

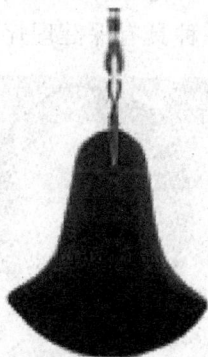

砭铲

101

而力度较大。

③推法：与刮法相比，力度更大而频率更慢。

④揉法：用铲缘的边角点压穴位，或做有节律的揉动。

⑤剁法：用大指指面和食指侧缘夹持住铲形佩，适当用力敲剁体表。

6. 砭磙

（1）规格

长 10cm 左右，前段带有砭磙。

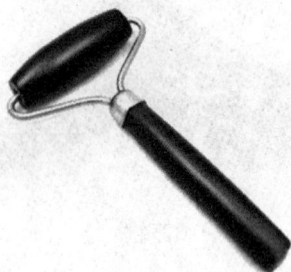

砭磙

（2）使用方法

直接作用于人体体表部位，施加一定的压力，并沿着经络方向进行滚动的一种方法。磙法作用强度比较缓和，面积比较大，有利于调和经络之气。磙法可广泛应用于全身。

使用美容磙在脸部磙动，有很好的祛斑疗效。

7. 砭石腰带

（1）规格

砭石腰带，又称砭石带、砭石护腰，属于保健用品领域，是一种具有保健理疗功效的砭石带。包括束带、砭石，其束带的前带和／或后带上设置有至少一块砭石。

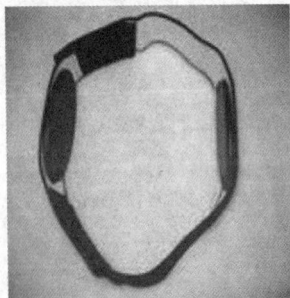

砭石腰带

（2）使用方法

将砭石腰带前片放在神厥穴（肚脐），此部位对消化系统功能有很强的促进作用，将砭石腰带后片放在命门和两个肾俞穴，对肾经和肾气有疏浚和滋补作用，故对软组织损伤、腰椎间盘突出所引起的疼痛均有止痛、消炎功能。

8. 砭石火罐

（1）规格

型号分为大、中、小3种。

（2）使用方法

用纱布绕在铁丝的一端，制成酒精火焰棒，蘸以适量酒精点燃，左手拿罐，罐口斜向上，右手将火焰迅速送入罐内，快进，快出，快扣于皮肤上。

功效：砭石火罐由纯正泗滨砭石制作而成，做工精细，质量上乘。其主要用于拔罐使用。通常，养生馆、足疗店、美容院可以运用砭石火罐开展砭石罐疗项目，利用砭石火罐减肥、排毒等，亦可个人购买，在家使用。

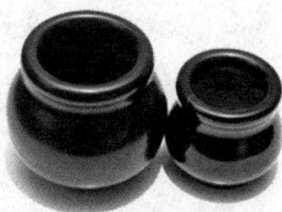

砭石火罐

9. 砭珠

（1）规格

通常为直径 0.6cm、0.8 cm、1.0 cm、1.2 cm、1.4 cm、1.6 cm 的圆珠，1.2 cm 以下的可以做成项链或足链，1.2 cm 或者以上大小的砭珠可以做成手链。

（2）使用方法

戴砭石项链对治疗慢性咽喉炎和甲亢（甲状腺功能亢进症）有一定疗效。

长期戴砭石项链，可使咽喉炎患者的咳嗽减轻，甚至完全停止。经常佩戴的人，不易患咽喉炎。

长期佩戴砭石项链，可以缓解脑震荡后遗症造成的脾气暴躁，改善脾气怪

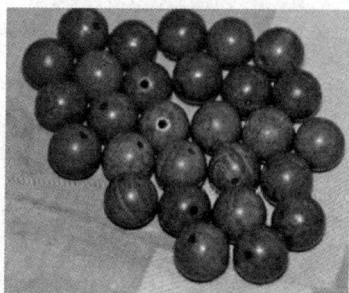

砭珠

僻者喜怒无常的症状。

佩戴砭石项链，具有镇静安神的作用，可以使心脏病患者的高血压有所缓解，心跳恢复正常，眩晕亦可逐渐消失。

长期佩戴砭石项链，可以让人们在工作、学习和休闲的同时有效地防治颈椎疾病及因颈椎病引起的各种病痛。

砭石手、足链具有改善末梢微循环作用。长期佩戴可以防治腱鞘炎、足跟痛、慢性腕、踝关节炎等多种四末疾病。

第四章
临 证 精 粹

　　本章按内科、妇科、皮外科、五官科、骨伤科系统，分别选录45种常见病的中医治疗医案。文章虽有长短，但内容丰富、翔实，体现了谷世喆教授临床针药结合治病的特色，对临床医生颇有参考价值。

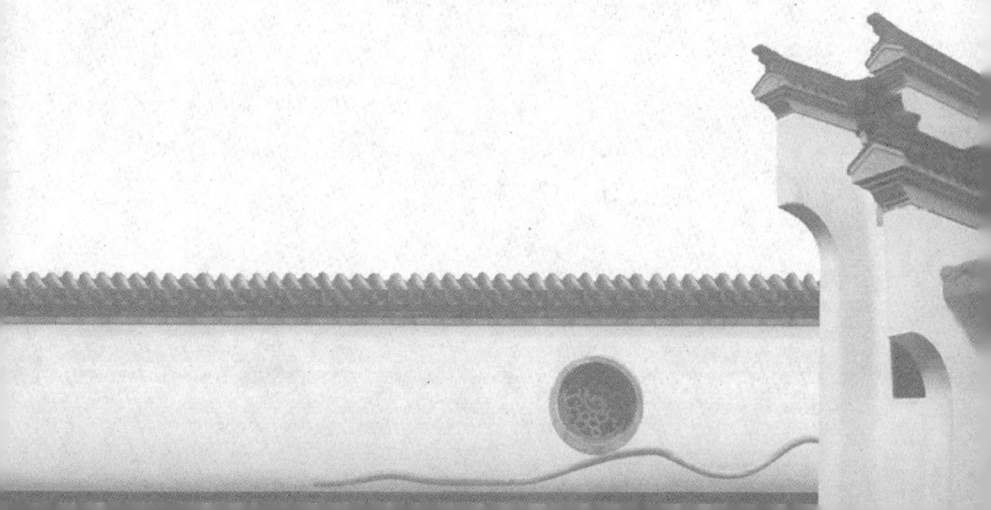

一、内科病例

1. 眩晕

眩晕是一种临床症状。引起眩晕的疾病很多，除耳鼻咽喉科疾病外，还涉及内科及骨科的疾病。谷老师认为，眩晕多为肝所主，《素问·至真要大论》云"诸风掉眩，皆属于肝"。同时与血虚、痰阻、髓海不足等多种因素有关。故治疗大法宜随证而立：肝阳上亢证，平肝潜阳，清火息风；气血亏虚证，补益气血，调养心脾；肾精不足证，滋养肝肾，益精填髓；痰湿中阻证，化痰祛湿，健脾和胃。

针灸基础方：百会、风池、太阳、内关、悬钟、足三里、三阴交。肝阳上亢加太冲；气血亏虚加太溪、中脘；肾精不足加关元、太溪；痰湿中阻加丰隆、中脘。

中药处方：肝阳上亢证：天麻、金银花、钩藤、夏枯草、杜仲、龙骨、牡蛎等加减。气血亏虚证：党参、白术、黄芪、当归、大枣、远志、何首乌等加减。肾精不足证：熟地黄、山萸肉、山药、杜仲、枸杞子、牛膝、菟丝子等加减。痰湿中阻证：半夏、白术、天麻、蚕砂、茯苓、陈皮等加减。

方义：①针灸：眩晕病位在脑，脑为髓之海，无论病因为何，其病机皆为髓海不宁。故治疗首选位于巅顶之百会穴，《胜玉歌》说"头痛眩晕百会好"，因本穴入络于脑，可清头目，止眩晕；风池、太阳均位于头部，近部取穴，疏调头部气机；悬钟乃髓之会穴，充养髓海，为止晕要穴；内关、足三里、三阴交可健脾和中；太冲为肝经原穴，疏肝理气，平降肝阳；三阴交为足三阴经交会穴，调补脾肝肾；中脘、丰隆可除湿化痰；太溪为肾经原穴，可补益肾气。②方药：潼白蒺藜、牛膝、杜仲以滋养肝肾；龙骨、牡蛎以镇肝息风；夏枯草、金银花可清肝泄热；清半夏、陈皮、菖蒲可化痰开窍；黄芪、党参、大枣益气生血养血，白术补气健脾；白芍、当归、川芎补血养血、活血调经；熟地黄补血滋阴；陈皮、柴胡理气通络；制何首乌补益精血。

病案举例

病案 1

张某，女，40 岁。2011 年 3 月 14 日初诊。

主诉：头目眩晕 3 年。

现病史：测血压 200/140mmHg，口服降压药，控制血压在 130/80mmHg。近半年来心中烦热，夜眠不宁。月经规律，二便可。舌红，苔薄黄，脉弦细。

既往史：高血压。

诊断：眩晕。

证型：肝肾阴虚，肝阳上亢。

治法：平肝潜阳，滋养肝肾。

①中药处方

郁　金 10g	菖　蒲 12g	牛　膝 15g	何首乌 15g
桑寄生 15g	川　芎 10g	稀莶草 15g	夏枯草 10g
赤　芍 10g	白　芍 10g	代赭石 30g	玄　参 10g
茯　苓 10g	地　龙 10g	琥　珀 1 支（冲）	

7 剂，水煎服，日 1 剂，分 2 次服。

②针灸处方

百会、安眠、太阳、风池、合谷、足三里、三阴交、太溪、太冲。

留针 30 分钟，隔日 1 次，共 10 次。

二诊：2011 年 3 月 28 日。药后血压略平（123/75mmHg），面色较红，脉弦细而数，治以平降为主。

①中药处方

潼白蒺藜 10g　牛　膝 15g　杜　仲 15g　夏枯草 12g

清半夏 10g   陈　皮 10g   豨莶草 15g   生龙骨 50g

生牡蛎 50g   菖　蒲 10g   磁　石 50g（先煎）

谷精草 12g   金银花 20g   密蒙花 12g

②针灸处方

百会、太阳、风池、合谷、三阴交、太溪、太冲。

三诊：2011 年 4 月 12 日。患者眩晕感较前明显减轻，自觉脾气变好，二便正常，脉微弦细，谷老师继予守方加减，巩固疗效。

按语： 谷老师认为，眩晕一证在临床较为多见，其病变以虚实夹杂为主，其中因肝肾阴亏、肝阳上亢而导致的眩晕最为常见，此型眩晕若肝阳暴亢，阳亢化风，可夹痰夹火，窜走经隧，病人可出现眩晕头涨，面赤头痛，肢麻震颤，应当警惕有中风的可能。必须严密监测血压、神志、肢体肌力、感觉等方面的变化，以防止病情突变。

病案 2

李某，女，60 岁。2008 年 4 月 16 日初诊。

主诉：半年前头晕而重如蒙。

现病史：胸闷，恶心，纳差，寐可，二便可。舌苔白厚，脉弦滑。

既往史：无。

诊断：眩晕。

证型：痰浊上蒙。

治法：健脾除湿，化痰通络。

针灸处方：百会、风池、悬钟、内关、足三里、关元。

留针 30 分钟，隔日 1 次，共 7 次。

针灸治疗 2 次后胸闷、恶心减轻，但眩晕偶有发作，但间隔时间延长，且症状减轻。因痰浊上蒙清窍日久，健脾除湿是关键，加中脘、丰隆。同时嘱患者平日以清淡饮食为主，少食油腻厚味之品，以免加重痰湿。连治1个月遂愈，观察年余未再复发。

按语： 眩晕病位在脑，脑为髓之海，无论病因为何，其病机皆为髓海不宁。故治疗首选位于巅顶之百会穴，因本穴入络于脑，可清头目，止眩晕；风池、太阳均位于头部，近部取穴，与百会共同疏调头气街之气机；悬钟乃髓之会穴，充养髓海，为止晕要穴；中脘为胃之募穴，"腑会中脘"，此穴具有健脾消积、理气和胃之效。《十四经要穴主治歌》说："中脘主治脾胃伤，兼治脾痛疟痰晕，痞满翻胃尽安康。"同时，加内关、足三里、丰隆，共奏健脾和中、除湿化痰之效。

2. 卒中后遗症

中风是以突然昏倒、意识不清、口渴、言謇、偏瘫为主症的一种疾病。它包括现代医学的脑出血、脑血栓、脑栓塞、短暂脑缺血发作等病，是死亡率较高的疾病。卒中后遗症是指中风发病6个月以后，仍遗留程度不同的偏瘫、麻木、言语謇涩不利、口舌歪斜、痴呆等。对于卒中后遗症，必须抓紧时间积极治疗。谷老师认为，不管因何种原因所致中风之后，脏腑必虚损，功能失调，病邪稽留日久，正气必定耗损，其中尤其以气虚、肝肾阴虚、心脾虚突出。因此，在临床上治疗这类疾病，谷老师常用补气活血通络之法，方用补阳还五汤加味，取穴百会、印堂、人中、风池、合谷、足三里、三阴交、太冲、太溪、丰隆，同时选取偏瘫侧肢体所在的局部穴位治疗。

方药： 炙黄芪、川芎、地龙、桃仁补气活血通络；桑枝、全蝎、牛膝通经活络；茯苓、清半夏健脾化痰。

针灸： 百会、印堂、人中均为督脉要穴，可调脑神通脑络；风池为胆经穴，可疏通肝胆经络之气血，平肝息风，清肝泻胆；合谷、丰隆化痰息风；足三里疏通肢体经络；三阴交、太溪滋补肝肾；太冲为肝经原穴；上肢不遂则取曲池、手三里、合谷；下肢不遂则取阳陵泉、绝骨、昆仑；三阴交为足三阴经交会穴，可滋补肝肾；足下垂以解溪、昆仑、丘墟、太溪疏通局部经络。

病案举例

病案1

骆某，男，49岁。2011年6月3日初诊。

主诉：中风左侧偏瘫1年。

现病史：1年前突发脑梗，血压高（160/90mmHg），之前未服用西药降压，2年前曾实施心脏搭桥手术。刻下左半身麻木无力、语言艰涩，心率正常，脉沉弱，舌尖红。

既往史：高血压，心脏搭桥术后。

诊断：卒中后遗症。

证型：气虚血瘀。

治法：补气活血通络。

①中药处方

桑 枝 12g	川 芎 10g	熟地黄 12g	当 归 10g
赤 芍 10g	白 芍 10g	炙黄芪 40g	炒白术 10g
丹 参 30g	桃 仁 10g	红 花 10g	全 蝎 10g
地 龙 10g	菖 蒲 12g	莲子心 6g	

7剂，水煎服，日1剂，分2次服。

②针灸处方

合谷、外关、手三里、臂臑、肩髃、廉泉、天枢、气海、阳陵泉、三阴交、太冲、太溪。

留针30分钟，隔日1次，共10次。

二诊：2011年6月15日。症状有进步，肢体麻木感较前略有减轻，血压控制可。

①中药处方

| 桑 枝 12g | 川 芎 10g | 炙黄芪 40g | 熟地黄 20g |
| 当 归 10g | 桃 仁 10g | 红 花 10g | 丹 参 30g |

全　蝎10g　　地　龙12g　　赤　芍10g　　白　芍10g

菖　蒲15g　　醋柴胡10g　　豨莶草12g

7剂，水煎服。

②针灸处方

人中、风池、合谷、廉泉、太溪、曲池、手三里、阳陵泉、绝骨、三阴交、昆仑。

三诊：2011年6月26日。脑梗后遗症，身体左手肌力略升，语言恢复较快。

①中药处方

桑　枝12g　　川　芎10g　　炙黄芪40g　　熟地黄12g

当　归10g　　桃　仁10g　　红　花10g　　地　龙10g

牛　膝20g　　豨莶草15g　　菖　蒲12g　　丹　参15g

生龙骨30g（先煎）　　　　生牡蛎30g（先煎）

全　蝎10g　　炙甘草10g

14剂，水煎服。

②针灸处方

取穴基本不变。

四诊：2011年7月13日。左上肢肌张力Ⅲ级，血压、血糖均可，但心率80次/分，血压143/80mmHg。

①中药处方

炙黄芪40g　　丹　参30g　　桑　枝12g　　熟地黄12g

赤　芍10g　　白　芍10g　　川　芎10g　　桃　仁10g

红　花10g　　地　龙10g　　豨莶草15g　　郁　金10g

菖　蒲12g　　全　蝎10g　　牛　膝20g　　茯　苓10g

珍珠母30g（先煎）

14剂，水煎服。

②针灸处方

印堂、风池、内关、曲池、手三里、膻中、太溪、太冲、阳陵泉、绝骨、三阴交、足三里。

五诊：2011 年 8 月 4 日。左下肢麻木感减轻，左下肢肌力提高，痰晨多，咳嗽，二便可。

①中药处方

炙黄芪 40g	川 芎 10g	桑 枝 12g	法半夏 10g
化橘红 10g	龙胆草 30g	茯 苓 10g	全 蝎 10g
蜈 蚣 1 条	黄 芩 10g	炙甘草 10g	菖 蒲 10g

14 剂，水煎服。

②针灸处方

风池、外关、合谷、曲池、手三里、中脘、阳陵泉、三阴交、足三里、丰隆。

六诊：2011 年 9 月 3 日。诸症可，可手持拐杖慢慢行走。谷老师继予守方加减，巩固疗效。

①中药处方

桑 枝 6g	桂 枝 6g	川 芎 10g	当 归 10g
赤 芍 10g	白 芍 10g	辛 夷 12g	苍 术 10g
白 术 10g	地 龙 10g	牛 膝 20g	鸡血藤 30g
海风藤 30g	独 活 10g	防 己 10g	

血 竭 3g（分吞）

②针灸

风池、合谷、曲池、手三里、廉泉、足三里、阳陵泉、绝骨、三阴交、丰隆、太冲。

按语：患者中风后半身偏瘫，病位在心脑，与肝肾密切相关。针灸与药物治疗并进，可以提高疗效。药物治疗根据病情可采用标本兼顾或先标后本等治法。治标宜搜风化痰，通络行瘀。肝阳偏亢者，可采用平肝潜阳法。治本宜补益气血，滋养肝肾。本例从病程看已 1 年余，由于辨证明确，针药结合，补气通络，养肝柔筋，经数次治疗取效。

病案 2

刘某，女，48 岁。2011 年 7 月 20 日初诊。

主诉：中风后左下肢活动困难，足下垂，无力 1 年余。

现病史：11 年前曾患中风，刻下左下肢活动困难，左足下垂，无力。舌苔薄白，脉沉缓。

既往史：Ⅲ度房室传导阻滞，已安起搏器。

诊断：卒中后遗症。

证型：风痰阻络。

治法：调神通络，行气活血。

针灸处方：①百会、印堂、安眠、合谷、率谷透天冲、足三里、三阴交、太冲、太溪。②百会、丰隆、解溪、丘墟、昆仑、阳陵泉。

每周 3 次，每次取穴 1 组，每次留针 30 分钟。

针灸 10 次后，患者自觉左下肢活动较前松快，沉重感减轻。针灸 40 余次后，左下肢较前有力，不依拐杖也能慢慢行走，走路时仍有轻微外展外旋和足下垂。患者家属颇感满意。

按语：百会、印堂均为督脉要穴，可调脑神通脑络；率谷透天冲（健侧）提插捻转 120 次 / 分，运动疗法同时活动左侧下肢，意在醒脑开窍；合谷、丰隆化痰息风；足三里疏通肢体经络；三阴交滋补肝肾；太冲镇肝潜阳；足下垂以解溪、昆仑、丘墟、太溪疏通局部经络。

3. 面瘫

面神经麻痹，中医称为"面瘫"，俗称口眼歪斜。谷老师认为，本病多由于络脉空虚，风寒风热乘虚侵袭面部筋脉，致气血阻滞，肌肉纵缓不收而成。《黄帝内经》曰："足阳明之筋……其病……卒口僻，急着目不合，热则筋纵，目不开。颊筋有寒，则急引颊移口；有热则筋弛纵缓，不胜收故僻。"在收集的谷老师的 40 例面瘫病例中，风寒证有 28 例，占 70%，风热证有 12 例，占 30%。对 40 例面瘫病人共 210 个针刺处方的前 18 位取穴频次进行统计如下：

面瘫病人针刺处方取穴频次

编号	穴位	频次	编号	穴位	频次
1	阳白	199	10	外关	128
2	地仓	188	11	风池	109
3	颊车	176	12	人中	98
4	四白	165	13	头维	89
5	合谷	163	14	颔厌	87
6	牵正	159	15	下关	67
7	太阳	158	16	颧髎	66
8	太冲	154	17	承浆	58
9	翳风	149	18	攒竹	53

可见，谷世喆教授治疗面瘫主穴：阳白、地仓、颊车、四白、合谷、牵正、太阳、太冲，风寒证加用风池、下关、颧髎、承浆、攒竹，风热证加用翳风、外关、人中、头维、颔厌、下关。

谷老师认为，面神经麻痹多由于人体正气不足加之外感风寒引起。而艾灸治疗不但可以补充人体的正气，而且可以温经通络，使气血顺畅，正气足则邪气去。因此，使用艾灸疗法配合针刺来治疗面瘫，可取得较好效果。

病案举例

龚某，女，66 岁。2009 年 3 月 1 日初诊。

主诉：右侧口眼歪斜 3 个月。

现病史：3 个月前感寒后右口眼歪斜，右眼闭合不全，右侧额纹消失，右口角流涎，鼓腮右侧漏气，右侧颊部存食，经西医诊为面神经炎，患者诉右耳乳突部疼痛，予激素及营养神经治疗，1周后疼痛消失，口眼歪斜未见好转，行中医针灸治疗未效，舌红，苔白腻，脉弦细。

查体：右侧额纹消失，口角左偏，右侧口角鼓腮漏气。

辅助检查：无特殊。

中医诊断：面瘫。

证型：风寒阻络。

西医诊断：面神经麻痹。

治法：祛风散寒，通经活络。

针灸：牵正、颊车、人中、合谷、阳白、风池、翳风、颧髎、地仓、太溪、太冲、丰隆。

艾灸患侧面部上述穴位，使用仲景牌3年陈艾条，采用雀啄加回旋灸法配合治疗。

二诊：2009年3月8日。右侧可见额纹，口角左偏减轻，右口角仍鼓腮漏气，纳可，舌红苔黄，脉弦细，针刺取穴酌加减。

牵正、颊车、地仓、下关、合谷、阳白、太溪、太冲、丰隆、风池、翳风、四白。继续采用上述艾灸疗法以温经通络，祛风散寒。

三诊：2009年3月15日。右侧额纹明显好转，右眼可闭合，但尚乏力，右口角无流涎，口角仍左偏，舌红苔白，脉弦细，病情好转，继予针刺治疗。

牵正、阳白、下关、合谷、颧髎、地仓透颊车、风池、四白、足三里、太溪、太冲。艾灸患侧面部相应穴位。

四诊：2009年3月29日。额纹几乎对称，右眼闭合有力，口角稍左偏，无流涎及漏气，舌红苔白微腻，脉弦细，针刺取穴加丰隆，健侧牵正。

五诊：2009年4月8日。右侧口眼歪斜症状全部消失，嘱避风寒，忌生冷饮食，免劳累，调畅情志，返家。

按语：患者症状为典型的面神经麻痹，早期用激素及维生素治疗有一定作用。但风寒犹在，经络不通，非针刺不得治。辨证施治，除局部治疗外，加用太溪、太冲、丰隆，寓意深刻。寒凝气滞，气机不畅，血为气之母，血为阴，气为阳，运用太冲、太溪以疏理气机，滋阴行血，经脉畅通。寒性凝滞，阴液聚而生痰，故取丰隆化痰通络，促进症状好转。加用太冲是根据谷老师经验，从足厥阴肝经循颊里来考虑的。另外，艾灸疗法可以补充人体阳气，温经通络，故风寒自去，病情向愈。由此观之，一定要辨证论治，多种方法联合应用，方能取得更好疗效。病程较久宜加用健侧穴如牵正、风池等。

4. 面痛

谷世喆教授认为，风寒之邪袭于阳明经脉，寒性收引，凝滞经脉，血气痹阻；或风热病毒，浸淫面部，影响经脉气血运行均可致本病。《张氏医通》云："面痛……不能开口言语，手触之即痛，此是阳明经络受风毒，传入经络，血凝滞而不行。"

辨证：风寒证多有面部受寒因素，痛处遇寒则甚，得热则轻，鼻流清涕，苔白脉浮；风热证多在感冒发热之后，痛处有灼热感，流涎，目赤，流泪，舌苔腻浮黄，脉数。谷老师治法：疏通阳明、太阳、少阳经脉，针用泻法，寒证加灸。

处方：额部痛：攒竹、阳白、头维、率谷、后溪；上颌痛：四白、颧髎、上关、迎香、合谷；下颌痛：承浆、颊车、下关、翳风、内庭。

方义：本方以近部取穴为主，远部取穴为辅，旨在疏通面部经脉，祛寒清热，使气血调和，通则不痛，三组处方可单独使用，亦可综合运用。另外，谷老师还选用阿是穴，或在头面部点按若干穴位，当所按穴位使患者痛减，即在该穴针灸。手法轻重深浅一定要因人而异。

117

病案举例

彭某，男，79 岁。2009 年 1 月 15 日初诊。

主诉：右侧面颊部疼痛半年。

现病史：患者半年前觉右侧面颊部疼痛，呈发作性，每次约 5 分钟，放射状、刀割样疼痛，难以忍受，睡眠差，咽干咽痛，口渴，小便频，舌红干，苔黄腻，脉弦有力。

中医诊断：面痛。

证型：阴虚火旺。

西医诊断：三叉神经痛。

治法：滋阴降火。

①针灸处方

风池、合谷、大迎、翳风、廉泉、中渚、外关、关元、三阴交、太溪、行间、侠溪。

②中药处方

醋柴胡 10g	法半夏 10g	赤 芍 10g	白 芍 10g
黄 芩 12g	沙 参 12g	菖 蒲 10g	桔 梗 10g
生龙骨 50g（先煎）		生牡蛎 50g（先煎）	
茯 苓 10g	炙甘草 10g	大 枣 5枚	玄 参 12g

二诊：疼痛减轻，发作次数明显减少，夜间睡眠改善，口干渴缓解，舌红苔黄微腻，脉弦，取效明显，中药继服前方，针刺如下：廉泉、翳风、天窗、合谷、丰隆、三阴交、太溪、太冲。

三诊：疼痛明显减少，约 3 天发作 1 次，疼痛程度减轻，睡眠好，舌红苔白腻，脉弦，中药去桔梗，针刺上穴 10 次而愈。

按语：患者为典型的三叉神经痛，根据舌脉，辨为阴虚火旺，治以滋阴降火，取穴三阴交、太溪以滋阴，行间、侠溪以泻肝胆之火，配合局部取穴，疏通经络，患者症状大减，守方 1 个疗程而愈，由是观之，辨证准确乃取效的前提，所获甚丰。谷世喆教授诊治三叉神经痛强调找出病因，辨证治疗，常加虫类药，针药结合而有效。

5. 面抽

面抽，即西医的面神经痉挛。面肌痉挛常由于面神经麻痹继发而成，是针灸科门诊常见病。目前西医治疗多采用神经阻断疗法，单用中药难以取得疗效。谷世喆运用针灸结合中药的方法治疗本病，多有取效。谷老师认为，本病多因情志内伤，肝郁化火，灼伤肝阴，肝阴不足，筋脉失养，引肝风内动，致面部肌肉抽动。故治疗大法是疏肝解郁，滋阴养血，镇痉息风，针药并用。针灸治疗取穴，远近相配，主穴为太冲、阳陵泉、合谷、后溪、翳风、地仓、阳白、颧髎、四白、下关、太阳、太溪，以舒筋活络，柔筋止痉。中药内服：香附、白芍、当归、川芎、鸡血藤、潼白蒺藜、木瓜、伸筋草、何首乌、枸杞子、甘草，养血柔肝濡筋为主，可配蜈蚣1～2条。针药并用，消除顽症。

病案举例

杜某，男，46岁。2008年10月27日初诊。

主诉：右侧面肌抽动8年。

现病史：8年前受凉后始觉右侧面部不自主抽动，每每遇冷加重，秋冬季节发作频繁，伴右耳耳鸣，纳可，眠差，两肩疼痛，舌红苔白，脉弦。

既往史：否认高血压病史、糖尿病病史、冠心病病史。

中医诊断：面肌痉挛。

证型：寒邪闭阻，肝风内动。

西医诊断：面肌痉挛。

治法：息风止痉，通经活络。

①中药处方

白蒺藜15g	川芎10g	熟地黄12g	当归10g
红花10g	桃仁10g	白芷6g	赤芍10g

白　芍 10g　　天　冬 10g　　天　麻 12g　　法半夏 10g

茯　苓 10g　　僵　蚕 12g　　全　蝎 6g　　蜈　蚣 1 条

炙甘草 10g　　琥　珀 3g（冲）

②针灸处方

四白、人中、阳白、印堂、大迎、下关、太阳、率谷、合谷、太溪、太冲、风池。

二诊：2008 年 11 月 3 日。右侧面肌痉挛发作减少，每次 2～3 秒，舌红，边有齿痕，苔白，唇暗，脉弦细。

①中药处方

赤　芍 10g　　白　芍 10g　　炙甘草 10g　　白蒺藜 20g

生龙骨 10g　　生牡蛎 10g　　川　芎 12g　　独　活 12g

细　辛 3g　　防　风 10g　　茯　苓 10g　　牛　膝 15g

杜　仲 15g　　肉苁蓉 10g　　当　归 10g　　天　麻 10g

全　蝎 6g　　玄　胡 12g（打）　女贞子 10g　　旱莲草 10g

②针灸处方

阳白、太阳、下关、颊车、天窗、翳风、头维、率谷、百会、合谷、三阴交、太溪、太冲、足三里、上巨虚、阴陵泉、委中。

三诊：2008 年 11 月 12 日。患者右侧面肌痉挛明显好转，每日发作 1～2 次，每次 2 秒钟，舌红，苔白，脉弦细。

①中药处方

独　活 12g　　细　辛 3g　　防　风 10g　　川　芎 12g

赤　芍 10g　　白　芍 10g　　茯　苓 12g　　牛　膝 20g

杜　仲 20g　　肉苁蓉 10g　　生大黄 6g　　当　归 10g

天　麻 12g　　女贞子 10g　　旱莲草 10g　　白蒺藜 10g

全　蝎 6g　　僵　蚕 10g　　生龙骨 50g　　生牡蛎 50g

②针灸处方

阳白、太阳、颊车、天窗、翳风、头维、率谷、百会、合谷、三阴交、太溪、太冲、足三里、上巨虚、委中。

四诊：2008 年 11 月 19 日。患者面肌痉挛发作次数减少，2～3 天发作 1 次，怕冷明显好转，纳可，眠好转，舌红，苔白，脉弦细。患者诸症好转，继予守方加减，巩固疗效。

①中药处方

独 活 12g	细 辛 3g	防 风 10g	川 芎 12g
赤 芍 10g	白 芍 10g	茯 苓 12g	牛 膝 20g
杜 仲 20g	当 归 10g	天 麻 12g	女贞子 10g
旱莲草 10g	白蒺藜 10g	全 蝎 6g	僵 蚕 10g
生龙骨 50g	生牡蛎 50g		

②针灸处方

四白、太阳、阳白、颊车、翳风、头维、百会、合谷、三阴交、太溪、太冲、足三里、下关。

按语：《黄帝内经》曰："诸风掉眩，皆属于肝。"又曰："风为百病之长。"患者面肌痉挛日久，故考虑为外风侵袭，日久肝风内动，扰动经络，经络闭阻，故面肌痉挛，治疗上以息风止痉、通经活络、内风外风兼而治之，中药与针刺结合，取得良效。面肌痉挛常是继发于面瘫或面痛，治疗十分棘手，本例从病程看已 8 年余，由于辨证明确，针药结合，散风通络，养肝柔筋，经数次治疗取效。

6. 咳嗽

咳嗽是因外感六淫，脏腑内伤，影响于肺所致有声有痰之症。《素问病机气宜保命集》曰："咳谓无痰而有声，肺气伤而不清也；嗽是无声而有痰，脾湿动而为痰也。咳嗽谓有痰而有声，盖因伤于肺气动于脾湿，咳而为嗽也。"中医讲咳嗽不外乎外感与内伤两方面，若外邪犯肺，可根据风寒、风热、风燥之不同，而采用疏风止咳、清热止咳或润燥止咳之法；若脏腑内伤，累及于肺所致，则宜标本兼治。谷老师认为，治疗咳嗽有治上、治中、治下之区别。治上者，主要是直接针对咳嗽主病之脏——肺脏而施治，治以温宣、清肃两法。药物则辨用麻黄、防风、细辛之属，或苏子、杏仁、金银花之类。治中者，治脾胃，"脾为生痰之源，肺为储痰之器"，用健脾化痰和补脾养肺等法，脾肺功能恢复正常，痰湿自去。健脾化痰法适用于痰湿偏盛，标实为主，咳嗽痰多者，以二陈汤为主方；补脾养肺法适用于脾虚肺弱，脾肺两虚，咳嗽，神疲食少者，以三子养亲汤及六君子汤为主。治下者，指治肾，咳嗽日久，咳而气短，则可考虑用治肾之法，于止咳药中酌加补骨脂、五味子等益肾药。

病案举例

病案 1

杨某，男，26 岁。2011 年 4 月 18 日初诊。

主诉：咳嗽、痰黄 1 周，加重 3 天。

现病史：1 周前因受凉出现恶寒、鼻塞、咳嗽、咳少量白痰，3 天前咳嗽加重，痰黄稠量多，不易咳出，胸闷。舌质红，苔薄黄腻，脉滑数。

诊断：咳嗽。

证型：痰热郁肺证。

治法：清热化痰，肃肺止咳。

①中药处方

桑白皮 15g	黄　芩 10g	炒栀子 10g	知　母 10g
浙贝母 10g	瓜　蒌 10g	桔　梗 10g	茯　苓 10g
陈　皮 10g	炙甘草 10g		

7 剂，水煎服。

②针灸处方

迎香、外关、鱼际、合谷、中府、膻中、列缺、尺泽、足三里、丰隆。

留针 30 分钟，隔日 1 次。

二诊：2011 年 4 月 26 日。服药 1 周咳嗽基本痊愈，除偶感鼻塞外，余未见不适。

中药处方：

| 桑白皮 15g | 黄　芩 10g | 丝瓜络 10g | 郁　金 10g |
| 桔　梗 10g | 茯　苓 10g | 陈　皮 10g | 炙甘草 10g |

3 剂，水煎服。

按语：《医学入门·咳嗽》曰："新咳有痰者外感，随时解散；无痰者便是火热，只宜清之。久咳有痰者燥脾化痰，无痰者清金降火。盖外感久则郁热，内伤久则火炎，俱宜开郁润燥……苟不治本而浪用兜铃、粟壳涩剂，反致缠绵。"本病因外感风寒，郁而入里化热，热灼津液为痰，痰热蒸郁，肺脏气机升降失宣，因而咳嗽胸闷，痰黄而稠。方用清金化痰汤加减。桑白皮、黄芩、炒栀子、知母清泄肺热；浙贝母、瓜蒌、桔梗清肺止咳；茯苓、陈皮、甘草养阴化痰；郁金、丝瓜络理气和络。另外，症状单纯风寒型的儿童咳甚至带喘，三拗汤加小针很好使。

针灸选穴：迎香通利鼻窍；外关、尺泽疏散风热；鱼际清泄肺热；列缺宣通肺气；合谷祛风宣肺；足三里、丰隆化痰止咳。

病案 2

王某，男，67 岁。2009 年 6 月 27 日初诊。

主诉：干咳少痰 1 个月。

现病史：干咳少痰，咽痒重，大便 3～5 天 1 次。舌胖，舌边紫暗，脉缓。

诊断：咳嗽。

证型：燥咳。

治法：润肺通便止咳。

中药处方：

| 桔　梗 10g | 清半夏 10g | 大贝母 10g | 太子参 15g |
| 茯　苓 10g | 火麻仁 12g | 莱菔子 10g | 白芥子 6g |

紫苏子 10g　　天　冬 10g　　麦　冬 10g　　紫　菀 10g
款冬花 10g　　金银花 20g　　生大黄 6g
7 剂，水煎服。

二诊：2009 年 7 月 5 日。咳嗽减，大便干，3 天 1 次，舌胖。
中药处方：

党　参 10g　　茯　苓 12g　　炒白术 10g　　青　皮 10g
陈　皮 10g　　麻　仁 10g　　全瓜蒌 15g　　炒枳壳 10g
款　冬 10g　　紫　菀 10g　　天　冬 10g　　麦　冬 10g
金银花 30g　　蜂　房 12g　　前　胡 10g　　白　前 10g
7 剂，水煎服。

三诊：2009 年 7 月 13 日。服药至第 12 剂咳止，大便通畅，仅胸口微有憋闷感，考虑为咳嗽日久所致。

按语：《医约·咳嗽》曰："咳嗽毋论内外寒热，凡形气病气俱实者，宜清宜散，宜降痰，宜顺气。若形气病气俱虚者，宜补宜调，或补中稍佐发散清火。"本例患者干咳日久，大便不畅，舌边紫暗。乃津液亏虚，脉络瘀滞所致，当治以润肺通便止咳。方用三子养亲汤合桔梗汤加减。桔梗宣肺化痰利咽；半夏、大贝母清肺化痰；太子参益肺气、养肺阴、润肺燥；火麻仁润肠通便；茯苓健脾渗湿；莱菔子、白芥子、紫苏子降气化痰，止咳平喘；天冬、麦冬滋阴清肺润燥止咳；紫菀、款冬花润肺化痰；金银花清热解毒；生大黄泻下攻积。

7. 心悸

心悸指不因惊吓而自觉心跳不宁的疾患。出自《伤寒论·辨太阳病脉证并治》"伤寒，脉结代，心动悸，炙甘草汤主之"。简称悸。其重症为怔忡。多因气血虚弱、痰饮内停、气滞血瘀等所致。治疗上，其虚证者，或补气血之不足，或调阴阳之盛衰，以求气血调和，阴平阳秘，心神得养；其实证者，或行气祛瘀，或清心泻火，或化痰逐饮，使邪去正安，心神得宁。谷老师在治疗心悸时，常以中药为主，虚证常配养血安神之品；实证多伍重镇安神之药，并配合针灸治疗。

病案举例

病案 1

王某，女，68 岁。2010 年 3 月 5 日初诊。

主诉：心悸 10 年，时头晕，胸闷 3 年。

现病史：10 年前出现心悸，近 3 年来时头晕，胸闷。北京医院内科心电图示：窦性心动过速，不完全性右束支传导阻滞，Ⅰ度房室传导阻滞。刻下心悸，胸口压迫感，伴口苦，腰膝疼痛，寐差，二便可，舌胖，苔白，脉略弦。

诊断：心悸。

证型：痰饮内停。

治法：温阳化饮，通痹宽胸。

①中药处方

党 参 12g	茯 苓 10g	炒白术 10g	陈 皮 10g
半 夏 10g	桂 枝 10g	赤 芍 10g	白 芍 10g
生 姜 6g	薤 白 10g	牛 膝 20g	远 志 10g

酸枣仁 10g

14 剂，水煎服。

②针灸处方

风池、安眠、膻中、神门、内关、通里、丰隆、足三里、筑宾。

二诊：2010 年 3 月 20 日。服药 14 剂，诸症改善，舌脉同前，因虚象有所改善，稍增治标之药。

①中药处方

薤 白 12g	茯 苓 15g	陈 皮 10g	半 夏 10g
栀 子 12g	杭菊花 10g	川 芎 10g	丹 参 30g

鸡血藤 15g　　炙甘草 10g

②针灸处方

印堂、内关、神门、心俞、厥阴俞、膻中（平刺）、足三里、三阴交、丰隆、筑宾。

三诊：2010 年 5 月 25 日。服前药 30 余剂，心悸一直未再发，腰膝仍痛，精神食欲均佳。继服前方并针刺治疗，2 个月后随访未发作心悸。

按语： 针灸治疗心悸不仅能控制症状，而且对疾病的本身也有调整和治疗作用。针灸选穴时，除了心经和心包经相关穴位外，阴维脉也是不容忽视的。《难经·二十九难》曰："阳维为病苦寒热；阴维为病苦心痛。"方药上，谷老师常按心悸病症虚实之不同而处以不同治法。本例患者因阳虚而致体内水饮内停，上凌于心，扰乱心神，而出现心悸、胸闷、头晕，方用苓桂术甘汤合二陈汤加减。党参补脾肺之气；茯苓、白术、桂枝温阳化饮，健脾利湿；陈皮、半夏燥湿化痰；芍药、牛膝平抑肝阳；生姜温中散寒；丹参、薤白、川芎通阳散结，行气活血；栀子清肝胆湿热；杭菊花清肝热，平肝阳；牛膝补肝肾，强筋骨。

病案 2

沙某，女，37 岁。2011 年 8 月 22 日初诊。

主诉：心悸 1 个月，乏力。

现病史：生产后身痛不适 1 个月，乏力心悸，恶寒胸闷，大便不成形，月经量可、色暗，寐差，苔薄黄，脉滑数、尺弱。

诊断：心悸。

证型：心阳不振。

治法：温补心阳，兼清虚热。

①中药处方

桂　枝 10g	知　母 6g	当　归 10g	炙黄芪 30g
炒白术 10g	陈　皮 10g	砂　仁 6g	生龙骨 20g
生牡蛎 20g	茯　苓 30g	炙甘草 10g	丹　参 30g

7剂，水煎服。

②针灸处方

安眠、膻中、神门、内关、通里、筑宾、三阴交、足三里、关元。

二诊：2011年9月2日。早搏（期前收缩），心悸，乏力，四肢疼痛，烦躁，怕冷。

①中药处方

醋柴胡10g	法半夏10g	桑 枝12g	川 芎10g
党 参12g	黄 连6g	阿胶珠12g	菖 蒲10g
赤 芍10g	白 芍10g	羌 活10g	独 活10g
熟地黄12g	木 香6g	茯 苓10g	生龙骨30g（先煎）
生牡蛎30g（先煎）		旋覆花12g	炙甘草10g
白 芷6g	代赭石30g（先煎）		

7剂，水煎服。

②针灸处方

膻中、神门、内关、通里、合谷、筑宾、三阴交、足三里、关元（温针灸）。

三诊：2011年9月10日。心悸恶风，四肢疼痛，脉沉弱，苔白，寐差、惊恐梦多。

中药处方：

醋柴胡12g	党 参12g	法半夏10g	桑 枝12g
生龙骨50g（先煎）		生牡蛎50g（先煎）	
川 芎10g	菖 蒲15g	熟地黄20g	茯 苓10g
白 芷6g	防 风10g	防 己10g	干 姜6g
桂 枝6g	丹 参30g	羌 活10g	独 活10g
炙黄芪30g	生 姜3片	炙甘草10g	黄 芩6g
大 枣3枚			

14剂，水煎服。

②针灸处方

风池、神门、内关、悬钟、阳陵泉、足三里、筑宾、三阴交、关元。

四诊：2011 年 10 月 3 日。心悸缓和，但仍觉肩及双骻部凉。续服中药 20 剂，直至根治。

中药处方：

醋柴胡 10g	法半夏 12g	赤　芍 10g	白　芍 10g
黄　芩 6g	桑寄生 15g	杜　仲 20g	牛　膝 20g
独　活 10g	陈　皮 10g	茯　苓 10g	玄　胡 10g
生龙骨 50g（先煎）		生牡蛎 50g（先煎）	
桑　枝 12g			

按语： 心主血，产后耗伤气血，心血一虚，神气失守，失守则舍空，舍空而风入客之，此心悸之所由发也。《证治准绳·惊悸恐》曰："心悸之由，不越二种，一者虚也，二者饮也。气虚者由阳气内虚，心下空虚，火气内动而为悸也。血虚者亦然。其停饮者，由水停心下，心为火而恶水，水既内停，心自不安，故为悸也。"谷老师治疗心悸，常从虚或饮着手。此外，心悸每因情志内伤、恐惧而诱发，除药物与针灸外，谷老师常给患者以心理开导，鼓励患者保持心情愉悦，情绪稳定，避免情志为害，减少发病。

8. 心痹痛

我国古代医籍中虽然没有冠心病这个病名，根据其病因病机及临床特征，可归于胸痹心痛、真心痛等范畴。谷老师认为，心病虽见于心，但病在气血，根源在于脾胃。同时，脾胃是全身气血之源，阴阳升降的枢机。升降失常或脾胃功能异常时产生的痰湿如瘀闭经脉，就会导致阴寒内生、气滞血凝或痰浊内阻，以致于各种心病的产生。

此外，曾有文献报在足阳明经上发现冠心病的敏感点。我们在临床实践观察中也发现，对于心痹病敏感而有确切治疗效果的部位位于足阳明胃经在足背横纹以下部位，大约陷谷和冲阳之间，治疗时选取此处按压，疗效明显。

病案举例

病案 1

田某，男，37 岁。2009 年 2 月 19 日初诊。

主诉：胸痛 3 年，加重 3 个月。

现病史：3 年前始自觉胸痛，阵发性，胸闷，钝痛，夜间偶有发作，胸闷 2 小时以上，可自行缓解。近 3 个月来发作 10 次，劳累后发作，予安贞医院做 Holter 示：偶发房早，偶发室早；核医学心肌影像报告：未见异常；ECG 示：未见期前收缩，呈窦性心律，纳可，眠安，小便可，大便 1 日 1 行，舌红苔白厚，脉弦滑。

既往史：否认糖尿病史、高血压病史。

查体：无特殊。

中医诊断：胸痹。

证型：痰湿阻络。

西医诊断：冠心病、心绞痛。

治法：化痰湿，通经络。

①中药处方

陈　皮 12g	法半夏 10g	苏　木 10g	川楝子 12g
旋覆花 10g（包煎）		代赭石 30g	薤　白 10g
瓜　蒌 10g	丹　参 30g	西洋参 6g	茯　苓 10g
炙甘草 10g	赤　芍 10g	白　芍 10g	

②针灸处方

膻中、中脘、足三里、内关、水分、三阴交、蠡沟、丰隆。

二诊：2009 年 2 月 26 日。患者诉未发作胸闷胸痛，饮食二便如常，舌红苔白厚，脉弦滑，嘱其继服前方，针刺每周 3 次，取穴同前。

三诊：2009 年 3 月 31 日。患者胸闷胸痛仍未发作，无不适，继服前方并针刺治疗，3 个月后随访未发作胸痛。

按语：患者胸痛阵发性，结合舌脉，辨为痰湿阻滞经络，故予化痰湿、通经络之剂，配合针刺治疗。丰隆治一切痰湿之证，膻中为气会，宽胸理气，中脘、足三里健脾和胃，化痰通络，肝主疏泄气机，取蠡沟以使气机畅达。辨证准确，用药精良，针刺得法。谷老师认为，西洋参一般应单独兑服，以提高疗效，节约药物。

病案 2

王某，女，78 岁。2011 年 6 月 19 日初诊。

主诉：心胸疼痛 2 个月，现疼痛明显。

现病史：2 个月前早饭后心胸疼痛，无憋闷感，伴有上半身出汗，持续约 2 小时，自服硝酸甘油、速效救心丸不能缓解。于北医三院做心电图、B 超和其他生化检查发现心血管硬化，无其他异常。至今已发作 3 次，每次均在早饭后，持续约 2 小时。

既往史：糖尿病史多年，经激素治疗出现满月脸症状，伴膝以下发凉，现中药巩固治疗激素副作用。

经络诊察：指掐患者左足冲阳下、膻中穴痛不可忍。

中医诊断：胸痹。

西医诊断：心肌缺血。

针灸处方：膻中、中脘、肓俞、关元、冲阳下及相应头枕治疗带，嘱患者平素用薏苡仁贴压冲阳下巩固疗效。

通过持续按压刺激冲阳下后症状明显缓解，针后症状消失。冲阳下穴敏感点在冲阳穴下约 1.5 寸的位置，当病人心悸疼痛憋闷症状消失后，该穴位压痛也会随之减轻。通过该病例验证了冲阳下穴对于诊断、治疗、缓解心痛症的特殊功效。

病案 3

于某，女，52 岁。2010 年 4 月 8 日初诊。

主诉：胸闷、胸痛 5 年余，加重 6 个月。

现病史：2005 年查出冠心病，心肌缺血，不稳定型心绞痛。2009 年 10 月再次发病，症状：曾入院治疗，现在出院，虽在住院期间病情有所好转，但是出院后经常出现心绞痛症状，一般每天半夜 0 ~ 3 点之间发病，疼痛时间 30 秒到 1 分钟，疼痛不剧烈无需吃药自行缓解，自觉胸闷气短（卧位加重）。白天经常出现后背疼痛，有时至左上臂。自觉浑身无力，两腿发软，有时伴有胸闷气短，头冒虚汗，清晨起床总有痰堵在嗓子处，睡眠不好，卧寝多梦，经常被噩梦惊醒。心电图：左室肥大，ST-T 改变（V_1 ~ V_6T 波倒置），血压 70 ~ 120mmHg。刻下症：胸闷气短，疲乏，时哕，畏寒眠差，梦多，大便溏泻，每日 3 次，心情烦躁易怒，舌淡胖苔白腻，边有齿痕，舌尖有暗红点，脉象弦濡而沉。

中医诊断：胸痹。

证型：阳虚水泛。

西医诊断：心肌缺血。

治法：益气温阳，化痰祛湿。

①中药处方

黄　芪 30g	党　参 30g	桂　枝 12g	桃　仁 10g
水　蛭 8g	熟附子 20g	炙甘草 10g	川　芎 10g
生　姜 3 片	大　枣 30g	当　归 15g	青　皮 8g
陈　皮 8g	赤　芍 10g		

6 次为 1 个疗程。

②针灸处方

冠心穴、膻中、太冲、足三里、内关、神庭、神门、心俞、百会。

服药后精神状态好转，浑身乏力减轻，白天后背疼痛减轻，排气通畅，胸闷气短好转，睡眠好转。但夜间疼痛未见好转，每晚半夜 0～3 点之间疼痛，疼痛有时放射到胃脘部，大便仍不成形，每日 3 次。

①中药处方

黄 芪 30g	党 参 30g	桂 枝 12g	桃 仁 10g
檀 香 5g	丹 参 15g	熟附子 20g	炙甘草 10g
干 姜 5g	当 归 15g	青 皮 8g	陈 皮 8g
细 辛 10g	茯 苓 15g	防 风 10g	黑 豆 10g

②针灸处方

温灸关元、气海、中脘。

服药后，胃脘部疼痛减轻，精神好，眠好，无噩梦，晚间疼痛减轻，情绪好，大便仍不成形，舌红湿润，苔略黄，边有齿痕。继续治疗 1 个月，症状完全消失。

按语：针灸理论的一个关键点是内在脏腑有病可以通过体表的经络和腧穴表现出来。《灵枢·九针十二原》曰："五脏有疾，应出十二原，十二原各有所出，明知其原，睹其应，而知五脏之害。"另外，在临床诊断治疗上，特别强调敏感点和阿是穴的作用。《灵枢·经筋》曰："以知为数，以痛为腧。"《灵枢·背腧》曰："欲得而验之，按其处，应在中而痛解，乃其俞也。"我们在临床中应用于大量病人后也验证了这一点。附子应该逐渐加量，并常先煎 30 分钟以上。

9. 胃痛

胃痛是临床上常见的一个症状，多见急慢性胃炎，胃十二指肠溃疡病，胃神经官能症，也见于胃黏膜脱垂、胃下垂、胰腺炎、胆囊炎及胆石症等病。临床上胃痛的发作多与肝有关。肝木疏土，助其运化，脾土营木，利其疏泄，肝郁气滞易犯脾胃，引起胃痛。肝气疏泄失常，影响脾胃主要有两种情况：一为疏泄不及，土失木疏，气壅而滞；二为疏泄太过，横逆脾胃，肝脾（胃）不和。一般来说，治疗前者以疏肝为主，后者则以敛肝为要。当然，并不是所有胃病都是肝气疏泄失常所致。脾胃虚弱，寒邪犯胃，饮食伤胃也可导致胃痛。胃为六腑之中心，以通降为顺，对于胃痛的治疗，谷老师采用"通则不痛"之法。正如《医学真传·心腹痛》云："夫通者不痛，理也。但通之之法，各有不同。调气以和血，调血以和气，通也；下逆者使之上行，中结者使之旁达，亦通也；虚者助之使通，寒者温之使通，无非使之通之之法也。"

病案举例

病案 1

刘某，女，40 岁，2011 年 3 月 16 日初诊。

主诉：胃脘胀痛 3 个月。

现病史：患者诉 3 个月来胃脘胀闷，时作疼痛，生气则加重，近 1 个月伴嗳气频繁，寐差，二便调，苔白，脉沉。

诊断：胃痛。

证型：肝气犯胃。

治法：疏肝和胃，理气止痛。

①中药处方

醋柴胡 12g	赤　芍 10g	白　芍 10g	党　参 12g
厚　朴 3g	法半夏 10g	黄　连 12g	玄　胡 10g
砂　仁 3g	木　香 6g	生龙骨 30g	生牡蛎 30g
炒白术 10g	蔻　仁 3g	生大黄 6g	

10 剂，水煎服。

②针灸处方

印堂、膻中、中脘、梁门、内关、合谷、足三里、公孙、太冲。

留针 30 分钟，隔日 1 次，共 10 次。

1个疗程后，胃胀痛大减，偶嗳气，脾气控制可。继续1个疗程治疗，症状完全消失。随访3个月未复发。

按语：肝主疏泄而喜条达，肝气郁结，横逆犯胃而作痛。气机不利，肝胃气逆，故胃脘胀闷，嗳气。苔白、脉沉均为肝气犯胃之象。肝疏泄功能正常，气顺则通，胃自安和，即所谓"治肝可安胃"。而调肝之平多属于辛散理气药，理气药亦可和胃行气止痛，或顺气消胀，最适用于胃病之胃痛脘痞，嗳气恶心。方用柴胡疏肝散合木香调气散加减。醋柴胡、赤芍疏肝解郁；党参补脾肺之气；厚朴、砂仁、蔻仁化湿行气；法半夏燥湿化痰；黄连清热燥湿；玄胡理气止痛；木香行气止痛；龙骨、牡蛎重镇安神；炒白术益气健脾；生大黄泻下攻积。针灸：印堂镇静安神；膻中为八会穴中的气会，肝经之结；中脘是胃之募、腑之会；内关和公孙为八脉交会穴，擅理气降逆而止痛；合谷和太冲调畅气血。

病案2

郑某，女，61岁。2010年4月3日初诊。

主诉：胃脘胀痛4个月，加重5天。

现病史：4个月来胃脘胀痛，纳差，时泛酸，因气怒加重5天，经中西医治疗1周，疼痛未见缓解。经北京某医院钡餐检查："慢性浅表性胃炎"。寐可，二便调。苔白，脉沉。

诊断：胃痛。

证型：肝气犯胃。

治法：疏肝理气，和胃止痛。

针灸处方：中脘、足三里、内关、公孙、膻中、太冲。

留针30分钟，隔日1次，共10次。

经10次针灸治疗，胃痛明显减轻，偶泛酸，嘱患者平日注意调控情绪。再予6次针灸治疗以巩固疗效。

按语：针灸治疗胃痛疗效显著，往往针灸1次或数次即有明显止痛效果。《针灸大成》曰："腹内疼痛，内关、三里、中脘。"

胃为六腑之中心，以通降为顺。中脘是胃之募、腑之会穴，足
三里乃胃之下合穴，凡胃脘疼痛，不论其寒热虚实，均可用之
通调腑气，和胃止痛。临床上，许多胃痛病人，在中脘穴附近
均有明显压痛点，治疗时，宜先找到痛点，再行平补平泻法，
以病人舒适为宜；内关为手厥阴心包经之络穴，沟通三焦，功
擅理气降逆，又为八脉交会穴，通于阴维脉，"阴维为病苦心
痛"，取之可畅达三焦气机，和胃降逆止痛；公孙为足太阴脾经
之络穴，调理脾胃而止痛；太冲为肝经原穴，疏肝理气；膻中为
气会，调畅气机。

10. 呕吐

呕吐是临床常见症状，指胃内容物或一部分小肠内容物通
过食管逆流出口腔的一种复杂的反射动作，表现上腹部特殊不适
感，常伴有头晕、流涎、脉缓、血压降低等迷走神经兴奋症状。
呕吐可由外感六淫所致，《素问·举痛论》曰："寒气客于肠胃，
厥逆上出，故痛而呕也。"或与饮食停滞有关，《素问·脉解》
曰："所谓食则呕者，物盛满而上溢，故呕也。"也可由肝胆之气
犯胃而成，《灵枢·经脉》曰："肝足厥阴之脉，是主肝所生病者，
胸满呕逆。"谷老师治疗呕吐，以和胃降逆为原则，常针药配合
治之。因外邪犯胃所致，中药以藿香正气散为主方。临床上，凡
是胃肠感冒所致呕吐、腹泻等症，均可先服用藿香正气水，多有
疗效。若因饮食停滞，气机受阻所致呕吐、泛酸者，谷老师常用
焦三仙（焦山楂、焦神曲、焦麦芽，下同）、莱菔子、半夏、陈
皮、茯苓等药以消食和胃。若因痰饮内停，中阳不振而致呕吐
者，以小半夏加茯苓汤为主方。《金匮要略·痰饮咳嗽病脉证并
治》曰："卒呕吐，心下痞，膈间有水，眩悸者，小半夏加茯苓汤
主之。"若因肝气不疏，横逆犯胃所致呕吐者，则用左金丸为主
方。若呕吐因脾胃虚所致，则以健脾和胃药为主加减之。

知针知药
——谷世喆

病案举例
病案1
袁某，男，60岁。2011年6月3日初诊。

主诉：呕吐时作1年。

现病史：1年来饮食稍有不慎即易呕吐，时作时止，泛酸，纳呆，倦怠乏力，喜暖畏寒，大便溏。舌质淡，苔薄白，脉缓。

诊断：呕吐。

证型：脾胃阳虚。

治法：温中健脾，和胃降逆。

①中药处方

人　参10g　　白　术10g　　干　姜10g　　砂　仁10g
清半夏10g　　炙甘草10g　　旋覆花10g
代赭石30g（先煎）

5剂，水煎服。

②针灸处方

印堂、内关、中脘、天枢、足三里、三阴交。

留针30分钟，隔日1次，共10次。

二诊：2011年6月10日。上方服4剂，食欲好转，呕吐、泛酸、纳呆等症均显著好转，仍畏寒，大便偶溏，舌淡，苔白，脉沉弱。仍遵原方，加茯苓15g，乌药6g，吴茱萸6g，7剂，水煎服。

三诊：2011年6月18日。上方服7剂，食欲倍增，已经恢复至病前水平。呕吐、纳呆、泛酸等症已愈，大便偶溏。前方加熟附子10g，肉桂6g，再服7剂。

按语：呕吐临床辨证以虚实为纲。一般暴病呕吐多属邪实，治宜驱邪为主。如遇伤食、停饮积痰，或误吞毒物时，谷老师强调当因势利导，给予探吐之法，以祛除病邪，故对因这些原因所致的欲吐不能吐或吐而未净者，不能一味止吐。反之，久病呕吐多属正虚，治宜扶正为主。本例病证因脾阳素虚，水谷不能正化，阻碍胃阳，致脾胃气机升降失常。方用理中汤加减。人参、白术健脾益胃；干姜、炙甘草甘温和中；砂仁、半夏理气降逆；旋覆花、代赭石降逆止呕。针灸治疗各种原因引起的呕吐均有良好效果。内关理气降逆，为止呕要穴；中脘为胃之募穴，有和胃止呕之功；天枢通调腑气、降逆止呕；足三里为胃之下合穴；三阴交益脾胃。

病案 2

李某，女，60 岁。2011 年 5 月 2 日初诊。

主诉：呕吐反复发作半个月。

现病史：半个月来呕吐反复发作，口燥咽干，胃中嘈杂，似饥而不欲食。舌红少津，脉细数。

诊断：呕吐。

证型：胃阴不足。

治法：滋养胃阴，止呕降逆。

①中药处方

人　参10g　　大　枣10g　　麦　冬10g　　清半夏10g
玉　竹10g　　竹　茹10g　　炙甘草10g

7 剂，水煎服。日 1 剂，分 2 次服。

②针灸处方

印堂、内关、中脘、脾俞、胃俞、足三里、三阴交、公孙。

留针 30 分钟，隔日 1 次，共 10 次。

二诊：2011 年 5 月 10 日。前方服 7 剂，自觉呕吐频率较前有所减轻，但仍感口燥咽干。前方加沙参 10g，粳米 15g，再服 5 剂。针刺穴位如前。

三诊：2011 年 5 月 15 日。上方服 5 剂，呕吐已止，食欲仍欠佳，舌淡，脉略数。前方加莱菔子 15g，焦三仙各 10g。4 剂后，诸症遂安。

按语： 胃阴亏虚，胃阳偏亢，虚热内生，胃失和降，故胃脘隐痛，饥不欲食，脘痞不舒；虚热内扰，胃气上逆，则干呕呃逆，胃阴亏虚，上不能润咽喉，则口燥咽干，下不能润肠，故大便干结。舌红少津，脉细数，为阴虚内热之征象。谷老师治疗此病常用润养之剂屡屡奏效，以麦门冬汤加减为主，佐以沙参、玉竹以养阴液，竹茹降逆除烦止呕。

11. 胁痛

胁痛是以一侧或两侧胁肋部疼痛为主要表现的病证。古又称胁肋痛、季肋痛或胁下痛。胁指侧胸部，为腋以下至第12肋骨部的统称。肝居胁下，其经脉布于两胁，胆附于肝，其脉亦循于胁，所以，胁痛多与肝胆疾病有关。凡情志抑郁，肝气郁结，或过食肥甘，嗜酒无度，或久病体虚，忧思劳倦，或跌仆外伤等皆可导致胁痛。亦为肝胆经之所过。辨证时，应先分气血虚实，一般气郁者多为胀痛，痛处游走不定。血瘀者多为刺痛，痛有定处。虚证胁痛多隐隐作痛，实证胁痛多疼痛突发，痛势较剧。胁痛病因虽有外感内伤之分，但以内伤胁痛较常见。临床上治疗胁痛，因肝气郁结所致者，谷老师常以柴胡疏肝散为基础方；若因湿热阻滞引起，则以大柴胡汤为主加减；因肝炎所致胁痛者，常在疏肝运脾、化湿之时配以清热解毒、改善肝功能之药如板蓝根、土茯苓、茵陈等；若胁痛兼有砂石结聚，则加金钱草、海金沙、鸡内金等通腑排石药；若为瘀血所致，则以复原活血汤为主。用针不离肝胆经。

病案举例

病案 1

李某，男，48岁。2011年6月10日初诊。

主诉：两胁胀痛1年。

现病史：1年来两胁胀痛，走窜不定，善叹息，纳呆，寐可，二便正常。曾服逍遥丸等未效。舌苔薄，脉弦。

诊断：胁痛。

证型：肝气郁结，脉络瘀阻。

治法：疏肝理气。

针灸处方：膻中、合谷、期门、阳陵泉、支沟、太冲。

留针 30 分钟，隔日 1 次。

针 5 次后，胁痛明显减轻，脉仍弦。共针 20 次后胁痛基本痊愈。

按语：肝、胆经布于胁肋，期门为肝经之募穴，阳陵泉为胆经合穴，《针灸甲乙经》曰："胁下支满，呕吐逆，阳陵泉主之。"两穴配合，可疏利肝胆气机，行气止痛；支沟为三焦经的经穴，理气止痛；太冲是足厥阴肝经原穴，以疏肝利胆；合谷配太冲"开四关"疏肝理气。膻中是气会，调畅全身气机，又是肝经之结，谷老师极为重视此穴。

病案 2

王某，男，47 岁。2010 年 5 月 9 日初诊。

主诉：左胁疼痛半年。

现病史：半年前左侧背胁部扭伤，当时疼痛，患处无红肿、青紫，局部压痛明显，贴止痛膏症状略减，但一直未愈。刻下：局部仍有压痛，寐差，二便可。舌质暗，脉弦细。

诊断：胁痛。

证型：瘀血阻络。

治法：祛瘀通络。

①中药处方

醋柴胡 12g	赤 芍 10g	白 芍 10g	川 芎 10g
防 风 10g	防 己 10g	羌 活 6g	独 活 6g
天花粉 12g	玄 胡 10g	当 归 10g	

7 剂，水煎服。

②针灸处方

膻中、合谷、期门、阳陵泉、支沟、太冲、丘墟。后背取膈俞、肝俞、胆俞。

留针 30 分钟，隔日 1 次。

针 5 次后，胁痛明显减轻，脉仍弦。共针 20 次后胁痛基本痊愈。

二诊：2010 年 5 月 17 日。患者左侧背胁仍偶感疼痛，痛处固定，睡眠质量略有好转。

中药处方：

| 醋柴胡 12g | 川　芎 10g | 桃　仁 10g | 生地黄 12g |
| 水　蛭 9g | 川楝子 9g | 香　附 10g | 当　归 15g |

7 剂，水煎服。

三诊：2010 年 5 月 26 日。前方服药至第 5 剂，背胁部按压已无明显疼痛，胁痛基本痊愈。

按语： 胁痛可由瘀血所致。多因跌扑外伤，致使胁络受伤，瘀血停留，阻塞胁络，则发为胁痛。治宜祛瘀通络，方用复原活血汤加减。醋柴胡疏肝解郁，引诸药直达胁下；芍药缓急止痛；川芎行气活血；防风、防己、羌活、独活祛风胜湿止痛；天花粉润燥消瘀；生地黄、当归活血养血；水蛭破血逐瘀；玄胡活血行气止痛。

12. 痹证

谷教授认为"本病主要是因经络阻闭，气血不行所致"。其病机为机体正气不足，卫外不固，邪气乘虚而入，致使气血凝滞，经络闭阻，导致痹证。他在辨证论治痹证时特别强调经典中关于其病因病机及治疗论断，尤其是《黄帝内经》和《金匮要略》，认为对后世治疗痹证具有重要的指导意义。由于本病往往来势汹汹，临床上谷教授每每针灸和中药并用，取得良好效果。

病案举例

病案 1

于某，女，45 岁，2010 年 6 月初诊。

主诉：关节疼痛 12 年。

现病史：1998 年初出现双手手腕肿痛，后延及双踝关节皆肿痛，1 年后逐渐发展为全身关节疼痛。2000 年 6 月份被北京某大医院诊断为类风湿性关节炎。曾服用甲氨蝶呤等药物，效果不明显。刻下症见全身关节痛，以四肢小关节为主，右侧指间关节、右侧腕关节、双侧踝关节肿胀、腰椎疼痛活动受限。手指、足趾变形。晨僵。类风湿因子（+），血沉高。患者舌质暗红，苔薄白，脉沉细。

中医诊断：痹证（痛痹）。

证型：风寒闭阻。

西医诊断：类风湿性关节炎活动期。

治法：散风寒通络，调气血，补肝肾。

①中药处方

独活寄生汤加减。

独　活 12g	桑寄生 15g	秦　艽 30g	海风藤 30g
穿山甲 30g	威灵仙 30g	川　断 15g	炙黄芪 30g
丹　参 12g	鸡血藤 30g	杜　仲 15g	当　归 12g
白　芍 12g	红　花 12g	桂　枝 10g	炙麻黄 10g
炙甘草 10g	全　蝎 6g	乌　蛇 10g	

每日 1 剂。

②针灸处方

风池、曲池、合谷、手三里、大椎、命门、神庭、足三里、阳陵泉、血海、外关、内膝眼、外膝眼、委中。

隔日 1 次，每次留针 30 分钟，平补平泻，在大椎穴、命门穴、内外膝眼用灸法。

针药并用治疗 1 个月后全身关节痛、晨僵现象明显减轻，腰痛减轻，仍有两肘关节疼痛。舌苔白腻，脉沉细。继续以温阳活血通脉针灸方药治疗 1 个月，症状消失痊愈。

病案 2

张某，女，34 岁。

主诉：双下肢关节肿痛 3 个月，加重 10 天。

现病史：3 个月前右踝关节扭伤，后涉水过河，次日踝关节肿胀疼痛，后又出现右侧膝关节肿痛。经西医用泼尼松等治疗症状未见好转。1 周前医院检查类风湿性因子阳性；血沉 50mm/ h，在某医院行右膝关节腔液穿刺，黄色混浊。刻下体温 38.2℃，恶风伴有汗出，口干渴，右膝关节与踝关节红肿热痛，小便短赤，大便正常。舌尖红，苔薄白，脉双关滑数。

中医诊断：痹证。

证型：风湿热痹。

西医诊断：急性类风湿性关节炎。

治法：祛风邪，清湿热。

①中药处方

木防己汤合白虎加术汤加减。

苍　术 10g　　白　术 10g　　黄　柏 10g　　牛　膝 10g
炙麻黄 12g　　白　芍 15g　　防　己 15g　　桂　枝 10g
生石膏 30g　　炒杏仁 10g　　滑　石 15g　　知　母 12g
生薏苡仁 30g

②针灸处方

八邪、风池、风市、环跳、膝眼、悬钟、中脘、足三里、手三里、曲池。

行泻法。1 周 3 次，6 次为 1 个疗程。

1 个疗程后，关节热痛减轻，关节皮肤由红亮转变为暗红，肿胀减轻，脉舌同前。此为风邪加湿郁而化热，虽风邪已去但湿热仍在，再加清热利湿之品，透邪外出。前方加青蒿 12g，秦艽12g。针灸加阴陵泉、三阴交。继续治疗 1 个疗程，关节肿痛消失，下肢关节活动自如。血沉已经降为 21mm/ h。继续 1 个疗程治疗，症状完全消失。随访 3 个月未复发。

按语：辨证时，首先辨清风寒湿痹和热痹的不同。热痹（风湿热痹）以关节红肿灼热疼痛为特点，治宜清热通络，祛风除湿。似本例热痹也可以用桂枝芍药知母汤化裁治疗；风寒湿痹虽有关节酸痛，但局部无红肿灼热，喜暖畏寒，治宜温经散寒，祛风除湿。对风寒湿痹又应区别风寒湿偏盛的不同。风邪偏盛，则关节酸痛，游走不定为风痹（行痹）；寒邪偏盛，则痛有定处，疼痛剧烈为寒痹（痛痹）；湿邪偏盛，肢体酸痛重着，肌肤不仁为湿痹（着痹）。其次辨患者体质，阳气虚衰者，多呈虚胖体型，属风寒湿痹。阴精不足者，多呈瘦削体型，多属风热湿痹。此外，对病程久者，尚应辨识有无痰瘀阻络，气血亏虚及脏腑损伤证候。痹为闭阻不通之意，故治则以宣通为主，气血流通，营卫复常，则痹证可逐渐痊愈。

13. 痿证

痿证是以肢体筋脉弛缓，软弱无力，不得随意运动，日久而致肌肉萎缩或肢体瘫痪为特征的疾病。中医所论述的痿证相当于现代西医所论述的肌肉疾病，包括重症肌无力、肌营养不良症、运动神经元疾病、多发性肌炎及皮肌炎、周期性麻痹、多发性神经炎、脊髓空洞症、代谢性疾病、甲亢性疾病、强直性疾病等。导致痿证的原因非常复杂，感受外邪、情志内伤、饮食不节、劳倦久病等均可致病。基本病机是肺胃肝肾等脏腑精气受损，肢体筋脉失养，如肺热津伤，津液不布；湿热浸淫，气血不运；脾胃亏虚，精微不输；肝肾亏损，髓枯筋痿。辨证主要分清虚实，明确病位。治疗虚者宜健脾益气，滋补肝肾，实者应清热化湿，祛痰活血。治疗痿证，临床以调理脾胃为主，乃遵《黄帝内经》"治痿者独取阳明之意"。

病案举例

病案 1

朱某，男，16 岁。2011 年 4 月 29 日初诊。

主诉：肢体软弱无力，先天发育不足，步履艰难 3 天。

现病史：患者诉肺热咳嗽半个月后出现肢体软弱无力，步履艰难，心烦口渴，咳呛不爽，咽喉干燥。刻下已不发热，但舌质红，舌苔黄，脉细。

诊断：痿证。

证型：肺热津伤证。

治法：清热润燥，养阴生津。

①中药处方

北沙参 10g　　西洋参 10g　　麦 冬 10g　　炙甘草 10g

阿 胶 10g　　生大黄 6g　　桑 叶 10g　　杏 仁 10g

炙枇杷叶 10g

7 剂，水煎服。

②针灸处方

印堂、臂臑、手三里、外关、合谷、鱼际、风市、血海、足三里、丰隆、三阴交、太冲。

留针 30 分钟，隔日 1 次，共 10 次。

二诊：2011 年 5 月 10 日。服前方 7 剂后，感觉肢体较前有力，但仍需家人搀扶方能慢慢行走，脉细。继续滋阴养液，润宗筋。

中药处方：

生地黄 10g　　阿 胶 10g　　当 归 10g　　肉苁蓉 10g

北沙参 10g　　枸 杞 10g　　杏 仁 10g　　炙枇杷叶 10g

炙甘草 10g

10 剂，水煎服。

三诊：2011 年 5 月 24 日。前后服药共 20 余剂，两足履地如常，余证皆除。

按语：中医治疗痿证，不外乎从肝、肾、肺、胃四经治之。肝主筋，肝伤则四肢不为人用，而筋骨拘挛；肾藏精，精血相生，精虚则不能灌溉诸末，血虚则不能濡养筋骨；肺主气，为水之上源，肺经输布失常，则不能濡润筋骨；胃为水谷之海，阳明为宗筋之长，阳明虚则宗筋纵，宗筋纵则不能束筋骨以利关节。"治痿独取阳明"，选上、下肢阳明经穴位，可疏通经络，调理气血；外关、风市分为手足少阳经，辅佐阳明经通行气血；鱼际为手太阴肺经的荥穴，清肺润燥；三阴交健脾补肝益肾；血海养血活血；丰隆祛痰通经络；太冲益肝。中药以清燥救肺汤加减。北沙参、西洋参补气养阴清肺；麦冬、阿胶养阴润肺燥；桑叶清肺润燥；杏仁、枇杷叶苦降肺气；生大黄通腑气。

病案 2

张某，男，50 岁。2008 年 8 月 12 日初诊。

主诉：左臂外展受限伴肌萎缩 2 年。

现病史：2 年前左臂外展受限伴肌萎缩，刻下腕活动困难，大鱼际萎缩，右下肢胫前肌萎缩，足下垂。舌苔白，多齿痕，脉缓。

诊断：痿证。

证型：脾胃虚弱。

治法：健脾益气血。

针灸处方：天柱、百劳、肩中俞、臑会、手三里、外关、合谷、风市、足三里、丰隆、解溪。

留针 30 分钟，隔日 1 次，共 10 次。

前后针灸 30 余次，左臂外展及腕关节活动基本正常，大鱼际肌肉略有恢复，右下肢仍乏力，行动缓慢。鼓励患者平日多适当活动四肢，以利于恢复。

按语：痿证的预后与病因、病程及年龄有关。外邪致痿，务必及时治疗，免成顽疾。多数早期急性病例，病情较轻浅，治疗效果较好，功能易恢复；若失治或治之不当，以及年老慢性病例，病势缠绵，渐至于百节缓纵不收，脏气损伤加重，大多难治。本例患者患病 2 年，肌肉萎缩明显，不可急于见效，当补益脾胃，调理气血，使之逐渐恢复。针灸选上、下肢阳明经穴位，可疏通经络，调理气血，取"治痿独取阳明"之意；外关、风市辅佐阳明经通行气血；足三里、丰隆补益气血。谷老师颈三针"天柱、百劳、肩中俞"意在从颈髓节段（神经节段）的角度，治疗上肢肌肉萎缩。谷老师体会，属于运动神经元病引发的肌肉萎缩殊难治疗。应认真辨证，重用黄芪、蜈蚣等，认为尚尔寿氏治萎症法非常可取。

14. 淋证

淋证是指小便频急，淋沥不净，尿道涩痛，小腹拘急，痛引腰腹为主症的病证。临床可分为气淋、劳淋、膏淋、热淋、血淋、石淋 6 证。类似于西医学所指的急、慢性尿路感染，泌尿道结核，尿路结石，急、慢性前列腺炎，乳糜尿及尿道综合征，等等。淋证病在膀胱和肾，且与肝脾有关。其病机主要是湿热蕴结下焦，导致膀胱气化不利。若病延日久，热郁伤阴，湿遏阳气，或伤及脾肾之气，则可导致脾肾两虚，膀胱气化无权，病证可由实转虚，虚实夹杂。实则清利，虚则补益，是治疗淋证的基本原则。实证以膀胱湿热为主者，治宜清热利湿；以热灼血络为主者，治宜凉血止血；以砂石结聚为主者，治宜通淋排石；以气滞不利为主者，治宜利气疏导。虚证以脾虚为主者，治宜健脾益气；以肾虚为主者，治宜补虚益肾。

淋证的治法，古有忌汗、忌补之说，如《金匮要略》曰："淋家不可发汗。"《丹溪心法》曰："最不可用补气之药，气得补而愈胀，血得补而愈涩，热得补而愈盛。"验之临床实际，未必都是如此。淋证往往有畏寒发热，此并非外邪袭表，而是湿热熏蒸，邪正相搏所致，发汗解表，自非所宜。因淋证多属膀胱有热，阴液常感不足，而辛散发表，用之不当，不仅不能退热，反而有劫伤营阴之弊。若淋证确由外感诱发，或淋家新感外邪，症见恶寒、发热、鼻塞、流涕、咳嗽、咽痛者，仍可适当配合运用辛凉解表发汗之剂。因淋证为膀胱有热、阴液不足，即使感受寒邪，亦容易化热，故避免辛温之品。至于淋证忌补之说，是指实热之证而言，诸如脾虚中气下陷、肾虚下元不固，自当运用健脾益气、补肾固涩等法治之，不必有所禁忌。

病案举例

病案 1

孙某，男，60 岁。2009 年 4 月 27 日初诊。

主诉：尿不净 1 年。

现病史：1 年来小便欠利，少腹坠胀，尿不净感，寐可，大便黏滞，1 次 / 日。舌胖，有齿痕，脉沉。

诊断：淋证。

证型：气淋。

治法：益气通淋。

针灸处方：中极、三阴交、百会、天枢、气海、阴陵泉、足三里。

留针 30 分钟，隔日 1 次。

前后针刺约 30 余次，排尿通畅，无尿不净感，少腹亦无不适。

按语： 淋证以膀胱气机不利为主，故取膀胱之募穴中极，且中极位于小腹，是任脉与足三阴经的交会穴，可疏利膀胱气机；三阴交为脾肝肾三经交会穴，二穴相配，调理肝、脾、肾，主治各种泌尿、生殖系病；阴陵泉为脾经之合穴，可清利下焦湿热；气海、足三里健脾益气；百会为诸阳之会，升阳举陷；天枢为大肠之募穴，调理肠腑。

病案 2

田某，女，45 岁。2010 年 6 月 24 日初诊。

主诉：尿频、尿痛 1 个多月。

现病史：尿频、尿痛，色黄似红，腰痛，右侧面瘫已 3 个多月，仍闭目不全。舌苔白，脉沉缓。

诊断：淋证。

证型：膏淋。

治法：清热利湿，分清化浊。

①中药处方

茯　苓 10g	炒白术 10g	白芥子 10g	藁　本 10g
川　芎 10g	陈　皮 10g	全　蝎 10g	醋柴胡 12g
金银花 30g	连　翘 20g	鱼腥草 20g	萆　薢 10g
菖　蒲 10g	夜交藤 30g	蜂　房 10g	

7 剂，水煎服。

②针灸处方

列缺、气海、中极、足三里、三阴交、阴陵泉、太白。

留针 30 分钟，隔日 1 次，共 10 次。

二诊：2010 年 7 月 4 日。小便时疼痛减轻，尿混浊亦减，但仍有不爽感，右侧面瘫仍闭目不全。舌苔白，脉沉缓。湿热渐化未清，仍应前法出入。

中药处方：

知　母 6g	黄　柏 6g	小　蓟 30g	党　参 12g
炒白术 10g	白芥子 10g	藁　本 10g	川　芎 10g
陈　皮 10g	全　蝎 10g	醋柴胡 12g	金银花 30g
连　翘 20g	鱼腥草 20g	萆　薢 10g	菖　蒲 10g

14 剂。

三诊：2010 年 7 月 20 日。小便正常，面瘫症状较前轻，着重针灸治疗面瘫。

按语：湿热蕴久，阻滞经脉，脂液不循常道，小便浑浊不清，乃为膏淋。方用萆薢分清饮加减。茯苓、炒白术、陈皮理气健脾除湿；白芥子化痰通经络；藁本、川芎祛风胜湿；全蝎搜风通络；醋柴胡升阳举陷；金银花、连翘清热解毒；鱼腥草清热除湿、利水通淋；萆薢、菖蒲清利湿浊；夜交藤安神祛风通络；蜂房攻毒杀虫。针灸取列缺通任脉，通利小便；中极为膀胱之募穴，疏利膀胱气机；阴陵泉为脾经合穴，三阴交通利小便，疏调气机；太白健脾利湿；气海、足三里分清泌浊。

病案 3

倪某，女，55 岁。2011 年 8 月 1 日初诊。

主诉：尿频，尿急，尿痛半年。

现病史：半年来尿频，尿急，尿痛，伴有血尿，蛋白尿。西医诊断：泌尿系统结核感染。刻下小腹痛连尿道，不能忍尿，寐差，大便可。舌边紫暗，脉滑数。

诊断：淋证。

证型：热淋。

治法：清热化湿，利水通淋。

针灸处方：百会、印堂、安眠、中府、列缺、水分、气海、关元、中极、水道、阴陵泉、三阴交、蠡沟、会阴、合谷、太冲。

针刺治疗共 20 余次，血淋已瘥。尿检：蛋白阴性，红细胞未见，结核杆菌阴性。

按语：患者尿频，尿急，尿痛，伴有血尿，蛋白尿，小腹痛连尿道，不能忍尿，寐差，大便可。舌边紫暗，脉滑数。均为血淋、膏淋之象。百会升提阳气；印堂、安眠宁心安神；中府为肺之募穴，肺为水之上源，列缺通任脉，中极为膀胱之募穴，诸穴以疏利膀胱气机；阴陵泉为脾经之合穴，三阴交为脾肝肾三经交会穴，可通利小便，疏调气机；气海、足三里分清泌浊；关元益气通淋；水分、水道通利小便；蠡沟清热化湿；合谷配太冲调理气血；会阴为任脉、督脉、冲脉交会穴，治小便不利。调理全身气机对几例尿痛，尿中红细胞、白细胞患者均获效，究其原理在于调气机和调动全身积极因素。一侧顽固性肾结核也取效。

病案4

钱某，男，40岁。2007年4月27日初诊。

主诉：小便短涩，疼痛1天。

现病史：小便短涩，疼痛，色红赤，伴右侧腰部疼痛，并向会阴部放射。舌质红，舌苔薄黄，脉弦。

诊断：淋证。

证型：石淋。

治法：清热利湿通淋。

①中药处方

车前子10g	金钱草30g	海金沙30g	鸡内金30g
石　韦10g	冬葵子10g	瞿　麦10g	滑　石10g
白　芍10g	炙甘草10g	小　蓟10g	

5剂，水煎服，日1剂，分2次服。

②针灸处方

印堂、合谷、气海、中极、血海、足三里、三阴交、太冲、阴陵泉、太白。

留针30分钟，隔日1次，共5次。

服上方5剂，并配合针灸治疗，患者小便转正常，腰部及会阴部疼痛消失。

按语：小便短涩，疼痛，色红赤，伴右侧腰部疼痛，并向会阴部放射。舌质红，舌苔薄黄，脉弦，为石淋之象。方用石韦散加减。金钱草、海金沙、鸡内金排石消坚；车前子、瞿麦、滑石、石韦、冬葵子通淋利湿；白芍、甘草以缓急止痛；小蓟以凉血止血。针灸取膀胱之募穴中极疏利膀胱气机；阴陵泉为脾经之合穴，太白为脾经之原穴，三阴交为脾肝肾三经交会穴，通利小便，疏调气机；合谷为止痛要穴；气海、足三里益气健脾；血海凉血止血；太冲疏肝理气。

15. 消渴

消渴是以多饮、多食、多尿、身体消瘦或尿有甜味为特征的疾病。《黄帝内经》中称本病为"消瘅""膈消""肺消""消中"，提示本病与多脏器有关系。临床上，消渴主要涉及西医学之糖尿病，但消渴不等同于糖尿病，出现"三多一少"（多饮、多食、多尿和消瘦乏力），即消渴的病人，在糖尿病人中只占少部分，将近80%的病人在临床上并不出现"三多一少"。消渴病变的脏腑主要在肺、胃、肾，尤以肾为关键。消渴病的病机主要在于阴津亏损，燥热偏盛，而以阴虚为本，燥热为标。

对于本病的治疗，正如《医学心悟·三消》说："治上消者，宜润其肺，兼清其胃；治中消者，宜清其胃，兼滋其肾；治下消者，宜滋其肾，兼补其肺。"治疗上消，谷老师常以天花粉、葛根、麦冬、生地黄、黄连、知母等药为主随症加减；治疗胃热炽盛之中消，则以玉女煎为主方，若为气阴亏损所致者，当以健脾药为主，养脾则津液自生；若为下消，则以六味地黄丸为主方。同时，谷老师强调，节制饮食同药物治疗一样重要，少数患者经过严格而合理的饮食控制，即能收到良好的效果。

病案举例

蒲某，男，65岁。2011年5月6日初诊。

主诉：多饮，多食，多尿，消瘦2个月。

现病史：2个月来多饮，多食，多尿，消瘦，伴有视力下降，大便干燥，睡眠可。舌质红苔白腻，右关脉较滑数。

诊断：消渴。

证型：胃火亢盛。

治法：清胃泻火，养阴增液。

中药处方：

石　膏 20g　　知　母 10g　　黄　连 10g　　山　栀 10g

生地黄 15g　　麦　冬 10g　　麻　仁 9g　　炙甘草 10g

牛　膝 10g

7 剂，水煎服。

二诊：2011 年 5 月 14 日。渴欲饮水，喜冷饮，大便干燥，泛呕，右关脉仍滑数。

中药处方：

当　归 12g　　山　药 15g　　黄　连 15g　　南沙参 15g

北沙参 15g　　山萸肉 30g　　生地黄 30g　　天　麻 10g

吴茱萸 3g　　知　母 10g　　炙黄芪 30g　　丹　参 15g

石　斛 10g　　生石膏 30g　　炒栀子 6g

7 剂，水煎服。

三诊：2011 年 5 月 22 日。药后饮水较减，泛呕亦轻，大便间日下，苔尚厚。仍守原方。7 剂，水煎服。

按语：《景岳全书·三消干渴》曰："凡治消渴之法，最当先辨虚实。若察其脉证，果为实火致耗津液者，但去其火则津液自生，而消渴自止。若由真水不足，则悉属阴虚，无论上、中、下，急宜治肾，必使阴气渐充，精血渐复，则病必自愈。若但知清火，则阴无以生，而日见消败，益以困矣。"本例患者舌质红，舌苔腻，脉滑，为胃热炽盛之象。胃火内炽，胃热消谷，耗伤津液，出现口渴、多饮、多食易饥、体重减轻等病症。治宜清胃泻火，养阴增液。方用玉女煎加减。石膏、知母清肺胃之热；生地黄、麦冬益肺胃之阴；黄连、栀子清热泻火；肉桂引火归原，佐寒凉；当归、丹参养血活血；山药、山萸肉补益肝肾；石斛、南北沙参养阴清肺，益胃生津；黄精滋肾润肺，补脾益气；天麻平抑肝阳；吴茱萸暖肝散寒。

16. 肩周炎

肩周炎多因营卫虚弱，肝肾亏虚，筋骨虚弱，复因局部感受风寒或劳累闪挫，气血阻滞，痰凝闭阻致病，以局部畏寒疼痛、功能障碍为主，属十二经筋的证候。

临床中除按照经脉循行辨证取穴外应重视经筋理论的应用，治疗上必须结合经筋病变部位，辨明与该病变经筋相连属的相应经脉，这是治疗取穴的关键。手阳明、手太阴、手足太阳经分别循引于肩臂的前、中、后缘，根据患者压痛点或活动时疼痛最敏感处，确定病灶属何经，然后在远端诊断确定治疗敏感点后进行相应治疗，同时在肩痛的局部加艾灸效果更好。

病案举例

胡某，女，52 岁。

患者自述有肩周炎史，未能接受规范治疗，经他医手法治疗曾有局部撕伤。今年始前胸痛，右侧乳上第 2 肋骨处压痛明显，晚上不敢右侧卧睡，否则不能喘息；后背右上部痛，右肩胛骨内上缘压痛明显。受凉、活动劳累则前后痛甚，晨起痛，局部有结节样条索状物，服西药治疗无效。

中医诊断：痹证（肩痹）。

证型：寒湿痹阻。

西医诊断：肩周炎。

诊察：除患部疼痛明显外，于患者右手鱼际穴下找到一明显压痛点。为手太阴、手太阳经筋损伤。

针灸处方：肩髃、肩前陵、鱼际穴下、右侧前胸及肩胛骨内上缘阿是穴。

针后症状明显减轻，经 7 次治疗后基本症状消失。

按语：该病从经筋理论来治疗，手太阴经筋"……寻指上行，结于鱼后……上结缺盆，下结胸里……"，手太阳经筋"……其支者，后走腋后廉，上绕肩胛……"，局部温针治疗以疏通气血，改善症状。因经筋损伤而导致的疼痛是临床上常见的病症，经络触诊中除发现局部有阳性异常反应外，寻经在身体其他部位还能找到压痛点，可"依脉引经气"对其进行针刺治疗，常能收到很好的效果。从中可深刻体会到《灵枢》中经筋循行病候的重要性。

17. 腰痛

腰痛又称"腰脊痛"，疼痛的部位或在脊中，或在一侧，或两侧俱痛，为临床常见病证。谷老师将本病分为寒湿腰痛、劳损腰痛、肾虚腰痛三种类型，他认为，腰为肾之府，督脉并于脊里，肾附其两旁，膀胱经夹脊络肾，故腰痛和肾与膀胱经的关系最为密切。

谷老师对于此证往往运用脏腑辨证与经络辨证相结合的方法进行诊治。在治疗中，谷老师将针灸与中药相结合，灵活运用，随症加减，积累了宝贵的临床经验。针灸治疗取足太阳、少阳、少阴、督脉经穴为主，常用腧穴为肾俞、大肠俞、委中、阿是穴、腰阳关、阳陵泉、三阴交、太溪、命门，委中疏通足太阳经气，"腰背委中求"，委中是治疗腰背疼痛的要穴，大肠俞、腰阳关助阳散寒化湿，阳陵泉疏筋，三阴交活血，志室、太溪补肾，命门、肾俞治腰脊强直。若为急性腰扭伤疼痛剧烈，谷老师予针人中，用泻法，若腘窝络脉瘀胀者，可用三棱针点刺放血。

病案举例

病案 1

刘某，男，38 岁。2008 年 10 月 27 日初诊。

主诉：腰痛 6 年，加重 2 个月。

现病史：6 年前劳累后始觉腰痛，向左下肢放射，卧和坐起时疼痛，行走尚可，怕冷，近 2 个月来劳累后加重明显，行走疼痛加重，纳可，眠差，二便调，舌红苔白滑，脉弦滑。

既往史：否认高血压病史、糖尿病病史、冠心病病史。

辅助检查：腰椎 MRI 示：L4/L5 椎间盘膨出，椎管狭窄。

中医诊断：腰痛。

证型：寒湿阻络，经脉闭阻。

西医诊断：腰椎间盘膨出。

治法：祛寒湿，通经脉，强壮督脉。

①中药处方

薏苡仁20g	羌 活10g	独 活10g	当 归12g
川 芎12g	威灵仙30g	赤 芍10g	白 芍10g
熟地黄15g	鹿角霜10g	苍 术10g	白 术10g
全 蝎6g	地 龙10g	血 竭3g	丹 参20g
玄 胡12g			

②针灸处方

大肠俞、肾俞、命门、腰阳关、秩边、居髎、环跳、委中、昆仑、大椎。

二诊：2008 年 11 月 3 日。症状明显好转，腰痛减轻，怕冷缓解，行走时亦无明显疼痛，考虑患者症状好转，中药守方，去全蝎、地龙、熟地黄。

①中药处方

薏苡仁20g	羌 活10g	独 活10g	当 归12g
威灵仙30g	赤 芍10g	白 芍10g	鹿角霜10g
苍 术10g	白 术10g	血 竭3g	丹 参20g
生龙骨50g	生牡蛎50g		

②针灸处方

大肠俞、肾俞、腰阳关、秩边、会阳、环跳、居髎、委中、昆仑。

三诊：2008 年 11 月 10 日。腰痛已不明显，行走时亦无腰痛，考虑诸症好转，嘱继服原方治疗，针刺取穴同前，加百会，随访1 年未发作。

按语： 患者腰痛，根据症状辨为寒湿阻络、经脉闭阻，治以祛寒湿、通经络。肾俞、大肠俞为谷老师治疗腰痛之要穴，秩边、环跳、居髎为"臀三针"，乃谷老师治疗腰椎间盘膨出、坐骨神经痛之"精方"，多有取效。中药与针刺结合，辨证准，取穴精，故谷老师善治愈多年腰痛之顽疾。独活寄生汤对此类病患很有效，谷老师常加用虫类药物如乌蛇、地龙、全蝎、水蛭、蜈蚣等，作用明显增加。对颈腰椎病谷老师强调卧硬床、保温、不能久坐久立久行，不宜强力登山，要坚持练习八段锦或太极拳，坚持做燕飞动作，促使背肌强健为要。

病案 2

李某，男，50 岁。2011 年 4 月 22 日初诊。

主诉：腰痛腰酸 1 年。

现病史：1 年来反复腰痛腰酸，喜揉喜按，伴腿膝无力，手足不温。腰部 CT（-）。舌苔薄白，脉沉细无力。

诊断：腰痛。

证型：肾阳亏虚。

治法：温补肾阳。

①中药处方

附　子 10g	肉　桂 10g	熟地黄 10g	山　药 10g
山萸肉 10g	枸杞子 10g	杜　仲 10g	菟丝子 10g
当　归 10g	茯　苓 10g	牛　膝 10g	炙甘草 10g

7 剂，水煎服。

②针灸处方

肾俞、大肠俞、命门、委中、腰阳关、百会。

留针 30 分钟，隔日 1 次，共 10 次。

针药结合治疗 1 周后腰痛减，腿膝较前有力。嘱续服六味地黄丸以巩固疗效。

按语：《景岳全书·腰痛》曰："腰痛证凡悠悠戚戚，屡发不已者，肾之虚也；遇阴雨或久坐痛而重者，湿也；遇诸寒而痛，或喜暖而恶寒者，寒也；遇诸热而痛及喜寒而恶热者，热也；郁怒而痛者，气之滞也；忧愁思虑而痛者，气之虚也；劳动即痛者，肝肾之衰也。当辨其所因而治之。"本例患者腰痛隐隐，腿膝酸软无力，伴手足不温，脉沉细无力，均乃因肾阳不足，不能温煦筋脉所致。治宜补肾壮阳，温煦经脉，方用右归丸加减。熟地黄、山药、山萸肉、枸杞培补肾精；杜仲、牛膝温肾壮腰；菟丝子补益肝肾；当归补血行血；茯苓健脾胃；附子、肉桂补火助阳，散寒止痛，温经通脉。"腰背委中求"，委中疏调腰背部经脉之气血；腰为肾之府，肾俞壮腰益肾；大肠俞、腰阳关疏通局部经络；百会为"诸阳之会"。

二、妇科病例

1. 痛经

痛经又称"经行腹痛"，是指经期或行经前后出现的周期性小腹疼痛。以青年女性较为多见。西医将痛经分为原发性痛经和继发性痛经。原发性痛经是周期性月经期痛但没有器质性疾病，而继发性痛经常见于内异症、肌瘤、盆腔炎症性疾病、子宫腺肌病和月经流出道梗阻。中医认为痛经的发生与冲、任二脉及肝、肾二脏密切相关。其原因主要可归为两类：一为"不通则痛"，因寒湿、瘀血或肝气郁结，使脉络受阻，导致胞宫的气血运行不畅；二为"不荣则痛"，因气血虚弱，肝肾不足，胞宫失于濡养所致。

谷老师发现，临床上痛经患者，因寒凝或情志不调而致气血瘀滞者多见，单纯气血虚弱者相对较少。故治疗大法以温经散寒、化瘀止痛为主，气血不足者益气养血、调补冲任。

病案举例

病案 1

李某，女，30 岁。2008 年 9 月 10 日初诊。

主诉：经期小腹胀痛 2 年。

现病史：患者 2 年前每次经期小腹胀痛，常提前 5 ~ 7 天，经血量少，行而不畅，有血块，经前乳房胀痛，白带多，已婚未育，寐可，二便可。舌苔薄白，脉弦细。

诊断：痛经。

证型：气滞血瘀化热。

治法：活血祛瘀，行气止痛，清热燥湿。

中药处方：

醋柴胡 10g	枳 壳 10g	赤 芍 10g	白 芍 10g
葛 根 12g	苏 木 10g	三 棱 6g	莪 术 6g
川 芎 10g	陈 皮 10g	山 药 10g	车前子 10g
苦 参 12g	白鲜皮 15g	牛 膝 20g	杜 仲 15g
白茅根 30g	炮山甲 6g		

14 剂，水煎服。

服药 14 剂，下个月经周期后随访，未发痛经。

按语：瘀血阻滞胞脉，不通则痛，故见小腹胀痛，有血块；肝气郁结，肝经不利，则经前乳房胀痛；湿热蕴结，损伤任脉和带脉，故见白带多；舌苔薄白，脉弦细，均为气滞血瘀兼湿热之象。方用柴胡疏肝散合膈下逐瘀汤加减。柴胡、葛根疏肝解郁，升达清阳；枳壳宽胸行气；赤芍、川芎活血祛瘀行气；苏木活血祛瘀；三棱、莪术、炮山甲破血通络止痛；陈皮理气燥湿；牛膝活血通经，祛瘀止痛，引血下行；杜仲补益肝肾；白茅根清热凉血。

病案 2

刘某，女，36 岁。2011 年 4 月 11 日初诊。

主诉：痛经 1 年。

现病史：1 年前因紧张郁怒致月经来时下腹疼痛且呈周期性，伴心烦善太息，乏力。舌苔薄白，脉沉缓。

诊断：痛经。

证型：肝郁气滞。

治法：理气活血。

①中药处方

陈　皮 12g	薏苡仁 30g	党　参 20g	茯　苓 10g
苍　术 10g	白　术 10g	柴　胡 9g	郁　金 10g
白　芍 15g	桃　仁 12g	红　花 12g	玄　胡 10g
当　归 15g			

7 剂，水煎服，日 1 剂，分 2 次服。

②针灸处方

太冲、合谷、关元、三阴交、血海、足三里、地机、丰隆。

二诊：2011 年 4 月 20 日。服药 7 剂后，情绪渐稳，舌苔薄白，脉沉缓。原方再服用 7 剂。

三诊：2011 年 5 月 18 日。患者诉月经周期已过，此次痛经较前明显减轻，脉略滑。嘱自购逍遥散 1 盒，巩固疗效。

按语：患者月经期间下腹疼痛，伴心烦善太息，乏力，均为肝郁血瘀之象。肝性喜条达，恶抑郁，为藏血之脏，体阴而用阳。若情志不畅，肝木不能条达，则肝体失于柔和，以致肝郁血瘀。治宜理气活血。方用逍遥散加减。柴胡疏肝解郁，使肝气得以条达；白芍酸苦微寒，养血敛阴，柔肝缓急；当归甘辛苦温，养血和血；陈皮、郁金解郁化痰；茯苓、薏苡仁、白术、党参健脾益气；桃仁、红花活血调经；玄胡行气止痛。针灸：足厥阴肝经"循阴股，入毛中，抵小腹"，合谷配太冲理气血止痛；地机为足太阴脾经郄穴，足太阴经循于少腹部，阴经郄穴主治血证，可调血通经止痛；关元属任脉，通于胞宫，与足三阴经交会，针之行气活血、化瘀止痛；血海、足三里、三阴交益气养血和血；

丰隆祛痰和胃。

病案 3

田某，女，20 岁。2012 年 8 月 3 日初诊。

主诉：痛经 4 年。

现病史：痛经、经量少、有块，行经时呕恶、便秘、易嗳气，乳腺增生，大便 3 ~ 5 日 1 次，苔白。

诊断：痛经。

证型：气滞血瘀。

治法：活血化瘀，理气止痛。

中药处方：

当　归 10g	吴茱萸 10g	黄　连 3g	玄　胡 10g
白　芍 12g	生　姜 10g	法半夏 10g	陈　皮 10g
炒蒲黄 10g	五灵脂 10g	旋覆花 12g	代赭石 30g

7 剂，水煎服。

二诊：2012 年 8 月 17 日。本次行经量略多，痛及呕恶减，大便仍 3 ~ 5 天 1 次，易嗳气，多梦。

中药处方：

醋柴胡 10g	枳　壳 10g	法半夏 10g	赤　芍 10g
白　芍 10g	川楝子 10g	旋覆花 10g（包煎）	
代赭石 30g（包煎）		鹿角霜 10g	生　姜 6g
吴茱萸 6g	黄　连 10g	玄　胡 10g	炙甘草 10g
大　枣 6g	益母草 10g		

12 剂，水煎服。

三诊：2012 年 9 月 14 日。2012 年 9 月 5 日来潮未呕恶，但有血块，量有增加，大便 2 ~ 3 天 1 次，苔薄黄。

中药处方：

生地黄 12g	熟地黄 12g	赤　芍 10g	白　芍 10g
当　归 10g	益母草 12g	茯　苓 10g	蚕　砂 30g

第四章
临证精粹

生　姜6g　　苏　木10g　　旋覆花15g（包煎）

代赭石30g（先煎）　　鹿角霜10g　玄　胡10g

炙甘草10g　　大枣6g　　前　胡10g　白　前10g

桔　梗10g

12剂，水煎服。

四诊： 2012年10月11日。2012年10月7日来潮，除便秘外，月经基本正常。后2个月经周期随访，未发痛经及呕吐。

按语： 经前或经期小腹疼痛拒按，乳房胀痛，易嗳气，经行不畅，有血块，皆因气滞而致血瘀。治宜活血化瘀，理气止痛。方用失笑散合左金丸、旋覆代赭汤加减。当归、白芍活血养血；吴茱萸、黄连清泻肝火，降逆止呕；玄胡活血化瘀止痛；生姜温中散寒；法半夏、陈皮理气化痰；蒲黄、五灵脂活血化瘀散结；旋覆花、代赭石降逆化痰。

2. 月经失调

月经失调，也称月经不调。这是一种常见的妇科疾病。表现为月经周期或出血量的异常，或是月经前、经期时的腹痛及全身症状。病因可能是器质性病变或是功能失常。血液病、高血压病、肝病、内分泌病、流产、宫外孕、葡萄胎、生殖道感染、肿瘤（如卵巢肿瘤、子宫肌瘤）等均可引起月经失调。中医包括月经先期、月经后期、月经不定期。月经先期主要因气虚不固或热扰冲任所致。月经后期有虚实之分。实者或因寒凝血瘀、冲任不畅，或因气郁血滞、冲任受阻，致使经期延后；虚者或因营血亏损，或因阳气虚衰，以致血源不足，血海不能按时蓄溢。月经先后无定期主要责之冲任气血不调，血海蓄溢失常，多由肝气郁滞或肾气虚衰所致。本病与肾、肝、脾三脏及冲、任二脉关系密切。

对功能性月经不调，谷老师常单用针灸治疗。气虚、血虚、肾虚者益气养血、补肾调经，针灸并用，补法；血寒者温经散寒、调理冲任，针灸并用，平补平泻；气郁、血热者疏肝理气、清热调经，只针不灸，泻法。若是生殖系统器质性病变引起者，谷老师常采用针药配合，共奏良效。但卵巢肿瘤、子宫肌瘤、子宫腺肌病殊难取效。

病案举例

病案 1

代某，女，46 岁。2007 年 11 月 21 日初诊。

主诉：月经期提前，色淡质稀 2 年。

现病史：患者已婚，育 1 子。2 年来月经期常提前，色淡质稀，神疲肢倦，小腹空坠，量可，纳少，寐可，二便调。舌淡苔白，脉沉弱。

诊断：月经不调。

证型：脾肾气虚。

治法：益气。

针灸处方：气海、关元、血海、足三里、三阴交。

留针 30 分钟，隔日 1 次。

针 3 次后月经来潮，量少，色淡。针治 17 次后月经来潮，经期、经色等均趋正常。追访半年，月经正常。

按语：中医认为脾肾气虚则统摄无权，冲任失固，故见月经期常提前。色淡质稀，量可，神疲肢倦，小腹空坠，舌淡，苔白，脉沉弱，均为气虚之象。冲任失调是本病的主要病机。气海和关元为任脉要穴，又与足三阴经交会，任、冲同源，故气海和关元是调理冲任的要穴；血海、三阴交均属脾经，三阴交还与肝肾二经交会，为妇科理血调经要穴，常配用五俞穴中肝俞、脾俞、肾俞加命门、次髎。

病案 2

田某，女，27 岁。2011 年 9 月 12 日初诊。

主诉：月经后期 10 ~ 30 天，持续半年。

现病史：月经后期 10～30 天已半年余，本次月经刚过，月经量可，有块，纳可，时寐差。苔白，脉滑数。

诊断：月经不调。

治法：活血调经。

①中药处方

三　棱 10g	莪　术 10g	法半夏 10g	陈　皮 10g
牛　膝 20g	川　芎 12g	生大黄 6g	当　归 10g
桃　仁 12g	茯　苓 10g	柏子仁 30g	水　蛭 6g

炒酸枣仁 20g

14 剂，水煎服，日 1 剂，分 2 次服。

②针灸处方

关元、地机、血海、归来、三阴交、阴陵泉。

二诊：2011 年 10 月 16 日。针药配合治疗 2 周后，此月月经按时而至，睡眠亦有好转。为彻底治愈，再与针药连续治疗 2 个月经周期，治疗仍以活血调经为主。

按语： 患者月经后期 10～30 天已半年余，月经量可，有块，此为血瘀之征。方用抵当汤合血府逐瘀汤加减。三棱、莪术破血通络；法半夏、陈皮、茯苓理气燥湿化痰；牛膝活血通经祛瘀，引血下行；川芎、桃仁活血化瘀；当归养血活血；生大黄清热活血；水蛭通阴络，攻下蓄血；柏子仁、炒酸枣仁养心血安神。针灸对功能性月经不调有较好疗效，一般多在月经来潮前 3～5 天开始治疗，直到月经干净为止。《百症赋》曰："妇人经事常改，自有地机、血海。"地机、血海、三阴交均属脾经，为妇科调经要穴；同时配合关元穴，关元为调理冲任要穴；归来穴位于小腹，主治月经不调及闭经；此外，足厥阴肝经行于小腹。临床上，凡是月经不调患者，在阴包穴附近多有明显压痛。

3. 崩漏

女性非周期性子宫出血，其发病急骤，暴下如注，大量出血者为"崩"；病势缓，出血量少，淋沥不绝者为"漏"。崩与漏虽出血情况不同，但在发病过程中两者常互相转化，如崩血量渐少，可能转化为漏，漏势发展又可能变为崩，故临床多以崩漏并称。青春期和更年期妇女多见。西医的功能性子宫出血、女性生殖器炎症、肿瘤等所出现的阴道出血，皆属崩漏范畴。本病的病机主要是冲任损伤，不能固摄，以致经血从胞宫非时妄行。常见病因有血热、血瘀、肾虚、脾虚等。病变涉及冲、任二脉及肝、肾、脾三脏。因血热内扰、气滞血瘀所致者，宜清热凉血、行气化瘀；因肾阳亏损、气血不足所致者，宜温补肾阳、补气摄血。

病案举例

病案 1

黄某，女，35 岁。2011 年 4 月 22 日初诊。

主诉：月经紊乱半年。

现病史：半年来月经紊乱，本次月经已淋沥 20 余日，伴心烦易怒，经前乳胀。舌质红，舌苔黄，脉弦。

诊断：崩漏。

治法：清热凉血，固冲止血。

①中药处方

黄　芩 15g　　栀　子 10g　　生地黄 10g　　地骨皮 10g

地榆炭 10g（包煎）　　　　　棕榈炭 30g（包煎）

龟　板 10g（先煎）　　　　　生牡蛎 30g（先煎）

炙甘草 10g

14 剂，水煎服。

②针灸处方

合谷、关元、血海、足三里、三阴交、太冲、阴谷、隐白（点刺）。

留针 30 分钟，隔日 1 次，共 10 次。

同时在患者腰骶部督脉或足太阳经上寻找红色丘疹样反应

点，每次 2 个点，用三棱针挑破 0.2 ~ 0.3cm 长、0.1cm 深，将白色纤维挑断。半月 1 次。

针药配合，经治 10 次后漏下已止，纳佳，脉滑，大便可。

按语：患者月经淋沥不净 20 余日，伴心烦易怒，经前乳胀。舌质红，舌苔黄，脉弦。均为血热之象。治宜清热凉血、行气化瘀，方用清热固经汤加减。黄芩清热止血；龟板滋阴降火；生牡蛎固涩止血；生地黄、栀子、地骨皮清热凉血止血；地榆炭、棕榈炭止血。此外，针灸对本病有明显疗效。《针灸甲乙经》曰："妇人漏下，若血闭不通、逆胀，血海主之……女子漏血，太冲主之……妇人漏血、腹胀满不得息，阴谷主之。"三阴交为肝脾肾三经之交会穴，可以健脾益气，调补肝肾，肝脾肾精血充盈，胞脉得养，冲任自调。关元配三阴交理经血调经水；阴谷、隐白、血海止血调经；合谷配太冲理气化瘀；足三里补气益血调经。隐白采用点刺。

病案 2

杨某，女，31 岁。2012 年 1 月 9 日初诊。

主诉：崩漏 1 个月。

现病史：月经紊乱，近 1 月来每天有出血，小腹阵痛，脉沉细，寐差，舌胖，舌边紫暗有瘀点，苔薄黄。

既往史：糖尿病史 10 余年，用胰岛素控制亦有 7 年，血糖控制可。

诊断：崩漏、糖尿病。

证型：脾肾亏虚，冲任不固。

治法：固冲摄血，益气健脾。

①中药处方

炙黄芪 30g	炒白术 10g	茯 苓 10g	桑寄生 15g
黄 芩 10g	生龙骨 20g（先煎）		生牡蛎 20g（先煎）
茜 草 12g	阿胶珠 12g（先煎）		山萸肉 10g

升　麻 6g　　棕榈炭 15g　　炙甘草 10g

7 剂，水煎服。

②针灸处方

隐白、三阴交、血海、行间、太冲、关元、阴谷。

二诊：2012 年 1 月 16 日。近日血量少，小腹阵痛，脉尺弱。

①中药处方

升　麻 3g　　葛　根 10g　　　　炙黄芪 30g　　棕榈炭 12g

血余炭 10g　　阿　胶 10g（烊）　　生地黄 15g　　炙甘草 10g

羚羊粉 1 支（冲）　　　　　　　藕　节 10g　　枳　壳 6g

7 剂，水煎服。

②针灸处方

取穴基本不变。

三诊：2012 年 1 月 18 日。漏下经针药结合已止，纳佳，脉滑，舌下静脉曲张，舌边暗，舌胖，大便可。

中药处方

炙黄芪 30g　　葛　根 10g　　　　升　麻 3g　　　棕榈炭 12g

血余炭 10g　　阿　胶 10g（烊）　　生地黄 15g　　桔　梗 6g

生石膏 15g　　枳　壳 10g　　　　炙甘草 10g　　黄　精 10g

平盖灵芝 10g　玄　胡 10g　　　　当　归 10g

7 剂，水煎服。

四诊：2012 年 2 月 1 日。漏下已止，略感疲劳，舌瘀斑减少，治以养血安神为主。

①中药处方

炙黄芪 30g　　当　归 1g　　葛　根 12g　　升　麻 3g

炒酸枣仁 30g　棕榈炭 12g　　阿　胶 12g（烊）

生地黄 15g　　炒白术 10g　　生石膏 15g　　黄　精 10g

平盖灵芝 10g　白　芍 10g　　山萸肉 10g　　桑　枝 12g

炙甘草 10g　　桔　梗 10g　　生龙骨 30g（先煎）

生牡蛎 30g（先煎）

7 剂，水煎服。

②针灸处方

足三里、合谷、三阴交、内关、关元、印堂。

按语： 患者月经紊乱，崩漏月余，小腹阵痛，脉沉细，舌边紫暗有瘀点，苔薄黄，考虑为肾虚不固，脾虚不摄，冲脉滑脱所致，方用固冲汤加减，寓"急则治其标"之意。山萸肉甘酸而温，既能补益肝肾，又能收敛固涩；龙骨、牡蛎合用以"收敛元气，固涩滑脱"；脾主统血，气随血脱，又当益气摄血，白术补气健脾，阿胶养血；黄芪既善补气，又善升举，配合升麻，尤善治流产崩漏；棕榈炭善收敛止血；茜草固摄下焦，既能止血，又能化瘀，使血止而无留瘀之弊。针灸对于本病也有一定疗效。遵《针灸大成》"女人漏下不止，太冲，三阴交；血崩，气海、大敦、阴谷、太冲、然谷、三阴交、中极"。治疗时每次选取 5～6 个穴，配合中药，效果明显。

4. 闭经

凡发育正常的女性，年逾 18 周岁月经尚未来潮，为"原发性闭经"；若已行经而又中断 3 个月经周期以上者，则为"继发性闭经"。至于青春前期、妊娠期、哺乳期及绝经期没有月经则属生理现象。

闭经病因复杂，治疗难度较大。不同病因引起的闭经，中医治疗效果各异。对感受寒邪、气滞血瘀、气血不足和精神因素所致的闭经疗效较好，而对结核病、肾病、子宫发育不全等其他原因引起的闭经效果较差。谷老师治疗闭经，常常针药配合，以提高疗效。

病案举例

乐某，女，40 岁。2008 年 8 月 26 日初诊。

主诉：月经未行 3 个月。

现病史：月经3个月未行，咽干，声音变粗，纳可，寐可，二便可。苔薄白，舌边瘀斑，脉沉。

诊断：月经不调。

治法：养血祛瘀益肾。

①中药处方

当　归10g　赤　芍10g　白　芍10g　熟地黄15g
川　芎12g　桃　仁12g　知　母12g　桔　梗10g
玄　参10g　水　蛭10g　牛　膝20g　生大黄10g
枳　壳10g

7剂，水煎服。日1剂，分2次服。

②针灸处方

关元、天枢、地机、血海、三阴交、归来、合谷、气冲。

二诊：2011年9月3日。月经仍未来潮，患者心理压力大，焦虑状，睡眠差，脉左关弦。嘱患者放松心情，合理作息，配合针药治疗。中药原方加：郁金10g，三棱12g，水蛭12g。

三诊：2011年9月11日。月经已于治疗后第10天来潮，色暗，量多，略感疲劳，舌边瘀斑较前淡。续针10次以巩固疗效。

按语： 患者闭经乃因营血亏虚兼有血瘀，以致血海不能按时满溢，与肝、脾、肾及冲任密切相关。治以养血祛瘀以调经。遵《针灸集成》"月经不通，合谷、阴交、血海、气冲"之验，加关元、天枢。关元、气冲、三阴交调理脾、肝、肾及冲、任二脉；天枢位于腹部，针之可活血化瘀，灸之可温经通络；合谷配三阴交能调畅冲任、调理胞宫气血；血海为"血之会"。配合中药治疗，当归、白芍、熟地黄以养血和血；川芎活血行气，桃仁活血化瘀；知母以滋肾阴，润肺；桔梗以宣肺利咽；赤芍、玄参清热凉血；水蛭、大黄活血消癥；牛膝活血祛瘀，补益肝肾，引血下行；枳壳疏肝行气。

168

5. 不孕症

育龄妇女与配偶同居 2 年以上，配偶生殖功能正常，未采取任何避孕措施，性生活正常而没有成功妊娠，称为"原发性不孕症"；或曾有孕育史，又连续 2 年以上未再受孕者，称"继发性不孕症"。不孕是一种常见的问题，影响到至少 10% ~ 15% 的育龄夫妇。西医认为，本病有绝对不孕和相对不孕之分，有中枢性的影响、全身性疾患、卵巢因素、输卵管因素、子宫因素及阴道因素。中医认为肾虚胞寒、冲任血虚、气滞血瘀、痰湿阻滞等均可导致不孕。

中药治疗主要以益肾暖宫、调理冲任、活血化瘀之药为主；针灸则重点取肾经、任脉、脾经相应穴位。

病案举例

杨某，女，34 岁。2009 年 6 月 13 月初诊。

现病史：患者诉因输卵管不通畅致不孕，曾行输卵管通畅术，但仍不完全畅通，月经正常，经前常乳房胀痛，白带（-），寐可，纳佳。舌淡小，脉沉缓。

诊断：不孕症。

证型：气滞血瘀。

治法：活血化瘀。

①中药处方

醋柴胡 12g	赤　芍 10g	白　芍 10g	川　芎 10g
路路通 6g	当　归 10g	桂　枝 10g	茯　苓 10g
丹　参 30g	桃　仁 10g	红　花 10g	穿山甲 3g
巴戟天 10g	桑寄生 15g	皂角刺 12g	蜂　房 10g
生大黄 6g			

14 剂，水煎服。

②针灸处方

第一组：关元（温针灸）、子宫、三阴交、神阙、归来、中极、带脉、太冲。第二组：次髎、中髎、秩边、三阴交、肾俞。

留针 30 分钟，隔日 1 次，两组穴位轮流使用。

针药配合治疗 3 个多月，成功怀孕。

按语：本例患者输卵管不通畅，经前常有乳房胀痛，虑为气滞血瘀所致。方用桂枝茯苓丸加减。临床上，桂枝茯苓丸对于妇女乳腺增生、子宫肌瘤、卵巢囊肿、附件炎、慢性盆腔炎等属于气滞血瘀者疗效颇佳。醋柴胡疏肝解郁调经；芍药、当归养血活血；路路通以通经络；川芎、丹参、桃仁、红花活血祛瘀；桂枝温经通脉；茯苓健脾益胃；穿山甲、生大黄活血消癥；巴戟天补肾阳；桑寄生补肝肾养血；皂角刺消痈托毒；蜂房攻毒杀虫。针灸治疗不孕症有较好疗效。但治疗前必须排除男方或自身生理因素造成的不孕，宜先在医院行相关辅助检查。本例患者因气滞血瘀所致不孕，取穴主要以腹部及腰背部相应穴位为主，同时配合脾经及肝经穴位，以共奏行气活血、化瘀消癥之效。

6. 带下病

带下病系女性阴道内白带明显增多，并见色、质、味异常的一种病症。常见于西医学的阴道炎、子宫颈或盆腔炎症、内分泌失调、宫颈及宫体肿瘤等疾病引起的白带增多症。正常女子自青春期开始，肾气充盛，脾气健运，任脉通调，带脉健固，阴道内即有少量白色或无色透明无臭的黏性液体，特别是在经期前后、月经中期及妊娠期量增多，以润泽阴户，防御外邪，此为生理性带下。如《沈氏女科辑要》引王孟英说："带下，女子生而即有，津津常润，本非病也。"若带下量明显增多，或色、质、气味异常，即为带下病。《女科证治约旨》说："若外感六淫，内伤七情，酝酿成病，致带脉纵弛，不能约束诸脉经，于是阴中有物，淋沥下降，绵绵不断，即所谓带下也。"

谷老师认为，治疗带下病的关键在于治"湿"，因脾肾亏虚所致带下量多、色淡者，治宜健脾益肾；因湿热下注引起的带下量多、色黄而稠者，治宜清热利湿。

病案举例

病案 1

杨某，女，45 岁。2011 年 4 月 18 日初诊。

主诉：带下量多半年。

现病史：半年来带下量多，色白，质稀薄，如涕，四肢倦怠。舌淡胖，苔白腻，脉细。

诊断：带下量多。

证型：脾虚证。

治法：健脾益气，升阳除湿。

①中药处方

人　参 10g	白　术 10g	赤　芍 10g	白　芍 10g
怀山药 10g	苍　术 10g	陈　皮 10g	醋柴胡 10g
黑荆芥 10g	车前子 10g		

7 剂，水煎服。

②针灸处方

带脉、关元、中极、次髎、足三里、阴陵泉、三阴交、太白。

留针 30 分钟，隔日 1 次，共 10 次。

二诊：2011 年 4 月 27 日。带下量稍减，疲倦感亦轻。针灸取穴基本不变。

中药处方：

人　参 10g	白　术 15g	茯　苓 15g	赤　芍 10g
白　芍 10g	怀山药 15g	苍　术 10g	陈　皮 10g
醋柴胡 10g	黑荆芥 10g	泽　泻 15g	

14 剂，水煎服。

针药配合治疗 1 个月后痊愈。

按语：湿邪是导致本病的主因，《傅青主女科》说："夫带下俱是湿症。"本例患者因脾虚肝郁、带脉失约、湿浊下注所致。
方用完带汤加减。本方是治疗白带的常用方剂。人参补中益气;
白术、苍术、山药补脾祛湿,使脾气健运,湿浊得消;山药并有
固肾止带之功;白芍、柴胡疏肝解郁;陈皮理气燥湿;黑荆芥收
涩止带;赤芍清热凉血;车前子渗湿。针灸:带脉穴属足少阳经,
为足少阳、带脉二经交会穴,是带脉经气所过之处,可协调冲
任,有理下焦之气,利下焦湿邪,有利湿止带的作用;关元配三
阴交调理脾肝肾;中极、次髎清利下焦湿热;足三里、太白健脾
化湿;阴陵泉健脾祛湿。

病案 2

樊某,女,39 岁。2007 年 5 月 17 日初诊。

主诉:带下量多伴下腹痛 1 年余。

现病史:1 年前出现带下量多,色黄白,质稠,有异味,伴
下腹疼痛,月经规律,寐可,二便可。舌苔薄黄,脉弦。

诊断:带下病。

证型:湿热下注。

治法:清热利湿,清热解毒。

中药处方:

茵 陈 30g	土茯苓 30g	菖 蒲 12g	藿 香 10g
山 药 12g	赤 芍 10g	白 芍 10g	玄 胡 10g
黄菊花 12g	金银花 20g	连 翘 20g	蚕 砂 12g
白花蛇舌草 12g			

14 剂,水煎服。

服药 14 剂,带下量较前明显减少,异味亦不明显,偶有腹
痛,脉弦。治疗仍以清热利湿为主。

中药处方:

| 茵 陈 30g | 茯 苓 20g | 赤 芍 15g | 白 芍 15g |
| 栀 子 10g | 金银花 20g | 连 翘 20g | 山 药 12g |

菖　蒲 12g　　蚕　砂 12g　　泽　泻 15g

14 剂，水煎服。

3 月后随访，白带基本正常。

按语：湿热蕴结于下，损伤任带二脉，故出现带下量多，色黄白，质稠，有异味；湿热蕴结，阻遏气机，故下腹疼痛；舌苔薄黄，脉弦，均为湿热之象，治宜清热利湿。茵陈清利湿热；土茯苓解毒利湿；菖蒲、藿香、蚕砂化湿和胃；山药固精止带；玄胡活血行气止痛；黄菊花清热解毒；金银花、连翘清热解毒；白花蛇舌草清热利湿解毒；赤芍清热凉血；白芍缓急止痛。

7. 阴痒

阴部瘙痒不堪，甚则痒痛难忍，称为阴痒，也称阴门瘙痒，与带下病常同时兼见。阴痒是一个症状，很多全身性、局部性的疾病均可发生阴痒。西医的"外阴瘙痒"可与阴痒互参施治。多因脾虚湿盛，郁久化热，湿热蕴结，注于下焦；或忧思郁怒，肝郁生热，夹湿下注；或因外阴不洁，久坐湿地，病虫乘虚侵袭所致；或年老体弱，肝肾阴虚，精血亏耗，血虚生风化燥，而致外阴干涩作痒。

临床以湿热为患多见，症见外阴瘙痒难忍，带下量多而腥臭，外阴湿润，局部或有渗出物，胸闷心烦纳减。治宜清热利湿，方用萆薢渗湿汤，或龙胆泻肝汤；肝肾阴虚者，症见外阴干涩瘙痒难忍，或有灼热感，甚则五心烦热、头晕目眩、腰酸耳鸣等，治宜滋阴泻火，祛风止痒，方用知柏地黄汤加味。局部可用蛇床子、川椒、枯矾、苦参、百部、杏仁等水煎熏洗。临床上，对于阴痒较轻者，单用针灸亦有良效，针刺以足厥阴肝经穴位为主。

病案举例

姚某，女，39 岁。2009 年 7 月 4 日初诊。

主诉：阴痒半年，加重 1 个月。

现病史：外阴瘙痒半年且逐渐加重，外阴呈阵发性奇痒，带下量多，色黄。无白斑及其他皮肤病。寐可，二便调。舌红苔白腻，脉沉。

诊断：阴痒。

证型：湿热下注。

治法：清热利湿。

针灸处方：中极、阴陵泉、蠡沟、三阴交、太冲、天枢、合谷、印堂、少府。

留针 30 分钟，隔日 1 次。

共针刺 7 次而愈。

按语：肝主筋，前阴乃宗筋之所聚，足厥阴肝经环绕阴器。蠡沟为足厥阴肝经之络穴，能疏泄肝胆，清热，杀虫止痒，为治疗阴痒常用要穴；太冲为肝经原穴，即可清肝经湿热；《针灸甲乙经》：女子绝子、阴痒，阴交主之……女子阴痒及痛、经闭不通，中极主之。中极为任脉与足三阴之会，又为膀胱募穴，可清下焦湿热，调带止痒；三阴交调理脾肝肾，清下焦湿热，除外阴瘙痒；阴陵泉清肝利胆，祛下焦湿浊。天枢、合谷、印堂、少府共奏理气清热止痒之效。

8. 子宫脱垂

子宫从正常位置沿阴道下降，子宫颈外口达坐骨棘水平以下，甚至子宫全部脱出于阴道口外，称为子宫脱垂。属中医学"阴挺"的范畴。关于本病病因，《医宗金鉴·妇科心法要诀》曰："妇人阴挺，或因胞络伤损，或因分娩用力太过，或因气虚下陷、湿热下注。"西医认为本病主要是因盆底支持组织的损伤、薄弱所致。新中国成立前在我国子宫脱垂为常见妇女病之一。新中国成立后在妇女劳动力较强的山区、丘陵地带仍不断发生，多见于已婚多产者，也可见于营养不良、腹压增加的人。临床上，根据子宫脱出阴道的程度，可分为 3 度：①Ⅰ度轻：子宫颈距离处女膜缘少于4cm但未达处女膜缘。Ⅰ度重：子宫颈已达处女膜缘，于阴道口即可见到。②Ⅱ度轻：子宫颈已脱出阴道口外，但宫体尚在阴道内。Ⅱ度重：子宫颈及部分子宫体已脱出于阴道口外。③Ⅲ度：子宫颈及子宫体全部脱出于阴道口外。

谷老师认为，本病属于"虚证"范畴，治疗主要以补益脾肾、升阳固脱为主。

病案举例

王某，女，30岁。2011年7月29日初诊。

主诉：子宫脱垂Ⅰ度～Ⅱ度半年。

现病史：半年前行剖宫产手术后，先尿潴留，后患子宫脱垂Ⅰ度～Ⅱ度，月经正常，尿频，易发冷，午后有下坠感。舌淡红，脉细弱。

诊断：子宫脱垂。

证型：中气下陷。

治法：补益中气。

针灸处方：百会、合谷、带脉、五枢、气海、关元、中极、归来、足三里、三阴交、太冲、次髎、阴廉。

留针30分钟，隔日1次。

经针灸治疗30余次后，诸症消失，妇科检查子宫位置正常。1年后追访，未再复发。

按语：百会至巅顶交会诸阳经，有升阳举陷，固摄胞宫的作用；气海、关元属于任脉，有调理冲任，益气固胞作用；带脉、五枢能维系、约束任、督、冲、带诸脉，固摄胞宫；三阴交调理脾肝肾，维系胞脉；归来、足三里健脾益气，举陷固胞；中极为膀胱的募穴，通利小便，兼固胞脉；合谷配太冲调理气血；次髎、阴廉主治生殖泌尿系统病证。

9. 产后缺乳

产妇在哺乳时乳汁甚少或全无，不足够甚至不能喂养婴儿者，称为产后缺乳。缺乳的程度和情况各不相同：有的开始哺乳时缺乏，以后稍多但仍不充足；有的全无乳汁，完全不能喂乳；有的正常哺乳，突然高热或七情过极后，乳汁骤少，不足于喂养婴儿。中医认为本病有虚实之分。虚者多为气血虚弱，乳汁化源不足所致，一般以乳房柔软而无胀痛为辨证要点。实者则因肝气郁结，或气滞血凝，乳汁不行所致，一般以乳房胀硬或痛，或伴身热为辨证要点。临床需结合全身症状全面观察，以辨虚实，不可单以乳房有无胀痛一症裁定。

缺乳的治疗大法，虚者宜补而行之，实者宜疏而通之。谷老师治疗此病，常单用针刺，以足阳明经腧穴为主。针刺治疗少乳90%以上皆取得良好效果，一般 1～3 次即有效。

病案举例

曾某，女，28 岁。2011 年 8 月 5 日初诊。

主诉：产后 4 个月乳少。

现病史：患者诉产后 4 个月乳少，纳可，寐可，二便正常。舌苔白，尺脉弱。

诊断：产后缺乳。

证型：气血亏虚。

治法：补益气血。

针灸处方：少泽、合谷、肩井、膻中、足三里、三阴交、太冲。

留针 30 分钟，隔日 1 次。

仅针刺 1 次，当即乳出多。连续治疗 1 周，哺乳期奶水一直充足。

按语： 针灸治疗产后缺乳疗效颇佳，尤以产后 1 个月内效果最好。膻中为气之会穴，能益气养血生乳；少泽为手太阳经井穴，善通乳络，为生乳、通乳之经验效穴；足三里、三阴交益气生血；合谷配太冲调畅气血；肩井为手足少阳、足阳明与阳维脉交会穴，化生乳汁。有乳腺炎初期采用此法亦获良效。

三、皮外科病例

1. 带状疱疹

本病为在皮肤上出现簇集成群、累累如串珠的疱疹，疼痛剧烈的皮肤病。因为它每多缠腰而发，故又名缠腰火丹、带状疱疹。亦有发生于胸部及颜面者。谷老师认为本病多因风火之邪客于少阳、厥阴经脉，郁于皮肤；或因感染湿毒，留滞手太阴、阳明经络，均可导致肌肤之营卫壅滞，发为疱疹。

若发于腰肋部，兼见口苦，头痛，眩晕，心烦易怒，或目赤面红，小溲短赤，苔黄或干腻，脉象弦数者，为风火郁于少阳、厥阴。治法：清泻风火，取少阳、厥阴经穴为主，针用泻法。谷老师处方：局部围针，期门、行间、曲泉、足窍阴、中渚。方义：局部围针可调和患处的气血，消炎止痛，期门、行间、曲泉清泻厥阴之郁火，窍阴、中渚疏散少阳之风邪。心烦加郄门、神门，后遗疼痛加内关、阳辅，口苦加阳陵泉、支沟。

若发于胸面部，兼见水疱溃破淋漓，疲乏无力，胃纳不佳，中脘痞闷，苔黄而腻，脉象濡数者，为湿毒蕴于太阴、阳明。治法：清热利湿，取足阳明、太阴、手少阳经穴，针用泻法。谷老师处方：局部围针，内庭、外关、侠溪、公孙。方义：阳明与太阴为表里，内庭是足阳明的荥穴，公孙是足太阴经的络穴，泻之以清利湿热，促进水疱吸收愈合，配以外关、侠溪疏利少阳经气，解在表之邪毒，热盛加合谷、大椎。

谷老师认为，带状疱疹多是由于风热之邪郁而发病，谷老师针药结合，另外加用拔罐放血法治疗40例带状疱疹。其中腰肋部病例24例，占60%，胸部病例10例，占25%，面部病例6例，占15%。经治疗，痊愈25例，好转14例，总有效率

97.5%。

病案举例

谢某，男，62岁。2009年1月3日初诊。

主诉：右胁肋部带状疱疹10天。

现病史：患者10天前感冒后自觉右胁肋部疼痛，随后出现皮疹，红色突起状丘疹，呈条带状、点状分布，疼痛剧烈，皮疹随后呈水疱样，夜间需左侧卧位，触碰则痛甚，夜不能寐，舌红苔白厚腻，脉弦滑。

中医诊断：缠腰火丹。

证型：痰火上扰。

西医诊断：带状疱疹。

治法：清火化痰通络。

①中药处方

炒山栀 12g	醋柴胡 10g	赤　芍 10g	白　芍 10g
川　芎 10g	清半夏 10g	茯　苓 10g	大生地黄 20g
大青叶 15g	炮山甲 3g	金银花 30g	蜂　房 10g
通　草 6g	泽　泻 10g	玄　胡 10g	地　龙 10g
生甘草 10g			

②针灸处方

风池、风府、阿是穴、昆仑。局部围针。

火针点刺带状疱疹之"龙头""龙眼""龙尾"。

另予患处拔罐放血。

二诊：2009年1月10日。痛减大半，疱疹明显减少，舌红，苔白腻，脉弦，尚存条带状、点状疱疹。

①中药处方

炒山栀 12g	醋柴胡 10g	赤　芍 10g	白　芍 10g
川　芎 10g	清半夏 10g	土茯苓 30g	茵　陈 10g
炮山甲 6g	蜂　房 10g	泽　泻 12g	玄　胡 10g

地　龙 10g　大青叶 20g　　生石膏 20g　水牛角 30g（先煎）

②针灸处方

火针点刺"龙头""龙眼""龙尾"；风池、大椎、合谷、昆仑、百会，局部围针；继续予患处拔罐放血。

三诊：2009 年 1 月 24 日。患者带状疱疹几乎全部消失，疼痛不明显，无水疱，夜间眠安，舌红，苔白腻，脉弦，效果显著，继予前方去水牛角片、生石膏，针刺取穴同前，半个月后随访无疼痛及疱疹。

按语：患者带状疱疹，考虑痰火为主，"火郁发之"（《黄帝内经》），故予火针点刺"龙头""龙眼""龙尾"以清泻火热之邪，结合中药清火、化痰、利湿通络，针刺疏通经络，局部围针即在疱疹连结成块的周围进行皮肤消毒后，用 1 寸长的毫针沿皮刺向成块疱疹的中心，针数的多少，随患处的面积大小而定，每针相距 1～2 寸为宜。另外加用拔罐放血，取得良效。由是观之，治疗带状疱疹"针、药、火针、拔罐放血"联合治疗，效果非常显著。另外病程较久者注意滋阴清热止痛。

2. 痤疮

谷老师认为，痤疮的发生，主要与肝、脾（胃）、肺等脏腑功能失调有明显的关系。痤疮，属中医"肺风粉刺"范畴，痤疮的病损部位能反映相关脏腑的病理变化。

额、口周等纵向发病者，多表现为脾失健运，病理表现突出湿热的特点。治法：健脾通胃腑，利湿清热。处方：足三里、阴陵泉、内庭、中脘、局部病损针刺。

颊部等横向发病者，多由于精神情志因素的影响，往往有神经内分泌系统功能紊乱，病理表现突出肝失疏泄、肝火的特点。治法：清肝泻火。处方：行间、太冲、太溪、局部病损针刺。

另外多数年轻女子要注意调经化瘀。从经脉循行分析与阳明少阳冲脉等有密切关系。

谷老师治疗痤疮病人55例，属于脾失健运的病例22例，占40%，属于肝失疏泄的病例33例，占60%。经辨证施治，均取得较好疗效。

病案举例

杨某，女，27岁。2009年2月5日初诊。

主诉：痤疮10年。

现病史：10年前始脸部出现痤疮，呈点状分布，红色散在丘疹，曾服中药继针灸多次治疗，未见好转，以额头及面颊部居多，时有烦躁，纳可，眠安，小便可，大便干，2日1次，口干渴，局部可见水疱，无破溃，舌红，苔白，脉细。

中医诊断：痤疮。

证型：肺胃热盛。

西医诊断：痤疮。

治法：清热通腑。

①中药处方

炒山栀10g	金银花30g	甘草梢10g	蜂 房10g
炮山甲3g	茯 苓10g	生地黄12g	生大黄10g
皂角刺10g			

②针灸处方

阳白、印堂、四白、颧髎、下关、夹承浆、外关、天枢、合谷、内庭、丰隆。

二诊：2009年1月12日。患者痤疮明显减少，未见水疱及破溃，大便已不干，1日1次，舌红苔白脉细，中药前方。患者诉后半夜寐欠安，加夜交藤30g。

针灸处方：阳白、印堂、四白、颧髎、夹承浆、合谷、太冲、内庭、安眠、神庭。

三诊：2009年2月19日。痤疮已减大半，眠好转，大便1日1次，成形，心情亦无明显烦躁，纳可，舌红苔白，脉细，患者经中药及针刺治疗，诸症好转，嘱其再服前方，针刺继予前穴治疗3个疗程（30次），诸症痊愈。

按语： 患者久病，心烦，口干渴，痤疮多发，治以清热降火除烦。甘草梢清火解毒；蜂房解毒清火；生大黄通腑祛血中热毒。针刺局部与远端取穴相配，心为脾之母脏，"虚则补其母，实则泻其子"，故可以泻胃火以达泻心火之功，取内庭即是。配合局部取穴，针药结合，故获效较快。上中焦热或冲任不调是痤疮常见的两种痤疮病因，有代表性，有专方，也要辨证施治。四白穴在面部凡痤疮必用，谷老师称之为美白穴。

3. 荨麻疹

荨麻疹是一种常见的皮肤病。系多种不同原因所致的一种皮肤黏膜血管反应性疾病。表现为时隐时现的、边缘清楚的、红色或白色的瘙痒性风团，中医称"瘾疹"，俗称"风疹块"。本病一年四季均可发生，尤以春季为发病高峰。临床根据病程长短，一般把起病急、病程在3个月以内者称为"急性荨麻疹"；风团反复发作、病程超过3个月以上者称为"慢性荨麻疹"。中医认为本病的发生内因禀赋不足，外因风邪为患。

谷老师治疗急性荨麻疹多以疏风散邪为主，方用麻桂合方或防风通圣散，微发其汗；若病程日久，血虚风燥者，则以养血润燥之药为主合而治之。

病案举例

病案1

步某，女，34岁。2011年4月5日初诊。

主诉：全身起风疹，皮肤潮红，瘙痒难忍，伴肌肤灼热，咽干口渴2周。

现病史：2周前因外出受风，当时即感手心痒，但皮肤颜色正常，余处不痒。3天后遍身起风疹，瘙痒，夜间甚。曾服用开瑞坦止痒，疗效不显。睡眠差，二便正常，舌苔微黄，脉弦数。

诊断：荨麻疹。

中药处方：

桂　枝 9g　　麻　黄 5g　　赤　芍 9g　　杏　仁 6g

生　姜 3 片　　蝉　蜕 4g　　甘　草 6g

5 剂，水煎服。

二诊：2011 年 4 月 11 日。初服桂枝二麻黄一汤以祛风发汗止痒，痒不减。究其病机，乃邪热内伏，内迫营血，郁蒸肌表，非升降散荡涤郁火、凉血荡涤不可。方用升降散合清营汤加减。

中药处方：

蝉　蜕 4g　　僵　蚕 6g　　姜　黄 6g　　大　黄 3g

生地黄 15g　　金银花 15g　　连　翘 10g　　玄　参 12g

丹　参 30g　　竹　叶 10g　　生薏苡仁 15g

三诊：2011 年 4 月 18 日。服上方 7 剂，风疹消，瘙痒感觉十去其九。续服上药 3 周，病退痊愈。

按语：卫气营血的实质是气血，卫气同类，营血同类。本病始为外感风寒，卫气阻遏不能布达于外，直接传入营血分而成。方用升降散，旨在升清降浊，调节气血升降之功。僵蚕、蝉蜕轻浮而升，可清热解毒；姜黄破瘀通经，佐大黄泻血分实热，祛邪伐恶；一升一降，可使阴平阳秘，升降有序，气机调畅则无疾。清营汤出自《温病条辨》，本方为治疗热邪初入营分的常用方。生地黄、玄参可滋阴降火解毒，丹参清热凉血兼活血散瘀，金银花、连翘、竹叶清热解毒，轻清透泄，此即叶天士"入营犹可透热转气"之具体应用，可使营分热邪有外达之机。

病案 2

王某，女，30 岁。2012 年 2 月 13 日初诊。

主诉：皮肤瘙痒起团块 3 ～ 4 个月。

现病史：3 ～ 4 个月来皮肤发风团，瘙痒，对日光过敏，近日鼻塞，风团多发，生子 1 年后，月经（−），大便可，寐（−），脉缓沉，舌胖齿痕。

既往史：过敏性鼻炎。

诊断：慢性荨麻疹、过敏性鼻炎。

治法：健脾养血祛风。

中药处方：

苍　术 10g	白　术 10g	陈　皮 12g	茯　苓 15g
辛　夷 10g	桂　枝 10g	赤　芍 10g	白　芍 10g
白鲜皮 20g	蚕　砂 30g	苏　叶 12g	苏　梗 12g
法半夏 10g	醋柴胡 10g	川　芎 10g	皂角刺 10g
炮山甲 3g	浮　萍 12g	金银花 30g	

7 剂，水煎服。

二诊：2012 年 2 月 20 日。荨麻疹已缓解，但鼻炎仍明显，鼻水多堵，咽哑，脉浮，齿痕多。嘱患者在治疗期间避免接触过敏性物品，忌食鱼虾及辛辣等刺激性食物。

中药处方：

苍耳子 10g	山　药 10g	茯　苓 12g	皂角刺 10g
炮山甲 3g	蜂　房 10g	蚕　砂 20g	金银花 20g
败酱草 30g	桔　梗 10g	生牡蛎 30g（先煎）	
防　风 10g	炙甘草 10g		

7 剂，水煎服。

三诊：2012 年 2 月 28 日。荨麻疹偶有发作，痒感较前稍减，鼻炎如前，脉沉，齿痕多。治疗以健脾化湿为主，辅以祛风之药

中药处方：

| 山　药 10g | 茯　苓 20g | 党　参 15g | 白　术 15g |
| 防　风 10g | 蝉　蜕 6g | 金银花 20g | 羌　活 10g |

10 剂，水煎服。

四诊：2012 年 3 月 11 日。近几日荨麻疹未发，鼻堵减轻，舌边齿痕亦不明显。续服上方 10 剂，以巩固疗效。

按语：慢性荨麻疹一般无明显全身症状，风团时多时少，有的可有规律，如晨起或晚间加重，有的则无规律可循。治疗荨麻疹，当分清病因主次。本例患者因脾虚，津液不能正常输布，肌肤失于濡养，日久而化燥生风。"急则治标，缓则治本"，若患者瘙痒甚，当以祛风止痒之药为主；待瘙痒大减时，则以健脾为先。临床上，本病还可以配合针灸治疗。针灸对于荨麻疹效果良好，一般通过 1～4 次治疗即可退疹止痒。

4. 神经性皮炎

神经性皮炎又称慢性单纯性苔藓，是一种以皮肤苔藓样变及剧烈瘙痒为特征的慢性炎症性疾病。根据皮损范围大小，临床可分为局限性神经性皮炎和播散性神经性皮炎两种。西医认为本病的发生可能系大脑皮质抑制和兴奋功能紊乱所致，精神紧张、焦虑、抑郁、局部刺激（如摩擦、日晒、多汗）及消化不良、饮酒、进食辛辣等均可诱发或加重本病。本病隶属中医"牛皮癣"范畴。多因情志不遂、肝郁化火，或日久耗血伤阴，血虚化燥生风，肌肤失于濡养而发病；也有因风热外袭、蕴阻肌肤而发。

因血虚风燥所致者，病程较长，局部皮肤干燥肥厚、脱屑，宜养血祛风、滋阴润燥为主，谷老师常选用当归饮子加减；因肝郁化火、风热蕴阻者，常表现为丘疹成片，局部皮肤肥厚、伴皮肤潮红、糜烂、血痂、苔薄黄或黄腻，脉弦数，宜祛风清热、凉血化瘀，以消风散为主加减。此外，针灸对于本病的治疗，可通过调整神经系统的兴奋、抑制功能，起到明显镇静、止痒之效。

病案举例

胡某，女，58 岁。2012 年 5 月 30 日初诊。

主诉：神经性皮炎 10 年。

现病史：上下肢对称发生，皮损广泛，尿频窘迫，脉尺弱，苔薄白，舌尖红。

诊断：神经性皮炎。

治疗：养血祛风。

①中药处方

生地黄 15g	熟地黄 15g	牡丹皮 12g	玄 参 12g
蚕 砂 30g	茯 苓 12g	冬瓜皮 10g	当 归 10g
白鲜皮 20g	皂角刺 12g	苍 术 10g	白 术 10g
泽 兰 12g	泽 泻 12g	生黄芪 20g	赤 芍 10g
白 芍 10g	桃 仁 10g	红 花 10g	

7剂，水煎服。

②针灸处方

风池、大椎、曲池、血海、委中、膈俞、太溪、阳陵泉、足三里、皮损局部。

二诊：2012年6月6日。皮损如故，仍痒，大便多，小便量减，苔薄白。针刺取穴基本不变。

中药处方：

黄 连 10g	生地黄 15g	熟地黄 15g	牡丹皮 10g
土茯苓 30g	蚕 砂 30g	当 归 10g	白鲜皮 15g
连 翘 12g	大贝母 12g	泽 兰 10g	桃 仁 10g
红 花 10g	赤 芍 10g	白 芍 10g	绿豆衣 12g
生甘草 10g	生黄芪 15g	炙黄芪 15g	

7剂，水煎服。

三诊：2012年6月13日。皮损略减，咳嗽，咽干，大便每日2～3次。针刺取穴基本不变。

中药处方：

生地黄 12g	熟地黄 12g	黄 连 10g	赤 芍 10g
白 芍 10g	白鲜皮 20g	牡丹皮 10g	土茯苓 30g
连 翘 15g	大贝母 10g	蚕 砂 30g	泽 兰 10g
泽 泻 10g	前 胡 10g	白 前 10g	玄 参 12g

生甘草 10g　　蝉　蜕 15g　　皂角刺 10g

7 剂，水煎服。

四诊：2012 年 6 月 20 日。皮损略减，脉滑。针刺取穴基本不变。

中药处方：

玄　参 12g	大贝母 12g	大生地黄 30g	赤　芍 10g
白　芍 10g	白鲜皮 30g	牡丹皮 10g	土茯苓 30g
连　翘 15g	蚕　砂 30g	泽　兰 10g	泽　泻 10g
桑　枝 12g	皂角刺 10g	黄　连 10g	黄　柏 6g
蝉　蜕 15g	生甘草 10g		

14 剂，水煎服。

五诊：2012 年 7 月 4 日。皮损大减，二便可，脉缓，苔白。针刺取穴基本不变。

中药处方：

大贝母 12g	桔　梗 6g	黄菊花 12g	玄　参 12g
大生地黄 30g	赤　芍 10g	白　芍 10g	白鲜皮 30g
土茯苓 30g	连　翘 12g	牡丹皮 10g	地骨皮 10g
蚕　砂 30g	泽　泻 10g	泽　兰 10g	皂角刺 12g
黄　连 10g	黄　柏 6g	蝉　蜕 15g	桑白皮 10g
生甘草 10g			

14 剂，水煎服。

六诊：2012 年 8 月 6 日。皮损大减，但脱皮较多，二便、寐可，脉滑数，少苔，脉缓。针刺取穴基本不变。

中药处方：

大贝母 12g	黄菊花 12g	生甘草 12g	玄　参 15g
大生地黄 30g	浮　萍 20g	白鲜皮 30g	土茯苓 30g
连　翘 20g	泽　兰 10g	牡丹皮 12g	蚕　砂 30g
泽　泻 10g	杏　仁 10g	蝉　蜕 15g	麻　黄 6g

皂角刺 10g　　知　母 10g　　黄　柏 10g　　生石膏 30g

蜂　房 12g

14 剂，水煎服。

七诊： 2012 年 8 月 27 日。患处皮肤颜色变淡，无瘙痒感，基本恢复正常。

按语： 本例患者神经性皮炎 10 年，上下肢对称发，皮损广泛，脉尺弱，苔薄白，舌尖红，辨为血虚风燥型。因病程长，日久耗血伤阴，血虚化燥生风，肌肤失去濡养而致，治疗上以养血祛风为主，方用当归饮子加减。当归饮子出自《重订严氏济生方》，方由四物汤合荆芥、防风、黄芪、白蒺藜、何首乌组成。适合于心血凝滞，内蕴风热，皮肤疥疮，或肿或痒，或脓水浸淫，或发赤疹瘖瘤。查其组成，四物、何首乌滋阴养血，宜于血虚风燥者，故凡各类皮肤疾患日久，伤及阴血，或肿或痒，均可考虑本方。因方中亦有生黄芪，具益气托毒之功，则若脓疮日久，正虚邪恋，本方可有助正托邪之效。

5. 天疱疮

天疱疮是一种慢性、复发性、严重性表皮内疱性皮肤病，可能是一种自身免疫性疾病。临床上可分 4 型：寻常型天疱疮、增殖型天疱疮、落叶型天疱疮、红斑型天疱疮。中医学认为，天疱疮多因心火妄动，脾虚失运，湿浊内停，心火脾湿交蒸，兼以风热、暑湿之邪外袭，侵入肺经，不得疏泄，熏蒸不解，外越肌肤而发。湿热邪毒蕴久也可伤阴，而致血燥津耗。辨证施治如下：

心脾湿热型： 皮疹以大疱为主，糜烂面大，渗液较多，常并有黏膜损害（多见于寻常型和增殖型天疱疮，尤其是急性发作期）。常伴有心烦，口渴，纳呆，疲倦乏力，口舌糜烂，小便短赤，大便干结。舌质红，苔黄腻或白腻，脉濡数或滑数，主方清脾除湿饮加减。

脾虚湿盛型： 水疱、大疱较稀疏，间有新水疱出现，糜烂面淡红不鲜，渗液较多，并见黄褐色较厚痂皮或乳头状增殖（多见于寻常型和增殖型天疱疮之慢性期）。常伴有面色发白或萎黄，胃纳不佳，体倦乏力，大便溏软。舌质淡红，苔白腻，脉濡缓。主方参苓白术散加减。

阴伤津耗型：皮疹以红斑、鳞屑、结痂为主，渗液不多（多见于落叶型和红斑型天疱疮）。伴有口干咽燥，烦躁不安，夜睡难寐，大便干结。舌质红，无苔或少苔，脉细数或细涩。主方滋燥养营汤合增液汤加减。

病案举例

杨某，女，30岁。2011年8月29日初诊。

主诉：皮肤起疱8个多月。

现病史：以躯干部、面部皮肤起疱为重，先红后水疱，后结痂，口腔内反复溃疡，脉沉，舌多齿痕。

诊断：寻常型天疱疮。

证型：脾虚湿蕴。

治法：健脾除湿，佐以清热。

中药处方：

土茯苓 30g	黄　芩 10g	白鲜皮 15g	桑白皮 15g
生黄芪 40g	苍　术 12g	白　术 12g	牡丹皮 10g
山　药 15g	薏苡仁 30g	皂角刺 10g	金银花 30g
黄　柏 10g	麻　黄 3g	生大黄 3g	泽　泻 10g

服药1个多月，未复发。

按语：基本上所有寻常型天疱疮患者都出现口腔黏膜的疼痛性糜烂。大于半数的患者还出现松弛性水疱和广泛的皮肤糜烂。《外科大成》记载："天疱疮者初来白色燎浆水疱，小如芡实，大如棋子，延及遍身，疼痛难忍。"本例患者由脾虚湿盛、热毒内蕴所致，治宜选用健脾除湿、清热解毒之药。方中山药、白术、扁豆、茯苓、薏苡仁健脾利湿；金银花、黄芩清热解毒；牡丹皮清热凉血；黄芪配伍皂角刺透毒排脓；泽泻、桑白皮清利湿热。全方共奏健脾除湿、清热解毒之效，药后脾健湿除热清而病愈。

6. 乳癖

指妇女乳房部常见的慢性良性肿块，以乳房肿块和胀痛为主症。乳癖可见于西医学的乳腺小叶增生、乳房囊性增生、乳房纤维瘤等疾病。西医学认为乳腺增生症与卵巢功能失调有关，如黄体素分泌减少，雌激素的分泌相对增高。《疡科心得集·辨乳癖乳痰乳岩论》云："有乳中结核，形如丸卵，不疼痛，不发寒热，皮色不变，其核随喜怒消长，此名乳癖。"本病好发于 20 ~ 40 岁妇女，约占全部乳腺疾病的 75%，是临床上最常见的乳房疾病。此病多与月经周期及与情志内伤、忧思恼怒有关。基本病机为气滞痰凝，冲任失调，病在胃、肝、脾三经。足阳明胃经过乳房，足厥阴肝经至乳下，足太阴脾经行乳外，若情志内伤，忧思恼怒则肝脾郁结，气血逆乱，气不行津，津液凝聚成痰；复因肝木克土，致脾不能运湿，胃不能降浊，则痰浊内生；气滞痰浊阻于乳络则为肿块疼痛。八脉隶于肝肾，冲脉隶于阳明，若肝郁化火，耗损肝肾之阴，则冲任失调。《圣济总录》云："冲任二经，上为乳汁，下为月水。"针刺对本病有很好的疗效，能使乳房的肿块缩小或消失。

病案举例

丁某，女，35 岁。2011 年 4 月 20 日初诊。

主诉：右乳房肿块 1 年。

现病史：右乳房肿块 1 年余，现逐渐增大如胡桃大，经常作痛，按之较硬，边缘清楚。舌苔薄白，脉略弦。

诊断：乳癖。

证型：肝郁痰阻。

治法：疏肝解郁，消瘀散结。

①中药处方

醋柴胡 10g	当 归 10g	香 附 10g	橘 核 10g
陈 皮 10g	羌 活 10g	独 活 10g	蒲公英 10g
清半夏 10g	紫 菀 10g		

7剂，水煎服。

②针灸处方

合谷、肩井、膻中、屋翳、关元、足三里、三阴交、丰隆、太冲。

留针30分钟，隔日1次，共10次。

经治10次，右乳疼痛、肿块消失。

按语：合谷配太冲理气化痰；肩井疏肝胆解郁；膻中为气会可宽胸理气；屋翳宣畅乳部经气散结；丰隆为胃经之络穴，除湿化痰；关元配三阴交调理冲任，补益脾肝肾；足三里化痰通络。中药：柴胡、陈皮、香附、橘核疏肝理气；当归补血活血；羌活、独活祛风除湿之痛；蒲公英消痈散结；清半夏消痞散结；紫菀开肺郁。本病应排除乳腺癌。

7. 乳痈

系指乳房红肿疼痛，乳汁排出不畅，以致结脓成痈的急性化脓性病证。多发于产后哺乳的产妇，尤其是初产妇更为多见。发病多在产后2～4周。未分娩时、非哺乳期或妊娠后期也可偶见本病。本病相当于西医的急性乳腺炎。若未及时治疗，则可能会演变成乳岩，即相当于西医的乳癌。对于本病的病因，《诸病源候论·乳候》云："此由新产后，儿未能饮之，及饮不泻，或断儿乳，捻其乳汁不尽，皆令乳汁蓄积，与气血相搏，即壮热大渴引饮，牢强掣痛，手不得近也……"本病多由产妇忿怒郁闷、情志不畅、肝气不舒，加之饮食厚味、胃中积热、肝胃失和、肝气不得疏泄，与阳明之热蕴结，以致经络阻塞、乳络失宣、气血瘀滞而成痈肿。或因乳头破碎、乳头畸形和内陷、哺乳时疼痛影响充分哺乳，或乳汁多而少饮，或断乳不当、乳汁壅滞结块不散，或因风热毒邪外袭，均可使乳汁瘀滞、乳络不畅、乳管阻塞、败乳蓄积化热而成痈肿。

针灸治疗本病初期效果非常好，若配合按摩、热敷疗效更佳。

病案举例

刘某，女，37 岁。2009 年 4 月 11 日初诊。

主诉：乳房胀痛 3 天，伴发热 1 天。

现病史：患者诉哺乳 3 个月，3 天前乳汁不畅，乳房肿胀疼痛，伴发热 1 天，体温 38℃，二便可。舌苔薄黄，脉数。

诊断：乳痈。

证型：肝郁发热。

治法：清热散结，通乳消肿。

针灸处方：膻中、期门、肩井、合谷、曲池、外关、太冲、少泽（点刺）。

留针 30 分钟，隔日 1 次。

针刺 3 次而愈。

按语：因肝郁而化热，热邪毒内侵，导致乳络闭阻，腐肉成痈。膻中位于乳房，为气之会穴，宽胸理气，消除患部气血之阻遏；期门临近乳房，又为肝之募穴，善疏肝理气，化滞消肿；肩井清泻肝胆之火，为治疗乳房肿痛的经验效穴；合谷、太冲、曲池以疏肝解郁，宽胸理气，清泻阳明之热毒；外关疏风清热 。亦可用芒硝局部外敷。

8. 瘿病

瘿病以颈前喉结两旁结块肿大为临床特征，可随吞咽动作而上下移动。在中医著作里，又有称为瘿、瘿气、瘿瘤、瘿囊。本病是由于情志内伤、饮食及水土失宜等因素引起的，以气滞、痰凝、血瘀壅结颈前为基本病机，以颈前喉结两旁结块肿大为主要临床特征的一类疾病。初作可如樱桃或指头大小，一般生长缓慢。

病早期出现眼突者，证属肝火痰气凝结，应治以化痰散结，清肝明目。后期出现眼突者，为脉络涩滞，瘀血内阻所致，应治以活血散瘀，益气养阴。许多消瘿散结的药物，如四海舒郁丸中的海带、海藻、海螵蛸、海蛤壳等药物的含碘量都较高，临证时须注意，若患者确系碘缺乏引起的单纯性甲状腺肿大，此类药物可以大量使用，若属甲状腺功能亢进之症，则使用时需慎重。

病案举例

病案 1

谭某，女，40 岁。2011 年 9 月 4 日初诊。

主诉：颈部轻度肿大，伴心烦少寐，倦怠乏力半年。

现病史：患者诉半年颈部轻度肿大，伴心烦少寐，倦怠乏力，纳可，实验室检查：T_3、T_4 偏低。舌红，苔白，脉细数。

诊断：瘿病。

证型：心肝阴虚。

治法：养阴益气，理气化痰。

针灸处方：人迎、扶突、膻中、合谷、足三里、三阴交、丰隆、太冲。

留针 30 分钟，隔日 1 次，共 10 次。

针刺治疗 15 次，颈部肿块消失，西医检查 T_3、T_4 恢复正常。随访半年，未见复发。

按语：针灸对单纯性甲状腺肿疗效较好。瘿肿结于喉部，故取人迎、扶突穴位，以疏通局部经气，降气化痰消瘿；膻中、合谷、太冲行气活血，化痰散结消肿；足三里、丰隆运脾化痰消瘿；三阴交为足三阴经交会穴，可滋养阴血。

病案 2

杜某，女，49 岁。2011 年 3 月 28 日初诊。

主诉：甲状腺肿大 3 年。

现病史：甲状腺肿大 3 年，甲减，胸闷，纳差，舌质暗，舌苔白，脉缓。颈前脉涩。

既往史：面神经炎 1 年。

诊断：瘿病、面神经炎。

治法：化痰消瘿，理气活血。

①中药处方

海　藻 6g	昆　布 6g	蚕　砂 20g	全　蝎 10g
地　龙 10g	瓦楞子 30g	桃　仁 10g	红　花 10g
当　归 10g	醋柴胡 12g	炮山甲 3g	阿胶珠 10g
葛　根 20g	金银花 30g	连　翘 10g	赤　芍 10g
白　芍 10g	羌　活 6g		

14 剂，水煎服。

②针灸处方

地仓、颊车、牵正、瘿肿（围刺）、天突、膻中、合谷、足三里、三阴交、丰隆、太冲。

留针 30 分钟，隔日 1 次，共 10 次。

针药结合治疗 3 个月，颈部肿块基本消失。

按语： 瘿病与现代医学的甲状腺疾病有关，临证时甲状腺疾病无论有无甲状腺肿大，皆可参照本节辨证论治。本例患者属痰凝血瘀，方用海藻玉壶汤合血府逐瘀汤加减。海藻、昆布、瓦楞子、穿山甲化痰软坚，消瘿散结；当归、白芍、桃仁、红花、阿胶珠养血活血；柴胡、赤芍疏肝解郁；金银花、连翘清热解毒；羌活、蚕砂、葛根以祛风湿；全蝎、地龙搜风通络。针刺：地仓、颊车疏通局部经筋气血，活血通络；牵正为奇穴，是治口眼歪斜的要穴；天突、瘿肿围刺疏通局部经气，降气化痰消瘿；膻中、合谷行气活血，化痰散结消肿；足三里、三阴交、丰隆运脾化痰消瘿；太冲理气化痰。

四、五官科病例

1. 耳鸣

耳鸣通常是指在无任何外界相应的声源或电刺激时耳内或头部所产生的声音的主观感觉，即主观性耳鸣，简称耳鸣。从广义角度讲，耳鸣也还包括客观性耳鸣，后者有相应的声源，如血管源性或肌源性的杂音等。耳鸣不同于幻听，在无外界声源情况下患者所听到的有具体内容的声音如音乐或话语均为幻听。

中医认为，造成耳鸣的原因无非虚实二端，因此，首先可以将耳鸣分为虚证和实证两类，一般来说，急性起病多属实证，缓慢起病多属虚证；耳鸣声高亢多属实证，耳鸣声细小多属虚证；耳鸣音调低沉多属实证，耳鸣音调偏高多属虚证。根据造成虚证和实证耳鸣的具体原因不同，又可以将耳鸣分为五个类型，即风热侵袭、肝火上扰、痰火郁结、脾胃虚弱、肾精亏损。治疗时按证型之异而分别处以疏风泻火、化痰开窍、健脾益气、补肾填精之法。耳部经脉手足少阳均从耳后入耳中太阳至耳上角阳明耳前，因此局部和远端穴位相配调理经气是针灸治耳鸣大法。

病案举例

病案 1

乔某，女，45 岁。2009 年 9 月 14 日初诊。

主诉：耳鸣 1 个月，加重 3 天。

现病史：1 个月来耳后肿痛，耳鸣，听力下降，加重 3 天，饮食可，寐差，二便可。苔薄白，脉沉。

诊断：耳鸣。

证型：风热上扰。

治法：疏风清热。

针灸处方：听宫、翳风、风池、外关、中渚、合谷、侠溪。

留针 30 分钟，隔日 1 次。

针刺 6 次，耳鸣消失，听力基本恢复正常。随访半年，未复发。

按语：耳为手足少阳经所辖，听宫为手太阳经与足少阳经之交会穴，气通耳内，具疏散风热、聪耳启闭之功，为治耳疾要穴；配手少阳经局部的翳风穴，与循经远取的中渚、侠溪相配，通上达下，疏导少阳经气，宣通耳窍；风池、外关、合谷以疏风清热。

病案 2

彭某，男，36 岁。2011 年 6 月 15 日初诊。

主诉：右耳鸣 1 年。

现病史：患者诉右耳鸣 1 年，夜重，烦躁，纳可，二便可。舌下静脉曲张，唇暗，脉略弦，尺脉弱。

诊断：耳鸣。

证型：肝火上扰。

治法：平肝潜阳。

①中药处方

川　芎 10g　　菖　蒲 12g　　磁　石 50g（先煎）

茯　苓 10g　　炒白术 10g　　赤　芍 10g　　白　芍 10g

山萸肉 12g　　何首乌藤 15g　　鸡血藤 30g

生石决明 50g（先煎）　　　　全　蝎 10g　　川楝子 12g

鸡内金 30g

14 剂，水煎服，日 1 剂，分 2 次服。

②针灸处方

耳门、听会、翳风、中渚、太冲、行间、足临泣。

针药配合治疗 2 个多月，右耳鸣基本消失。

按语：患者右耳鸣 1 年，夜重，烦躁，纳可，二便可。舌下静脉曲张，唇暗，脉略弦，尺脉弱。均为肝火上扰之象。药用川芎、白芍活血化瘀；菖蒲开窍宁神，聪耳益智；何首乌藤、磁石安神平肝潜阳，聪耳明目；茯苓、白术健脾益气；山萸肉补益肝肾；鸡血藤入肝经血分，行血补血；生石决明平肝阳清肝火；全蝎息肝风；川楝子疏肝行气清火；鸡内金消食健脾。

2. 耳聋

听觉系统中传音、感音及其听觉传导通路中的听神经和各级中枢发生病变，引起听功能障碍，产生不同程度的听力减退，统称为耳聋。根据听力减退的程度不同，又称之为重听、听力障碍、听力减退、听力下降等。耳聋的病因复杂，有先天性和后天性因素，其中化脓性中耳炎是传导性耳聋中最主要的致聋疾病。近年来，分泌性中耳炎成为儿童听力减退的主要原因。感音神经性耳聋中，噪声性聋、老年性聋、突发性聋、药物性聋、先天性聋等是常见疾病。

中医对于耳聋认识，认为双耳为胆经所循行，且肾开窍于耳，耳聋的发生，可由外感风寒、内生胆火、气滞血瘀、痰浊凝滞闭阻耳窍，或因劳累过度，耗伤脾肾，清阳不升，浊阴不降，致耳窍失于濡养，亦有因肾开窍于耳，若肾精亏虚，亦导致耳窍失养。最终形成耳聋。

虚证，用补益脾肾、升清降浊、化痰开窍的方法；实证，用清泻肝胆，涤痰开窍，散结通络的方法；辨证分型，分别论治。同时，以针灸、中药并用，加强疗效。

病案举例

金某，女，77 岁。2011 年 5 月 13 日初诊。

主诉：右耳术后听力无 6 个月。

现病史：诉 6 个月前曾做右耳听神经瘤手术，术后遗留右耳后及面部紧绷感，右耳听力无，牙痛 10 余日，口苦，大便干。舌尖红，脉弦。

诊断：耳聋。

证型：肝胆火盛，瘀血阻窍。

治法：清泻肝胆实火，活血祛瘀通窍。

①中药处方

醋柴胡 10g	法半夏 10g	赤 芍 10g	白 芍 10g
龙胆草 6g	黄 芩 12g	瓦楞子 15g	牛 膝 20g
生大黄 6g	炒山栀 10g	地 龙 10g	

②针灸处方

听宫、中渚、合谷、足三里、三阴交、行间、内庭、侠溪、太溪。

针药结合治疗 2 个月，听力稍有恢复。但无法恢复至术前水平。

按语： 患者因手术可能损伤耳膜及耳部相应神经，加之肝胆火盛，而致耳聋。治宜清泻肝胆，活血通窍，方用龙胆泻肝汤加减。醋柴胡疏肝理气；法半夏燥湿化痰；白芍平肝阳，缓肝急；龙胆草泻肝胆实火；黄芩、栀子泻火燥湿清热；瓦楞子消痰软坚，化瘀散结；牛膝引血火下行，治肝阳上亢；生大黄泻火热毒；地龙息风止痉，清泻火热。针刺：听宫为手太阳经与手足少阳经之交会穴，气通耳内，具疏散风热、聪耳启闭之功，为治耳疾要穴；中渚配侠溪通上达下，疏导少阳经气，宣通耳窍；合谷以疏风清热；行间泻肝胆之火；内庭泻胃热；足三里、三阴交补益脾胃，濡养耳窍；太溪补肾填精，上荣耳窍。针灸对突发神经性耳鸣、耳聋效果较好。但对鼓膜损伤致听力完全丧失者疗效不显，老年久病疗效亦差。

3. 过敏性鼻炎

过敏性鼻炎，亦称变态反应性鼻炎，是由多种特异性致敏原引起的鼻黏膜变态反应性疾病，有常年性与季节性之别，全球患病率 10% ~ 15%，中国部分地区高达 40%，近 20 年来有明显升高的趋势。可发生于任何年龄，但以青少年居多。可伴有呼吸道变态反应病史，病程长者可并发鼻息肉，严重影响人们的生活质量。

中医认为本病的发生主要与肺脾肾阳气亏虚，体质特异，卫外不固关系密切，故不论风寒异气或花粉等不洁之气侵袭，或因某些饮食物触发，致阵发性鼻痒、喷嚏、清涕长流，且反复发作。抑或因郁热内蕴、阴阳失调、寒热错杂所致。

病案举例

侯某，男，16 岁。2012 年 9 月 12 日初诊。

主诉：鼻塞、流涕反复发作 2 年多。

现病史：患过敏性鼻炎 2 年余，多在春秋发作，遇风寒鼻炎加重。曾多方调治，皆无法控制，且逐年加重。刻下恶寒，流清涕，鼻塞，每日喷嚏频作，易上火，脸上多痤疮，急躁易怒，晚上常流鼻血，平素易受风感冒，每月感冒 1 ~ 2 次。大便干，舌质略红，舌前布满红丝，脉弦。

诊断：过敏性鼻炎。

证型：肺气闭郁，脉络瘀滞。

治法：清宣郁热，祛风通窍。

中药处方：

蝉　蜕 4g	僵　蚕 6g	姜　黄 6g	大　黄 3g
柴　胡 15g	白　芍 12g	黄　芩 10g	清半夏 10g
炙甘草 6g	白　芷 10g	辛　夷 10g	苍耳子 10g
荆芥穗 10g	防　风 6g		

7 剂，水煎服。

二诊：2012 年 9 月 22 日。鼻塞、打喷嚏明显减轻，但仍流鼻涕。原方加芦根 30g，白茅根 30g。14 剂，水煎服。

三诊：2012 年 10 月 9 日。共服药 3 周，诸症基本消失。半年后治疗胃病，诉鼻炎未复发。

按语：肺主通调营卫，若肺失宣发，营卫失调，可引起恶寒、肢冷等症；鼻为肺窍，肺气郁闭，则鼻塞、流涕。此外，患者常流鼻血，易上火，舌红有刺，乃肺气郁久，营血分有热，热在上焦。方用升降散合小柴胡汤加减。升降散"寒温并调，升降相因，畅达气血"。小柴胡汤出自《伤寒论》，主治少阳病枢机不利。虽然本方属于少阳和解剂，但其寒热并用，攻补兼施，升降协调，运行气血的作用符合上述病机，故用之。外加防风、荆芥穗祛风解表，辛夷、苍耳子、白芷通利鼻窍，芦根、白茅根清降肺胃，消荡郁烦。

4. 眼睑瞤动

眼睑瞤动，又名"目瞤"。是因气血不和，致眼睑不自主牵拽跳动的疾病。相当于现代医学的眼轮匝肌痉挛。多为一侧罹病，较少两侧同病。偶然发生者无需治疗，可自行停止；少数病例日久不愈，在病程晚期可有喝偏之变。中医认为，本病的病机主要为气血虚衰、筋脉失养、血虚生风。因情志不遂、久病、过劳等损伤心脾，气血两虚，筋肉失养，以致筋惕肉瞤；或因肝脾血虚，日久生风，虚风内动，牵拽眼睑而振动。

治疗上，对于心脾两虚所致者，方以参苓白术散为主方加减；若因血虚生风所致者，方以归脾汤合当归饮子加减。针灸对于本病有一定疗效。取穴主要以眼区局部和手足阳明经腧穴为主。

病案举例
病案 1
姜某，男，48 岁。2009 年 3 月 15 日初诊。
主诉：左眼睑不自主频繁振跳 1 年余，加重 1 个月。
现病史：患者诉 1 年前左眼睑不自主频繁振跳，伴面颊麻木感，头痛，寐可，二便可。舌苔薄，脉缓。
诊断：眼睑瞤动。
证型：血虚生风。

治法：养血息风。

针灸处方：四白、攒竹、丝竹空、合谷、太冲、三阴交、足三里、头维。

留针 30 分钟，隔日 1 次，10 次 1 个疗程。

1 个疗程后，眼睑跳动频率大减，间隔时间延长。续治 2 个月而愈。

按语：四白、攒竹、丝竹空均为眼周穴，可疏调眼周部气血以息风止痉；合谷属手阳明多气多血之经，"面口合谷收"，可通行面部气血；合谷配足厥阴肝经原穴太冲谓之"开四关"，可养肝平肝，息风止痉；三阴交、足三里分别为脾经和胃经的腧穴，可补脾胃，生气血，旺盛后天之本；头维疏调头部气机。

病案 2

王某，女，60 岁。2011 年 5 月 27 日初诊。

主诉：双眼睑眴动伴下垂 3 个月。

现病史：患者自诉双眼睑眴动，上睑下垂 3 个月，目常干涩痒。舌胖，脉沉弱。

诊断：眼睑眴动。

证型：脾虚气弱，经筋失养。

治法：健脾益气，息风止痉。

处方：

①中药处方

炙黄芪 30g	升 麻 6g	天 麻 10g	钩 藤 15g
葛 根 12g	夜交藤 30g	密蒙花 12g	谷精草 12g
茯 苓 10g	炒白术 10g	蜈 蚣 1 条	炙甘草 10g
山 药 10g			

7 剂，水煎服。

②针灸处方

百会、阳白、攒竹透鱼腰、合谷、气海、关元、足三里、三阴交、太冲。

留针 30 分钟，隔日 1 次，共 10 次。

针药配合治疗 3 周，除上睑下垂未见痊愈，其他眼部症状未见异常。

按语： 患者因脾虚气弱，经筋失养，而致上睑下垂，眼睑𥉉动。方用补中益气汤合天麻钩藤饮加减。黄芪补气升阳；升麻、葛根升阳举陷；天麻、钩藤、蜈蚣平肝潜阳，息风止痉；夜交藤安神祛风止痒；密蒙花养血清肝；谷精草疏散风热；茯苓、炒白术、炙甘草、山药益气健脾。针刺：百会升提阳气；阳白、攒竹透鱼腰疏调局部气血以息风止痉，升提眼睑；合谷配太冲养肝平肝，息风止痉；气海、关元、三阴交、足三里补益中气。

5. 中心性视网膜炎

中心性视网膜炎或称中心性浆液性视网膜脉络膜病变。本病为发生在黄斑部的孤立的渗出性脉络膜视网膜病变，伴有视网膜下新生血管及出血。本病多见于 20 ~ 40 岁青壮年，无性别差异，多单眼发病。由于新生血管的渗漏、出血、机化，最后形成瘢痕，使中心视力永久性损害。眼底检查可看到黄斑区发暗，视网膜水肿，在水肿边缘可见圆形、椭圆形或不规则的反射光晕，1 ~ 3 个视盘直径大小。病变区可出现黄白色或灰白色渗出小点，原来的中心凹反光消失或弥散。水肿消退后，中心凹反光恢复，轻者可不留任何痕迹，视力也不受影响。属于中医学"青盲""视瞻昏渺"的范畴。

谷老师认为，本病的发生与肝、脾、肾密切相关。肝郁气滞，血瘀，精气不能升养于目；或因禀赋不足，纵情嗜欲，肝肾不足，精血耗损，目失涵养，而致神光泯灭。常以疏肝解郁，活血祛瘀，益气养血，补肝益肾为治则。针灸配合中药治疗眼底类疾病，往往颇有疗效。

病案举例

白某，女，31 岁。2011 年 8 月 29 日初诊。

主诉：右眼视力下降，视野小、模糊 4 个月。

现病史：患者诉右眼视力下降，视野小、模糊。视力：左眼 0.7，右眼 0.1。诊断为"中心性视网膜炎"。大便不成形，纳可，睡眠可。舌质暗，脉略滑。曾服中西药物月余，未见明显效果。

既往史：无。

诊断：中心性视网膜炎。

证型：肝血亏虚。

治法：补益肝肾，养血明目。

① 中药处方

潼蒺藜 12g	白蒺藜 12g	赤　芍 10g	白　芍 10g
青葙子 10g	薏苡仁 15g	牛　膝 20g	晚蚕砂 30g
黄菊花 15g	川　芎 10g	枸杞子 10g	熟地黄 12g
水　蛭 6g	苍　术 10g	白术 10g	枳　壳 10g
黄　连 10g	炙甘草 10g		

14 剂，水煎服。

② 针灸处方

承泣、四白、球后、睛明、风池、足三里、三阴交、太溪。

留针 30 分钟，隔日 1 次，10 次为 1 个疗程。

针药配合，共治疗 3 个疗程，患者视物清晰。眼科复查黄斑区水肿消失，视网膜血管恢复正常。复查视力：左眼 0.9，右眼 0.8。

按语：患者右眼视力下降，视野小、模糊，舌质暗，均为肝血亏虚之象。治宜补益肝肾，养血明目。针灸取穴以眼区局部和足少阳经腧穴为主，眼内针每次取一穴留针不提插不捻转，出针按压针孔。药物：白蒺藜平肝疏肝，祛风明目；潼蒺藜补肾固精，养肝明目；赤芍清热凉血；白芍、熟地黄养血和血；青葙子清肝热明目；薏苡仁、晚蚕砂、苍术、白术健脾益气燥湿；牛膝补益肝肾；黄菊花疏散风热；川芎活血行气；枸杞子补肝肾明目；水蛭破瘀血；枳壳疏肝理气；黄连清热燥湿。

6. 白内障

白内障是发生在眼球里面晶状体上的一种疾病，任何晶状体的混浊都可称为白内障，但是当晶状体混浊较轻时，没有明显地影响视力而不被人发现或被忽略而没有列入白内障行列。根据调查，白内障是最常见的致盲和视力残疾的原因。先天性白内障多在出生前后即已存在，小部分在出生后逐渐形成，多为遗传性疾病。后天性白内障又分为6种：①老年性白内障；②并发性白内障（并发于其他眼病）；③外伤性白内障；④代谢性白内障（因内分泌功能不全所致，如糖尿病性白内障）；⑤辐射性白内障（与X射线、β射线、γ射线等有关）；⑥药物及中毒性白内障。若不及时治疗，晶状体中的白化会越来越严重，最终完全变模糊，晶状体核解体，使视力完全丧失。

眼部疾病的发生，多与肝、脾、肾密切相关。对于肝郁脾虚为主者，当疏理肝脾；肝肾亏损者，当平补肝肾，益精明目。临床上，对于此类疾病，谷老师常针药配合。

病案举例

赵某，女，21岁。2011年9月19日初诊。

主诉：患虹膜炎葡萄膜炎白内障，刻下左眼0.01、右眼0.2，不能正常学习。

病史：从2001年开始左右眼部眼白发红、视物如雾气笼罩，但未见有其他症状。使用普通消炎药后症状消失，后发觉视力下降，直至2002年9月确诊葡萄膜炎，并立即住院治疗。治疗期间静脉注射激素来控制炎症，并球后注射散瞳剂。住院期间全面检查后未查出引发眼病原由，后结论为免疫系统紊乱。2003～2005年期间发病频繁，多次使用激素类消炎眼药水。至

203

2008年确诊为并发白内障，2011年7月开始视力再次下降，直至9月一直未见好转。眼前有点状物，看书需借助放大镜，但仍费力且不清楚。月经基本正常有血块，睡眠约7小时，饮食二便正常。脉细、舌尖微红。

诊断：葡萄膜炎白内障，左眼半失明。

证型：肝肾阴虚。

治法：补益肝肾，清热明目。

①中药处方

玳 瑁1支（冲）	白菊花30g	潼蒺藜10g
白蒺藜10g	谷精草12g	石决明30g	茯 苓10g
菟丝子10g	生地黄15g	全 蝎6g	赤 芍10g
山萸肉10g	川 芎6g	桃 仁6g	红 花6g
枸杞子10g	地 龙6g	僵 蚕6g	炙甘草10g

14剂，水煎服。

②针灸处方

四神聪、球后、睛明、承泣、风池、光明、侠溪、行间、三阴交。

0.25mm毫针刺，留针25分钟。眼内针每次取1穴，留针，不提插不捻转，出针按压针孔。

针药配合治疗7个月后，总体有明显进步，视物不疲劳，右眼视力0.5，左眼视力0.1。可以看见黑板字，自己读书。心情愉悦。

按语：本例患者视物不清，脉细、舌尖微红，乃肝肾阴虚，虚火上炎所致。治宜滋肝肾阴，清虚热。肾藏精，为先天之本，肝为藏血之脏，精血互可转化。"肝开窍于目，肝受血而能视"，《灵枢·经脉》曰："肝足厥阴之脉……连目系，上出额，与督脉会于巅。"针灸每次均刺眼内针配眼周穴位，和手足远端肝经、肾经穴位。球后、睛明、承泣均为眼部腧穴，可疏通局部气血；

风池穴属足少阳经，功善清利头目，配同一经穴的光明穴可加强活血明目之效；侠溪、行间可滋阴泻火；三阴交可调补肝肾；配合中药杞菊地黄丸加减，以补益肝肾。

五、骨伤科病例

1. 落枕

落枕或称"失枕"，是一种常见病，好发于青壮年，以冬春季多见。落枕的常见发病经过是入睡前并无任何症状，晨起后却感到项背部明显酸痛，颈部活动受限。其病因主要有两方面：一是肌肉扭伤。如夜间睡眠姿势不良，头颈长时间处于过度偏转的位置，或因睡眠时枕头不合适，过高、过低或过硬，使头颈处于过伸或过屈状态，均可引起颈部一侧肌肉紧张，使颈椎小关节扭错，时间较长即可发生静力性损伤，使伤处肌筋强硬不和、气血运行不畅、局部疼痛不适、动作明显受限等。二是感受风寒。如睡眠时受寒，盛夏贪凉，使颈背部气血凝滞，筋络痹阻，以致僵硬疼痛，动作不利。

落枕的治疗方法很多，手法理筋、针灸、药物、热敷等均有良好的效果，尤以针灸治疗为佳。

病案举例

巴某，男，47岁。2010年8月19日初诊。

主诉：颈项强痛2天。

现病史：患者诉2天前晨起后突感颈项强痛，不能俯仰转侧，压痛明显，无肿胀，以往X线查有骨质增生，寐可，二便调。苔薄白，脉沉。

诊断：落枕。

治法：舒筋活络，行气止痛。

针灸处方：后溪、天柱、肩中俞、颈百劳、风池、肩井、天窗、阿是穴。

留针 30 分钟。

针 1 次而愈。

按语： 针灸治疗落枕疗效快而显著。治疗的关键在于局部取穴，强调"以痛为腧"，肢体远端穴位要强刺激，并令患者配合颈项部运动。天柱、肩中俞、风池、颈百劳、肩井、天窗、阿是穴为局部取穴，疏通经络，行气止痛。后溪属手太阳经，又为八脉交会穴，通于督脉，可疏通项背部经气；单穴如养老、后溪针刺配合运动常收显效。

2. 颈椎病

颈椎病又称"颈椎综合征"，是增生性颈椎炎、颈椎间盘脱出及颈椎间关节、韧带等组织的退行性改变刺激和压迫颈神经根、脊髓、椎动脉和颈交感神经而出现的一系列综合症候群。其部分症状分别见于中医学的"项强""颈肩痛""头痛""眩晕"等病症中。起病时轻且不被人们所重视，多数能自行恢复，时轻时重，只有当症状继续加重而不能逆转时，影响工作和生活时才引起重视。

中医认为，颈椎病多由于外感风寒湿邪伤及经络，或长期劳损，肝肾亏虚，或痰瘀交阻，气滞血瘀等原因引起。《杂病源流犀烛》曰："凡颈项强痛，肝肾膀胱病也，三经受风寒湿邪。"治疗以疏散风寒、舒筋活络为主，常针药配合。

病案举例

郑某，男，49 岁。2011 年 7 月 27 日初诊。

现病史：患者诉右肩颈痛，肩关节活动受限 1 个月，X 线示：颈椎生理曲度消失。舌胖，苔白，脉沉。

诊断：颈肩痛（颈椎病）。

证型：气血阻滞。

治法：舒筋通络，行气活血。

针灸处方：天柱、颈百劳、大椎、肩中俞、肩井、肩髃、秉风、肩贞、委中、阳陵泉、条口透承山（左侧）、昆仑。

留针 30 分钟，隔日 1 次。

针刺 8 次，肩部活动基本恢复正常，局部亦无压痛。

按语：大椎是督脉穴，为诸阳之会，针灸能激发诸阳经经气，通经活络；颈项部天柱、颈百劳、肩中俞疏经通络；肩周围肩井、秉风、肩贞舒筋活络；委中、昆仑、阳陵泉循经远取舒筋活络，通经止痛；条口透承山强刺激，同时嘱患者活动右肩关节运动，范围要大，并询问是否疼痛。

3. 手抖

手抖，医学上称为震颤。它仅是一个症状，是指身体的一部分或全部表现为不随意的有节律性的颤动，手抖从症状上分为生理性手抖和病理性手抖。生理性手抖常在精神紧张、恐惧、情绪激动、剧痛及极度疲劳的情况下出现，一旦引起手抖的上述原因消除，手抖也随之消失。病理性手抖主要分为静止性手抖和运动性手抖两种类型。

手抖的中医辨证常见证候主要有：①肝风手颤：因肝阳亢盛，阳动生风，手随风动，故表现为手震颤。治以平肝息风为主，用天麻钩藤饮加减。谷老师认为肢体颤抖等症状往往多与肝风有关，"诸风掉眩，皆属于肝"。②脾虚手颤：脾虚运化无力，食欲不振，饮食不香，使脾气虚弱而致肝木生风内动，治以健脾定风为主，用六君子汤加减。③血虚手颤：因血虚生风，血不荣筋所致。治以养血息风，用四物汤加减。④阴虚手颤：因肝肾阴虚不足，阴不潜阳，阳动生风所致。治以滋阴息风，用二甲复脉汤加减。⑤风痰手颤：经络内有深伏之痰饮，阴滞经络所致。治以祛风化痰为主，药用导痰汤加减。

病案举例

杨某，男，38 岁。2011 年 12 月 12 日初诊。

主诉：手抖 3 年。

现病史：嗜酒，酒后手抖，心悸，寐差，脉弦，情绪低，舌质暗、苔白。

诊断：手抖。

证型：风痰阻滞。

治法：化痰息风。

中药处方：

郁 金 10g	菖 蒲 10g	茯 苓 10g	炒白术 10g
半 夏 10g	远 志 10g	葛 根 12g	葛 花 10g
川 芎 10g	川楝子 12g	玄 参 10g	炒酸枣仁 30g
夜交藤 30g	潼蒺藜 10g	白蒺藜 10g	炙甘草 10g

7 剂，水煎服。

二诊：2011 年 12 月 19 日。自觉手抖，心悸，情绪诸方面均有进步，大便每日 2 次，舌质暗、苔白腻，脉缓，后背痒。

中药处方：

郁 金 10g	菖 蒲 15g	茯 苓 10g	炒苍术 10g
炒白术 10g	水牛角丝 30g（先煎）		远 志 10g
葛 根 10g	葛 花 10g	川 芎 10g	川楝子 10g
苦 参 20g	白鲜皮 15g	潼蒺藜 10g	白蒺藜 10g
防 己 12g	浮 萍 12g	龟 板 10g（先煎）	

7 剂，水煎服。

三诊：2011 年 12 月 28 日。手抖减，情绪进步，大便每日 1 次，舌下静脉曲张，背痒。

中药处方：

川 芎 10g	炒酸枣仁 30g	知 母 10g	天 冬 10g
水牛角丝 30g（先煎）		葛 根 10g	葛 花 10g
川楝子 10g	潼蒺藜 10g	白蒺藜 10g	天 麻 10g
龟 板 10g（先煎）		防 己 10g	防 风 10g

牛　膝 20g

四诊：2012 年 1 月 4 日。药后症状平稳。续服 7 剂以巩固。

中药处方：

川　芎 10g　　炒酸枣仁 30g　　知　母 10g　　天　冬 10g

水牛角丝 30g（先煎）　　　　川楝子 10g　　潼蒺藜 10g

白蒺藜 10g　　龟　板 10g（先煎）　　　　防　己 10g

防　风 10g　　牛　膝 20g　　天　麻 10g

生牡蛎 50g（先煎）

按语： 中医认为，无论是何种手抖，都与肝风有所联系。实证属于风火上扰，肝风内动；虚证属于肝肾不足，虚风内动。何实何虚，主要从病史的长短、年龄的大小、症状的表现、手抖的程度等进行鉴别或辨证。病史短，年龄轻，手抖重，幅度大，频率快，舌红苔黄者，多为实证；反之，病史长，年龄大，手抖轻，幅度小，频率慢，舌红少苔者，多为虚证。本例患者因长期嗜酒，经络内有深伏之痰饮，阴滞经络所致。治以祛风化痰为主，方用天麻钩藤饮合导痰汤加减，药用天麻、杜仲、牛膝、半夏、茯苓等。

4. 急性腰扭伤

急性腰扭伤为一种常见病，多由姿势不正、用力过猛、超限活动及外力碰撞等，引起软组织受损所致。以腰部不适或腰部持续性剧痛、不能行走和翻身、咳嗽、呼吸等腹部用力活动疼痛加重等为主要表现的腰部肌肉、韧带、筋膜、小关节突等组织急性扭伤。

本病的中医辨证常见证候主要有：①气滞血瘀证：腰部有外伤史，腰痛剧烈，痛有定处，刺痛，痛处拒按，腰部板硬，活动困难，舌质紫暗，或有瘀斑，舌苔薄白或薄黄，脉沉涩。②湿热内蕴证：伤后腰痛，痛处伴有热感，或见肢体红肿，口渴不欲饮，小便短赤，或大便里急后重，舌质红，苔黄腻，脉濡数或滑数。

谷老师治疗急性腰扭伤，以活血通络为主，常针药配合。

病案举例

林某，男，64 岁。2012 年 1 月 11 日初诊。

主诉：急性腰痛 2 天。

现病史：腰扭伤后腰痛，不能迈步，双髋至腘以上窜痛，颈部强至骶骨均痛，有骨质增生，大便 4 次 / 日，脉沉。

诊断：急性腰扭伤。

证型：气滞血瘀。

治法：活血化瘀，补益肝肾。

中药处方：

杜　仲 20g	牛　膝 15g	桑寄生 15g	川　断 15g
葛　根 12g	独　活 10g	川　芎 15g	当　归 10g
防　风 10g	细　辛 3g	干　姜 6g	全　蝎 10g
地　龙 10g	天　麻 10g		

7 剂，水煎服。

二诊：2012 年 1 月 18 日。腰痛轻，脉缓，苔薄白，大便 3～4 次 / 日。

中药处方：

杜　仲 20g	赤　芍 10g	白　芍 10g	牛　膝 15g
川　断 15g	桑寄生 15g	桑　枝 10g	葛　根 15g
天　麻 10g	细　辛 3g	干　姜 6g	黄　连 10g
桑螵蛸 12g	芡　实 10g	金樱子 10g	地　龙 10g
全　蝎 10g	独　活 10g		

7 剂，水煎服。

三诊：2012 年 1 月 25 日。共服中药 14 剂，腰痛已痊愈。大便 2 次 / 日。

按语：中药治疗急性腰扭伤，以活血化瘀为主，兼顾其他。本例患者年老体衰，宜活血化瘀之时兼补益肝肾。此外，休息是最基本且有效的治疗，在木板床上加1个10cm厚的棉垫，保持自由体位，以不痛或疼痛减轻为宜，卧床一般应坚持3日左右，保证损伤组织充分修复，以免遗留慢性腰痛。腰扭伤24小时后可行患部热敷。

5. 退行性膝关节炎

退行性膝关节炎是一种慢性退行性骨关节病，是由于关节增生退变导致的一系列症状。临床表现为膝关节疼痛，运动后加重，休息后减轻，行走不方便，伸屈膝关节受限，下蹲困难，上下楼梯疼痛明显，或突然活动发生刺痛，并常伴有腿软欲跌现象。膝关节伸直到一定程度引起疼痛，在膝关节的伸屈过程中往往发出捻发响声。严重的会出现下肢肌肉萎缩，还可出现关节积液，并发滑膜炎。在人体关节中，膝关节除要支撑全身重量外，还要做站立、下蹲、跳跃、跑步、行走动作，使膝关节活动十分频繁，最易发生膝关节劳损，所以膝关节退行性骨关节炎最为常见。本病有原发性和继发性两种，原发性与患者的年龄有密切关系，多见于50岁以上的中老年人群。继发性多由于创伤（膝、髌骨、半月板、膝关节脱位等）、关节畸形（膝内翻、外翻）、关节疾病（炎性关节病变、内分泌紊乱、缺血性坏死），造成膝关节过早的发生严重的退行性改变。

西安市中医院针灸科安军明中医将膝关节退行性骨关节炎列入"骨痹"范畴。认为人到中年，肝肾不足，气血失调，筋骨失其濡养，加之外伤、劳损及感受风寒湿邪，使痰瘀内停，脉络不通，筋骨失养而发病。膝关节退行性骨关节炎多发60岁左右肥胖妇女，针灸治疗本病，采用膝关节透刺法兼益肾填精，效果较佳，多数病例皆有典型的X线或CT报告。

病案举例

李某，女，68岁。2011年8月10日初诊。

主诉：右侧膝关节疼痛1个月。

现病史：患退行性膝关节炎数年，关节肿胀变形，刻下右侧膝关节及肘关节疼痛，纳可，寐可，二便正常。舌苔白，脉缓。

诊断：退行性膝关节炎。

治法：疏经通络。

针灸处方：曲池、血海、鹤顶、内膝眼、外膝眼、阳陵泉透阴陵泉、解溪、丘墟、血海下。

留针 30 分钟，隔日 1 次，10 次为 1 个疗程。

针刺 1 个疗程后疼痛明显缓解；共针刺 4 个疗程，肘、膝疼痛消失，但关节变形仍如前。

按语：病痛局部取穴及循经选穴可疏通经络气血。谷老师常用膝三针鹤顶、内膝眼、外膝眼，膝眼穴 45°角刺入关节腔内，阳陵泉透阴陵泉，膝阳关透曲泉治疗临床膝关节退行性病变，有明显的疗效。

六、对五脏、经络与美容的认识

1. 五脏与美容

人体是由五脏系统、经络系统共同组成的，是以心肝脾肺肾五脏为中心，通过经络的联络沟通形成一个整体。体表组织器官的病可通过经络影响到五脏，五脏功能的失常又可通过经络反映到体表，"有诸内必形诸外"。五脏功能正常，可通过经络将气血津液输送和敷布于面部和皮肤，使面容光泽红润，反之则皮肤干燥、粗糙、生斑及面容枯槁不荣、松弛、多皱等。所以五脏功能的盛衰直接关系到美容。因此美容必须注意调整五脏。

（1）肺与美容

肺主气，主宣发肃降，能把气血精微物质源源输送于皮肤毛窍。若其功能失常，日久则肌肤干燥，面容憔悴。

（2）脾胃与美容

脾胃是气血化生之源、后天之本，脾胃功能障碍，则气血津液不足，不能荣养肌肤，日久人必精神萎靡，面色萎黄，或色如尘垢，枯槁无华，或面虚胖不健，或生虫斑、黄褐斑，等等。

（3）心与美容

心主血脉，心藏神。血脉荣盛通畅，心神悦泽则面部光泽红润，神采奕奕。若心血瘀阻则面色青紫；如血少，则面色白如纸，面色不华。

（4）肝与美容

肝主藏血，主怒，肝能调畅气机，使人心情舒畅，笑口常开，心胸豁达，青春常驻，饮食健旺，身体健康。反之，肝失疏泄，气机不调，则常常郁郁不乐，愁眉苦脸，久之则出现面部皱纹丛生，头发早白，枯憔，容易衰老。

另外，肝藏血，血能荣筋，故肝血充足则筋强有力，爪甲荣润。反之，则皮色焦枯，爪甲软而薄，甚至裂纹或变形。

（5）肾与美容

肾主藏精是人的先天之本，肾气充盈能延年驻颜，容貌不衰，虽值老年也是鹤发童颜，精神健旺，耳目聪明，语音朗朗。牙齿不堕，筋骨结实，腿脚灵活。反之，肾气不足，则使人早衰：肾之本色上浮于面，面生黄褐斑，面色晦暗。头发为血之余，所以还会使头发斑白，头发开叉易折、易掉。牙齿是骨之余，肾主骨，肾虚就会牙齿发黑、松动、脱落，牙龈萎缩，等等。

总之，五脏直接与面容形体衰老相关，这是人体的内在因素，必须注意调摄。妇女以肝为本，卵巢子宫皆属于肾，所以更应该注意肝肾的调养。

2. 经络与美容

经络与年龄生长发育关系密切，《黄帝内经》记载有"女子五七，阳明脉衰，面始焦，发始白"，"男子六八，阳气衰竭于上，面焦，发鬓斑白"。

全身有十二条经脉，每一条经脉都联系一脏一腑，在头面及全身有固定的分区。若五脏六腑有病，气血失调，其经脉气血运行不调，都可以通过经脉反映到面部。《黄帝内经》云："十二经脉，三百六十五络，其血气皆上于面而走空窍。"所以必须了解经络的分布，才能更好地美容，然后才可以采用科学的按摩推拿，调敷面膜或温熨等，达到最佳的效果。

到达头面部的经脉有许多，如：手太阳小肠经，起于手小指端，在面部达两眼的内外眼角，并在两颊部进入耳中；手阳明大肠经，起于手食指端，向头面到达下牙床部，环唇到鼻孔两旁；手少阳三焦经，起于无名指端，在头面部到达外眼角和耳前、耳后、耳中；足太阳膀胱经，起于内眼角，向上沿头项而行；足阳明胃经，起于鼻孔旁，分布在颧面及上牙齿部；足少阳胆经，主要分布于耳前后及头角外眼角。所以中医有"头为诸阳之会"的说法。其他还有督脉、任脉行于头面正中及目下。肝经到目后并环口唇之内，心经一直联系到目后……这些经脉都将气血源源不断地输送于头面，滋润荣养五官、肌肉和皮肤。协调五官各部的功能。

现代美容都按照一定的顺序按摩推拿，这实际上是按照经络的分布和走向来进行的。有些美容店还采用了针灸的方法，使驻颜美容取得了更好的效果。谷老师在临床中发现，采用头面部的穴位治疗鼻病和其他五官病，结果常常有病人意外收到了美容的效果，可谓"一石二鸟"。这就是经络的作用。例如四白既有局部作用，又有调节胃和脾的功能，其调脾胃的功能仅次于足三里，因此适宜的针灸按摩对面容、面色、祛斑皆有好处。其实美容也应注意远端穴位的应用。

第五章

专 病 诊 治

　　谷世喆教授从医40余年，诊治了大量的临床病证及疑难杂症，积累了丰富的临床经验，本章试图总结谷教授诊治精神神志病证的临床经验，探索谷教授的诊断思路，治疗规律，以及针刺用穴特点。

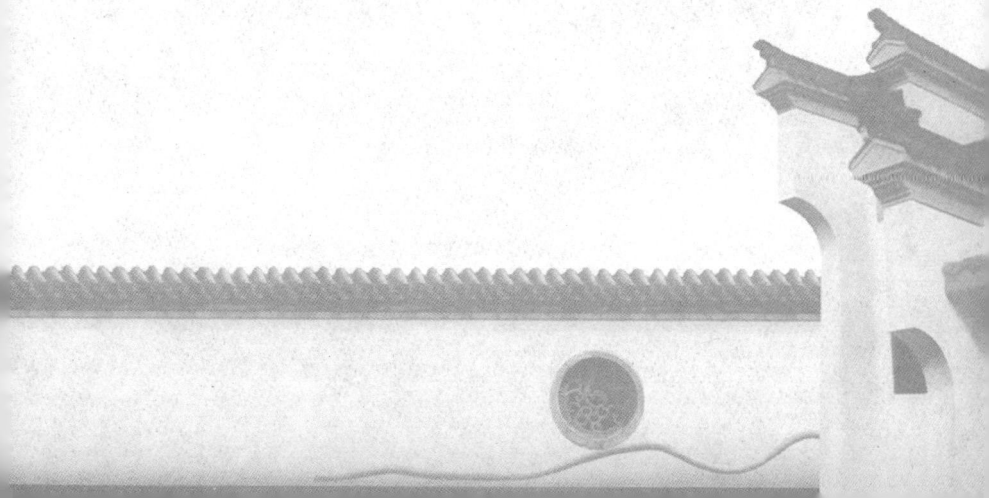

一、对精神神志病的认识

1. 五脏的虚实是精神神志病的基础

人是一个有机的整体。在体内以五脏（心、肝、脾、肺、肾）和六腑（大肠、小肠、胃、胆、膀胱、三焦）为核心，分别联系着五官（耳、眼、口、鼻、舌）和五体（筋、骨、脉、肉、皮）。而且脏与脏、脏与腑之间又联系密切，形成阴阳相配，表里相合的关系。脏腑还与五行五神相配。如心与小肠相表里属火；脾与胃相表里属土；肾与膀胱相表里属水；肝与胆相表里属木；心包与三焦相表里属火。

中医藏象学说，将脑的生理和病理统归于心而又分属于五脏。认为心是"君主之官，神明出焉"，为"五脏六腑之大主，精神之所舍也"。把人的精神意识和思维活动统归于心，故曰"心藏神"。同时又把神分为五种不同表现的神，即魂、神、意、魄、志，这五种神分别归属于五脏，但都是在心的统领下而发挥作用的。并认为，精神神志的异常可影响五脏的功能状态；反过来，五脏的虚实变化可造成精神神志的异常，正如《灵枢·本神》所云："……肝气虚则恐，实则怒……心气虚则悲，实则笑不休……肺喜乐无极则伤魄，魄伤则狂……肾盛怒而不止则伤志，志伤则喜忘其前言。"因此对于精神意识思维活动异常的精神神志病的认识应定位在脑，病机调理以心为主，与其他四脏相结合。

肝胆关系密切，这两个脏腑从解剖部位看是相依关系，从生理功能看相联系，共同帮助完成消化，主疏泄的功能。病理上看互相影响。如肝开窍于目，所以肝胆病可以导致视物不清，或是目赤红肿。肝胆，与魂魄相关，与神志病关系很大。还可以有爪甲枯萎的变化，常常还会胁下疼痛。

心与小肠关系密切。心有热邪则会影响到小肠功能，小便会黄赤，舌尖会红赤，甚至舌尖溃疡。心藏神，心有热则心神不安，烦躁、失眠。

脾与胃关系密切，中医认为脾胃相互配合，是人体后天之本。在人出生后，生存发育的关键是脾胃。脾胃主受纳消化饮食，供给全身营养。凡饮食减少，或偏食，必致身体衰弱。但过分的强食暴饮也会伤及脾胃，使身体不能吸收，造成肌肉萎软，口唇不荣，易忧思悲伤或失眠。

肺与大肠关系密切，有肺病的人常大便干。而大便秘结日久不下，就会加重喘咳，造成皮肤毫毛枯燥，不润泽，且易悲戚思虑。

肾与膀胱关系密切，肾主藏"精"气，又控制二便的生成和排泄。贮存在膀胱的尿液要在肾气的作用下才能排出体外。如果说肾气虚就会遗尿或老年人尿后余沥不尽。肾主生殖，包括性功能，是人体先天之本。肾主骨，生髓，脑为髓海，与心水火相济。否则易失眠、健忘等。

在五脏之间"心"就如同宫廷中的君主，最为重要，五行属火。肺如宰相，调节辅佐君主，在五行属金。肝如将军，五行属木。脾如后勤部长，五行属土，是后天之本。肾主藏精气，是先天之本，在五行属水。五脏可谓缺一不可，互相制约又互相支撑，称为相生和相克。只有相生，无相克，则会使一脏亢奋，影响到正常生理。只是相克，相生不足，则会发生一脏衰弱，也会影响到正常生理。这种情况就如同生态平衡一样，必须有一常量，才能使人保持健康。这就是亢则害，承乃制。

五脏六腑的功能活动正常是精神神志活动正常的内在基础，因此，笔者认为，五脏的功能是否正常、脏腑间气机升降是否协调，是维持正常精神神志活动的重要因素。根据临床观察，精神神志疾病的常见的病机有：心火炽盛，心肾不交；肝郁气滞，中焦失和；肝肾阴虚，亢阳扰神及痰火蒙蔽清窍；等等。

心火炽盛，心肾不交：对于心肾不交的患者，调治固当滋水清火，是以常取神门、内关清心安神，以太溪补肾，泻行间以引火下行，从而达到水火既济的目的，谷老师常交替使用少府和劳宫穴。

肝郁气滞，中焦失和：中焦乃一身气机之枢纽。若因饮食不节，损伤脾胃而致虚气留滞；或因情志失调，肝气不舒，木不疏土，均可导致中焦失和。所以治疗此证，当以调和脾胃，兼疏肝理气为法，旨在恢复中焦气机之顺畅，取穴以肝脾经穴及募穴为主。运脾胃则常用公孙、内关、中脘、丰隆、天枢；疏肝气则常用膻中、期门、太冲、足临泣、阳陵泉、丘墟。

肝肾阴虚，亢阳扰神：肝肾虚损的患者，最常见于老年人和有压力的知识阶层，其主要原因为肝肾精亏，气血虚弱，阴不制阳而导致心悸、失眠、健忘等症。其本为虚，其标为实。根据"急则治其标，缓则治其本"的原则，当先潜镇其亢阳，后缓益其虚阴，从而达到标本兼治的目的。故以取肝肾经穴与俞募穴为主，如太冲、行间、照海、肝俞、肾俞，亦常点刺涌泉等。

以上三种病机，临床兼见者亦不在少数，故在运用上辨证施治，方可得心应手。

总之，通过辨证取穴，施以适当的手法，从而达到针其穴，调其经，和其脏，畅其志的目的。笔者常用的腧穴有：七神针（即四神聪，本神，神庭，共七穴），大椎，百会，哑门，风府，率谷，天冲，另外四肢末端的井穴易于激发，调节经气、荥穴清热常常选用。而且，在临床治疗的过程中，选取头部腧穴是治疗精神神志疾病的重要方法，手法可用头针强手法。

在精神神志疾病的发病率明显上升的今天，积极寻找治疗精神神志疾病的方法刻不容缓。总而言之，五脏是人体整个生命的中心。精神意识活动定位在脑，功能却统归于心，又分属于五脏。这种"五神藏"的理论，对于帮助我们认识五脏的生理、病理与精神神志的关系、指导我们的临床治疗具有重要的意义。情志太过可以伤及五脏，产生各种病变；五脏发生疾病，又可以出现各种情志的活动异常。而且，二者互为因果，对于临床辨证论治有指导意义。

内伤七情是精神神志病的重要原因之一。七情←→脏腑←→精神神志病，互为影响，密切相关，这是与西医的重大不同。

2. 经络与精神神志病

在脏腑与五体（筋、脉、肉、皮、骨）和五官（目、耳、口、鼻、舌）之间，相表里脏腑之间，五脏之间都有相联系的通道。人体中还有脑、髓、骨、脉、胆、女子胞，称为奇恒之腑，也与五脏之间有密切的联系，属于脏腑系统。它们之间的联系，都是由体内复杂的网络系统完成的。这个网络系统为各脏腑器官、组织运送必要的营养物质，即"气"和"血"，并且调节各脏腑器官组织之间的平衡，还负责管理、调节人体的发育成长衰亡。这个网络系统就是经络系统。经络系统比照现代医学，应该包括神经、血管、淋巴、内分泌、体液，还有肌肉和皮肤等组织。这是中医特有的认识，也是针灸治疗疾病的基础。

传统的经络理论以《灵枢》中记述的最为详细。经络在身体内部直接联系着脏和腑，联系着耳、目、口、鼻、舌和前后二阴，在外联系着肌肉和皮肤。每一条经脉都是运行气血的较粗大的管道，犹如城市的粗大上下水道，位于体内深处，一般在外表看不见。这种运行气血的主干即是二十四条正经（十二经脉）和奇经八脉。属于第二级的主要分支是十五大络（称十五络脉），犹如二级较粗的管道。属于第三级的分支是从大络分出的无数的细小分支，它们分布在每一个脏腑、器官和组织的内外，还分布在肌肉皮肤之中，称为孙络。古籍中称三百六十五络。实际上是数也数不清的遍布全身内外的网络系统。经脉、络脉把全身各部分联络成一个整体。

"头为诸阳之会"，手足三阳经皆上达于头面，手足三阴经通过相表里的阳经经别也与头发生联系。而奇经八脉中，除带脉外，其余七脉均上达头面。正如《灵枢·邪气藏府病形》所云："十二经脉，三百六十五络，其血气皆上于面而走空窍。"头为"脑之所寄"，所以人体的经络系统与脑有着密切的联系。而经络又有"内联脏腑"的功能，所以我们可以认为"五脏－经络－脑－精神神志"彼此形成了一个紧密联系的系统。

经脉在体表有许多反应点，这些点称为腧穴或穴位。穴位联系经脉，经脉又联系着五脏六腑、五官、五体……因此刺激了穴位就能治疗体内各部分的疾病，调节各脏腑的虚实。所以学习针灸首先就应学习经络和腧穴，这是基础。掌握了针刺和灸疗的方法，犹如投标枪，腧穴就是靶子。

中医对人体经络的认识在全世界是独一无二的，即使有的传统医学也有类似的认识，但都远不如中医经络理论这样系统和完整，指导意义这样大。这是与中华民族悠久的历史、文化及东方哲学的博大精深密不可分的。

3. 奇经八脉和精神神志病

奇经八脉是督脉、任脉、冲脉、带脉和阴阳跻脉、阴阳维脉的总称。它与十二正经不同，不与脏腑相络属，彼此也无相表里关系。但是奇经八脉与奇恒之府的脑、髓、骨、脉、胆、女子胞的关系十分密切，对于人的生长发育衰亡和生殖至关重要。《素问·上古天真论》就说："女子二七而天癸至，任脉通、太冲脉盛，月事以时下，故有子……七七任脉虚、太冲脉衰少。天癸竭，地道不通，故形坏而无子。"

奇经八脉的主要作用：一是沟通部位相近、功能相似的经脉，达到统摄经脉气血、协调阴阳的作用。如督脉为"阳脉之海"，任脉为"阴脉之海",冲脉为"十二经之海"和"血海"……皆具统率的作用。督脉、任脉、冲脉又互相交通,均下起肾下胞中,上极于头脑,前贯心,后通肾,影响重大,称一源三岐。二是对十二经气血有蓄积和渗灌的作用。犹如湖泊和水库,气血充盛时可以蓄积,气血衰少时可以释放。

(1)督脉循行

起于小腹内(肾下胞中),下出于会阴部,向后行于脊柱的内部,直上至项后枕骨大孔处(风府),进入脑内,然后出来,向上行于巅顶在百会与肝经、膀胱经、胆经等相交会,沿前额正中下行鼻柱,经人中止唇系带。

督脉证候:脊柱强痛、角弓反张、头疼、癫狂、痫等证。

督脉经穴主治概要:本经经穴主治神志病,热病,头项、额、背、腰局部病证及相应的内脏疾病。

凡是以上病证应该考虑从督脉辨证,本经穴位共有29(加印堂)个。

(2)任脉循行

起于小腹内(肾下胞中),下出于会阴部会阴穴,向上行于阴毛部,沿着腹内,向上经过关元与阴经相交会,又经神阙(脐)等穴,到咽喉部,再上行环绕口唇,经过面部,进入目眶下(承泣)。

任脉证候:疝气、带下、胃痛、腹中结块、癃闭、不孕等。

任脉主治概要:本经经穴主治腹、胸、颈、头面的局部病证及相应的内脏器官疾病如泌尿,生殖方面的病证。少数经穴有强壮作用,还可以治疗神志病。

凡是以上病证应该考虑从任脉辨证,本经穴位,共有24个。

(3)冲脉循行

起于小腹内(肾下胞中),下出于会阴部,向上行于脊柱之内,其外行者经气冲与足少阴经交会,沿着腹部两侧肾经,上达咽喉，环绕口唇，抵目下承泣。冲脉循行记载很复杂，故有冲为血海、十二经脉之海、五脏六腑之海等说法。可参考。

冲脉证候：腹部气逆而拘急。临床常用来治疗妇科疾病。

4. 痰浊、瘀血与精神神志病

（1）痰浊

痰浊的形成，可因六淫化热，煎熬津液而成痰，或因六淫化寒，津液凝滞。有因情志所伤，气机郁滞，津液不行，凝而为痰。有因饮食过伤，嗜欲无度，劳倦至极，少于运动，均可使津液运行异常而生痰。

致病特点

①阻碍气血的运行：痰饮水湿为有形之病理产物，易停留于脏腑经络与组织器官中，阻滞气机，阻碍气血的运行。具体表现在：流注经络，易使经络阻滞，气血运行受阻，而见四肢麻木，屈伸不利，甚至半身不遂等；留于脏腑，致脏腑气机的升降出入失常。如痰在肺，肺失宣降，见胸闷、咳嗽、喘促等。痰在脾胃，脾不升清，胃不降浊，见脘腹胀满、恶心呕吐、大便溏泻等。痰阻于心，心血不畅，常见胸闷、心悸；痰迷心窍，则神昏、痴呆；痰火扰心，则发癫狂；结聚于局部则形成痰核瘰疬、阴疽流注或梅核气等。

②致病广泛，变化多端：痰饮为病，发病病位不一。痰饮可随气而升降，内达脏腑，外至筋骨皮肉，全身任何部位，无处不到，影响多个脏腑组织，症状表现各异。如饮逆于上可见眩晕；水注于下，则见足肿；湿在肌表，可见身重；湿停中焦，影响脾胃的运化。尤其是痰造成的病证更为广泛。如痰结咽喉可见咽喉中如有物梗阻的"梅核气"，痰在于胃则恶心呕吐，等等。

痰饮为病，不仅致病广泛，而且变化多端。如痫证，因痰而发，平时如常人，发时突然昏仆，四肢抽搐，牙关紧闭，口吐涎沫，发后诸症顿失。痰饮停留于体内，病变发展可以伤阳化寒，郁而化火，化燥伤阴，夹风夹热。故古人有"百病皆由痰作祟""怪病多痰"之说。

③易扰神明：是指痰浊之邪易上扰神明，影响到心，出现一系列神志失常的病证。临床上痰浊上蒙清窍的眩晕证，痰迷心窍的痴呆、癫痫证，痰火扰心的狂证，都易见到许多精神失调的表现。

④多见舌苔滑腻：痰饮为病，虽病证繁多，错综复杂，但共同的特点均为腻苔或滑苔。这是痰饮水湿致病的显著特点之一。

（2）瘀血

瘀血的形成主要有两个方面的原因：一是气虚、气滞、血寒、血热等原因，使血行不畅而凝滞；二是由于外伤，或其他原因造成血离经脉积存体内而形成瘀血。

①气虚血瘀（虚气流滞）：气为血之帅，血为气之母，血液的正常循行依靠气的推动和固摄。气虚，一方面因无力推动血液运行而导致血行迟滞形成瘀血。另一方面，气虚无力统摄血液可导致血溢脉外为瘀。

②气滞血瘀：气行则血行，气滞血亦滞，因此，气滞常可导致血瘀。《沈氏尊生书》亦说："气运于血，血随气以周流，气凝血亦凝矣，气凝在何处，血亦凝在何处。"

③血寒致瘀：血得温则行，得寒则凝，感受外寒，或阳虚内寒，均可使血液运行不利而凝聚成瘀。

④血热成瘀：热入营血，或血与热邪互结，或血液受热煎熬而黏滞，运行不畅，或热邪灼伤脉络，血溢脉外，留于体内，均可形成瘀血。

⑤出血致瘀：各种外伤，如跌打损伤，或过度负重努力，外伤皮肤，或内伤脏腑，血离经隧，不能及时消散或排出，或使血脉运行郁滞不畅，形成瘀血。

此外，中医学中尚有"久病入络""久病从瘀"的说法，其实，这主要是说明各种病证久治不愈，必定会由浅入深发展，影响血液循环，导致瘀血的发生。叶天士的"初病在气，久病在血"是对"久病从瘀"的最好阐释。

致病特点

瘀血致病的症状繁多，临床表现的共同特点有：

①疼痛：一般多表现为刺痛，痛处固定不移，拒按，多夜间益甚。在临床中瘀血的部位不同，症状各异。如瘀阻在心，则心前区刺痛，瘀在肺则胸痛，瘀在胃肠则脘腹疼痛，瘀在肝则胁下疼痛，瘀在胞宫则少腹疼痛。

②肿块：瘀停体内，久聚不散可结成肿块，肿块位置固定不移。在临床上瘀阻的部位不同而表现不同。如瘀在体表，皮表局部青紫肿胀；瘀在体内可呈癥积，质硬，有压痛。《医林改错》说："气无形不能结块，结块者，必有形之血也。"《血证论·瘀血》说："瘀血在经络脏腑之间，结为癥瘕。"

③善忘、癫痫、狂、渴不欲饮、但欲漱水不欲咽、肌肤甲错等症状。

临床上判断是否有瘀血存在，除掌握上述临床表现特点外，凡发病前有外伤、出血、中风、大手术、分娩史者和病程已久，屡治无效者，均可考虑瘀血的存在。

5.治神四法

随着社会的发展，人们生活和工作压力的增加，以及人口老龄化的日益加剧，诸如失眠、抑郁、健忘、老年性痴呆等精神神志疾病的发病率有明显上升的趋势。因此，精神神志疾病的治疗已经逐渐成为临床医师的重要课题。中医对于精神神志疾病从《黄帝内经》时代即有系统的认识。它把人精神神志活动归属于五脏系统，因此，五脏的虚实变化可造成精神神志的异常，而精神神志的异常反过来亦可影响五脏的功能状态，正如《灵枢·本神》所云："肝气虚则恐，实则怒。"又云："心气虚则悲，实则笑不休。"又云："肺喜乐无极则伤魄，魄伤则狂。"又云："肾盛怒而不止则伤志，志伤则喜忘其前言。"这些记载都详细描述了精神神志与人体病理变化的关系，对我们的临床治疗具有重要的指导意义。而针刺治疗精神神志疾病自古即有效显法捷的特色，如众所周知的"孙真人十三鬼穴"即是一例。另外，《千金翼方》云："凡诸孔穴名不徒设，皆有深意。"十二经穴与经外奇穴中有许多便是以"神"字命名的，如神门、神庭、神堂、神道、本神、四神聪等。这些腧穴的名称即说明了它们对于治疗精神神志疾病的特殊疗效。基于以上认识，笔者开展了以针刺为主治疗精神神志疾病的临床观察，取得了较为理想的疗效，初步总结出治疗精神神志疾病四法。

（1）神机上朝——重点取头穴

脑是人体生命活动的指挥中枢，也是人精神意识思维之所出。而头作为脑之所寄，通过经络与五脏发生联系，组成了一个相对独立的系统。比如手足三阳经皆上达于头面，手足三阴经通过相表里的阳经经别与头发生联系。而奇经八脉中，除带脉外，其余七脉均上达头面。正如《灵枢·邪气藏府病形》所云："十二经脉，三百六十五络，其血气皆上于面而走空窍。"所以，选取头部腧穴是治疗精神神志疾病的重要方法。通过辨证取穴，施以适当的手法，从而达到针其穴，调其经，和其脏，畅其志的目的。笔者常用的腧穴有：七神针（即四神聪，本神，神庭，共七穴）、大椎、百会、哑门、风府、率谷、天冲、印堂、人中、安眠等。

病案举例

刘某，女，28岁，福建人，因脑血管畸形而多次昏厥。

平素性格内向，易抑郁，稍有劳累或激动则癫痫样发作。诊前20天做伽玛刀手术。术后情绪仍不佳，头昏寐差，面白，舌淡，脉细。

诊为气虚血瘀，神失所养。

采用祛瘀通脑络，益气安心神之法。

取穴：大椎（速刺不留针），七神针，足三里，三阴交，太冲，隔日1次。针2次即觉神清气爽，面转红润。共针10次，返闽。

按语：本例取头项部的大椎、七神针为主穴，以祛瘀通脑络。大椎具有疏通督脉、调和髓海、平衡阴阳的功能，对治疗癫痫有特殊疗效；速刺不留针是为了加强通督醒脑的作用。而七神针乃是笔者治疗精神神志疾病的验穴。再以足三里、三阴交补益气血，太冲通督理气，标本兼顾，是以取效。

（2）三焦升降——重调脏腑

五脏六腑的功能活动正常是精神神志活动正常的内在基础，因此，笔者认为三焦脏腑间气机升降协调是维持正常精神神志活动的重要因素。根据临床观察，精神神志疾病的常见的病机有：心火炽盛，心肾不交；肝郁气滞，中焦失和；肝肾阴虚，亢阳扰神。

以上三种病机，临床兼见并见者亦不在少数，故在临床上辨证施治，三焦升降——重调脏腑，方可得心应手。

病案举例

李某，男，40岁，外企白领。

性格内向，多年生活在国外，归国半年以来，不能习惯人际关系，自觉压力大，精神不集中，心烦，多梦，纳差，舌淡脉弦。

诊为中焦失和，肝肾亏损。

取穴：①膻中，中脘，内关，神门，三阴交；②心俞，脾俞，肝俞，肾俞，太溪，百会，四神聪。每周针2次，用补法，多留针，手法轻，共针12次基本治愈。

按语：本例第1组穴中，膻中为气会，中脘为腑会，内关为络穴，通三焦经，三穴并用，以调和中焦气机；再配合神门、三阴交，以疏肝气，安心神。第2组穴中，取心俞、肝俞、脾俞、肾俞四脏募穴，以固其本，补其虚；百会、四神聪以清其亢阳，正所谓"其高者，因而越之"。

（3）从根引末——依标本而刺

针灸学中有一套重要理论即是"标本根结"，它形象地把人的躯干比作树木，而把四肢末端比作树根，从而强调了四末与躯干头面的密切联系。临床最常用的五输穴，原穴、络穴、八脉交会穴、下合穴、郄穴均位于四肢末端，肘膝关节附近或以下的位置。正如《标幽赋》所云："更穷四根三结，依标本而刺无不痊。"所以笔者在治疗精神神志疾病时，采用标本相应，根结相引的方法，取得了较好的疗效。

病案举例

王某，男，45岁，下岗后心情抑郁，素日夫妇关系紧张，嗜酒。现失眠，舌红脉弦。

诊为肝郁化火，脾胃失和。

取穴：风池，安眠，头临泣，侠溪，内庭，神门，三阴交。针用泻法，6次基本痊愈。

按语：本例中以风池、安眠、头临泣与侠溪，上下相应，标本相依，主清其肝火，配合内庭、三阴交，以调理脾胃，顺畅气机。

（4）以神治神——重在疏导

临床上所见的精神神志疾病有许多是由于愁、思、郁、怒过度所致。此类病人的临床症状为"标"，情志不畅为"本"。中医治病讲究"治病必求于本"，所以在对此类病人进行针刺治疗的同时，还应当配合情志疏导，这同样是针灸治神的重要组成部分。《灵枢·师传》曰："人之情，莫不恶死而乐生，告之以其败，语之以其善，导之以其所便，开之以其所苦，虽有无道之人，恶有不听者乎？"因此，要求医生应当掌握基本的心理学知识和晤谈技巧，通过与病人的谈话，解除其心理上的压力或障碍，然后再施以针刺，必能取得事半功倍的效果。

病案举例

史某，女，40岁，北京人，公安干部。

全身投入工作，但久未提升，转而月经量少，心烦，善太息，少寐多梦，纳呆，胁胀，舌尖红，脉沉。

诊为肝郁气滞，中焦失和。

首先给予心理疏导，劝其不要过分在意名利之得失，应当开阔心胸。试问健康不在，名利何用？病者颇以为然。然后针刺①膻中，章门，天枢，太冲，足临泣，百会；②内关，神门，中脘，丰隆，阳陵泉。间日1次，10次为1个疗程，治疗2个疗程痊愈。

按语： 精神神志疾病应当引起临床医师的足够重视，进而开展专项的中医研究，而针刺对治疗此类疾病有良效。以上四法笔者着眼于针灸治疗与整体治疗的结合，以脏腑经络对精神神志活动的基础作用为出发点，调经络，和脏腑，而后畅情志。

二、头痛

中医认为头为诸阳之会，五脏六腑之清气皆上注于头。偏头痛病因复杂，除与外感六淫之邪外，更与禀赋、摄生、情志、劳倦、饮食等多种因素有关。在多种致病因素的作用下，或肝阳上亢，或痰浊上蒙，或瘀血阻滞，或气血不能上荣，从而发为头痛。针灸治疗有明显的疗效，在辨证论治、辨经取穴的原则上，根据头痛的轻重缓急，或针，或灸，或点刺放血，或局部取穴，或远道取穴。

英国一项有关"针灸治疗偏头痛的有效性"的研究表明，对于那些遭受偏头痛等慢性疼痛长期折磨的患者来说，最佳的治疗方式是针灸。据《英国医学杂志》电子版报道，英国医生在研究中召集了401名患者，这些患者每周都会有几天时间偏头痛非常厉害。医生将他们随机分组，一组每周接受3次针灸治疗，另一组只接受常规的头痛药物治疗。结果表明，接受针灸治疗的一组，头痛的严重程度1年之后减少了34%，药物治疗一组仅减小少16%。与药物组相比，针灸组1年中头痛发作的天数少22天，用药量少15%，看医生的次数少25%，因病休假的天数少15%。研究人员说："对慢性疼痛尤其是偏头痛来说，针灸效力更持久，临床效果更好。"谷老师治疗各种头疼都取得了良效。

1. 头痛的分类

头疼发生于多种急慢性疾病，其病因病机极为复杂，根据其病因病机把头痛分为以下几类：

（1）风寒头痛

此种头痛最常见。系由感受风寒之邪所致，起病较急，头痛为重，以前额及太阳区为主，常牵连颈项部拘紧感，遇风寒时头痛即刻加重，由于风寒束表毛窍闭塞，而头痛无汗，影响肺气宣降可伴有咳嗽、喷嚏、鼻塞或流清涕等。重者伴有发热、全身酸痛。舌苔薄白，脉象浮紧。

（2）风湿头痛

感受风寒湿邪，留滞于头部经络，气血痹阻，遂致头痛。若风寒得解，则其痛停止，但因湿邪内伏，每遇阴雨风寒天气则复发，故俗称头风。症见头痛多偏于一侧，或左右交替发作，或全头毕痛、头重如裹、头涨痛、刺痛或搏动性疼痛，伴四肢沉重、胸胁满闷、全身困倦酸痛或有恶心呕吐。舌苔白腻，脉滑。

（3）风热头痛

起病急、头痛重，伴有头沉和灼热感，常有发热、头中觉热、喜凉风，热重时口渴咽干痛、小便赤黄、大便秘、鼻流浊涕或有牙痛等。舌苔黄，脉浮数。

（4）肝阳头痛

情志郁怒，气郁化火，肝阳偏亢；或肾阴素亏，水不涵木，肝阳上僭，风阳旋扰而头痛。本型头痛多有高血压病史。头角抽痛，多偏于一侧搏动样跳痛，伴有头晕耳鸣、目眩而涩、颈项拘紧感、性急易怒、面红口苦咽干等。舌质红，脉弦。

（5）痰浊头痛

素来体质肥胖，偏嗜甘肥，湿盛生痰，痰浊阻遏经隧，清阳不展而致头痛。特点：头痛较重，头额昏痛如裹，伴有目眩、胸闷、恶心呕吐、咳嗽多痰，便溏。舌苔白腻，脉濡滑。

（6）血虚头痛

久病体虚或失血之后，血虚不能上荣脑髓，络脉空虚而为头痛。特点：头昏，头部隐隐作痛，痛势绵绵，休息痛减。记忆减退、伴有头晕心悸、气短、四肢无力、劳动时加重、食欲不振、面色苍白或萎黄、口唇无华。舌质淡白，苔薄白，脉沉细无力。有久病及失血病史。

（7）瘀血头痛

头痛日久，久痛入络，络脉瘀滞，或因跌仆损伤，脑髓受损，气血运行不畅，均可形成瘀血头痛。此种头痛多有外伤史。其特点是头痛较剧烈、如刺，经常发作、痛处固定不移，治疗比较困难。重者伴有视物花黑、恶心呕吐、心悸气短、失眠、记忆减退等。舌质紫暗或有斑点，脉沉细或涩。

（8）肾阳虚头痛

主要症见：头痛头晕、健忘、腰腿酸痛、四肢发冷、小便频数、重者伴有阳痿等。舌质淡白，脉沉迟无力，尤以尺脉为甚。

（9）肾阴虚头痛

头痛较轻，伴有头晕耳鸣、目眩、记忆减退及腰酸遗精、多梦失眠、心悸气短等，重者有盗汗、低热。舌质红，脉细数。

收集谷老师治疗的头痛病例45例，经归纳整理，现将它们的辨证总结如下：

45 例头痛辨证分型

辨证分型	病例数	百分比
风湿头痛	12	26.7%
肝阳头痛	10	22.2%
痰浊头痛	9	20%
血虚头痛	9	20%
瘀血头痛	5	11.1%
共计	45	100%

2. 头痛的分部

按头痛的部位分类有正头痛、偏头痛、头顶痛、头项痛等区别。对取穴有指导意义。

（1）正头痛（阳明头痛）

取上星、合谷、列缺、头维、攒竹加阿是。针刺，用泻法，留针 20 分钟。

（2）偏头痛（少阳头痛）

取太阳、头维、外关、率谷加阿是。针刺，用泻法，留针 20 分钟。

（3）头顶痛（厥阴头痛）

取百会、太冲、后溪加阿是。多用泻法，留针 20 分钟。

（4）头项痛（太阳头痛）

取风池、列缺、后溪加阿是。针刺，用泻法，留针 20 分钟。

当疲劳、更年期、月经期前后、情绪激动、气候变化、睡眠差等时候，头痛多发。取每日或隔日针 1 次。可以根据病程、病

因、体质调整增加穴位和灸法放血法，用针粗细大小应该有所
讲究。

3. 头痛的治疗

对谷老师治疗头痛的取穴频次进行分析，归纳出治疗风湿头
痛方：风池、头维、通天、合谷、三阳络。方义：本方以近部取
穴为主，远部取穴为辅，通天疏散太阳，风池和解少阳，头维、
合谷清泻阳明，共收疏风散寒化湿之效，本方通调三阳经气，使
络脉通畅，血气调和，则头痛可止。随症选穴：前头痛加上星、
阳白；头顶痛加百会、前顶；后头痛加天柱、后顶，侧头痛加率
谷、太阳。

肝阳头痛方：悬颅、颌厌、太冲、太溪。方义：肝阳上亢，
多夹少阳风热循经上犯，故头痛偏于额角，本方近部取悬颅、颌
厌，使针感直达病所，有清热、息风、镇痛作用，远部取太冲平
肝，太溪补肾，是育阴潜阳的治法。

痰浊头痛方：中脘、丰隆、百会、印堂。方义：中脘配丰隆，
功能为健运脾胃，降浊化痰以治其本，百会配印堂，善于宣发清
阳，通络止痛而治其标。

血虚头痛方：上星、血海、足三里、三阴交。方义：督脉
并于脊里，入脑，本方取上星疏导督脉，和络止痛，足三里、血
海补脾健胃，益气养血，使气血充沛，则髓海得以濡养而头痛
可蠲。

瘀血头痛方：阿是穴、合谷、三阴交。方义：瘀血头痛多由
于外伤或久痛络脉蓄血所致，故随痛处进针，出针后不按孔穴，
任其流出恶血，即"以痛为腧""血实者决之"的意思，同时补
合谷以行气，泻三阴交以活血，以期化瘀止痛。

4. 病案举例

尹某，女，37 岁。2009 年 3 月 20 日初诊。

主诉：头痛 20 年。

现病史：患者 20 年前始发作头痛，伴恶心，呕吐，每于紧张劳累后发生，睡眠差，几乎每月发作 5～6 次，伴头晕，无心悸、气短。西医诊查头 CT、脑超、心电图，未见异常，未明确诊断。曾服汤药及针刺治疗，未取效。纳可，眠差，多梦，巅顶痛为主，舌红苔薄黄，脉沉弱，就诊日适逢月经第 2 天，口苦，轻度腹胀痛，经量经色正常，周期正常。

辅助检查：无特殊。

中医诊断：头痛。

证型：肝经不畅，经络不通。

西医诊断：头痛待查。

治法：调理肝经气机，通经络。

中药处方：

醋柴胡 12g	黄 芩 10g	法半夏 10g	赤 芍 10g
白 芍 10g	升 麻 3g	当 归 10g	玄 胡 10g
泽 兰 10g	丹 参 30g	生龙骨 50g	生牡蛎 50g
藁 本 10g	地 龙 10g	茯 苓 10g	葛 根 12g
炙甘草 10g			

患者拒绝且无暇针刺，只予汤药治疗。

二诊：2009 年 3 月 27 日。患者头痛减轻，稍恶心，未呕吐，无头晕，纳可，眠好转，无梦多。舌红苔薄黄，脉弦，汤药调整如下：

醋柴胡 12g	黄 芩 12g	法半夏 10g	赤 芍 10g
白 芍 10g	当 归 10g	玄 胡 10g	泽 兰 10g
丹 参 30g	生龙骨 50g	生牡蛎 50g	藁 本 10g
地 龙 10g	茯 苓 10g	葛 根 12g	炙甘草 10g

三诊：2009 年 4 月 10 日。患者头痛未发作，纳可，眠安，便调，舌红苔白，脉弦，汤药继服上方 10 剂。随访 3 个月头痛未发作。

按语：患者头痛病程长，巅顶痛，伴恶心呕吐，眠差，结合舌脉，辨为肝经厥阴头痛，予汤药调理气机，方中以降为主，以通为主，但用升麻 3g 乃引经之药，使药达病所，随即取效。由是观之，用药要至病所，正如针刺要使"气至病所"，才能获得满意疗效。所获甚多。巅顶痛伴呕恶，从头痛分经辨证出发，定为"肝经不畅，经络不通"很正确。

三、癫痫

癫痫是由遗传和脑损伤等引起的，是以脑神经元异常放电为病理特征、以短暂反复发作的脑功能障碍为临床特征的较常见的难治愈疾病。

1. 诊断依据

癫痫现代分为大发作、小发作、混合发作、局限发作、精神运动性发作等。诊断依据主要为：

①有典型的癫痫发病史，发作 2 次以上。

②临床症状：发作性的意识丧失和全身抽搐，或短暂频发的失神、肌痉挛、失语、喊叫、肌强直、吐涎沫，发作后如常人。

③有家族史、外伤史、中风史等。

④脑电图（EEG）可表现为棘波、棘 – 慢波等痫波。

因不发作时 EEG 可正常，所以有相当一部分患者有典型的症状和病史而未测到异常脑电图，但仍可诊为癫痫。

2. 中医治疗

中医主要从痰、热、瘀的角度针对症状和病因进行治疗。治法采用息风定痫。

（1）中药处方

| 钩　藤 15g | 天　麻 10g | 白　术 10g | 刺蒺藜 10g |
| 法半夏 10g | 橘　皮 10g | 赤　芍 12g | 白　芍 12g |

川 芎 10g	延胡索 10g	郁金 10g	丹 参 30g
鸡血藤 30g	桃 仁 10g	红花 10g	牛 膝 20g
牡 蛎 45g	珍珠母 45g		

痰热盛腑实加大黄 10～20g；久病气血虚加黄芪 30～50g，当归 15g、熟地黄 10～20g 等；可酌用牛黄清心丸。

（2）针灸疗法

以督脉经穴为主，辅以任脉、厥阴经、足太阳经穴，以泻法为主。

操作方法：首先坐位取大椎穴。常规消毒，成人用 26 号 2 寸针，儿童用 28 号 2 寸针，以夹持法在大椎穴向上 30°角快速刺入皮下后缓慢进针 1.2～1.5 寸，体胖者进 1.8 寸左右，以有触电感向下或左右窜为度。儿童不留针，轻刮针柄 3～5 次即出针，当精神专注，切不可再深刺。隔日针大椎穴 1 次。10 次为 1 个疗程。一般 3～5 个疗程显效。

辅穴：取卧位，辨证配穴。头晕神疲及脑外伤者配刺百会、神庭、本神、三阴交、太冲。纳差痰盛，胸脘痞闷配刺丰隆、中脘、内关、膻中。儿童及久病体弱配脾俞、肝俞、丰隆、足三里诸穴。一般留针 20～30 分钟。

正值大发作及时强刺激人中、涌泉、内关、百会，缓解后起针。

鸠尾、腰奇可提高疗效，在缓解期可用，背俞与原络配穴调整五脏虚实可交替使用。

曾针刺治疗癫痫 27 例，年龄最小 5 岁，最大 60 岁；病程最短 2 个月，最长 38 年；属原发 23 例，继发 4 例；女性 12 例，男性 15 例。脑电图示痫波、棘-慢波和中度异常者 17 例，占 67%。采用上法治疗，经过 2～4 个疗程后，显效（症状明显减轻 75% 以上，或追踪了解半年以上未发者）8 例，占 29.6%；有效（发作频率减少，时间缩短，神识较清楚，症状减轻 25% 以上，体质增强者。）14 例，占 51.9%；无效（针刺 2 个疗程后无改善）5 例，占 18.6%。总有效率达 81.5%。

3.病案举例

病案 1

邢某，女，5 岁，1995 年 12 月 12 日初诊。

4 个月前因高热 40℃突发抽搐，目上视，叫不应。经降温处理后缓解。此后连续因外感或洗头发引发全身痉挛，手足搐搦，失神，流涎，憋气，约 1 分钟缓解。儿研所查脑电图中度异常，诊断"癫痫"。前日发作，要求针灸治疗。

查体：发育正常，双目活动欠灵活，舌尖红苔薄，脉滑数，皮肤热。

中医诊断：癫痫。

证型：外感风热，痰热阻络。

治疗：针刺大椎，疾刺不留针，配神庭、曲池、丰隆、外关，毫针泻法留针 20 分钟。隔日治疗 1 次。

经 10 次治疗眼神灵活，寐纳俱佳。其间轻发作 1 次，约 30 秒即缓解。再针 10 次后一直未再发病。追踪随访半年，患儿未发病。

病案 2

康某，男，14 岁，1998 年 10 月初诊。因癫痫就诊。CT 显示：右脑发育不完全。经使用添精益肾中药和针灸治疗 1 年余，病情明显好转，因故停止治疗。

4.讨论

癫痫病多与遗传和外伤等因素有关，病机属风邪与痰瘀为患。正如朱丹溪所说："（痫）无非痰涎迷闷孔窍。"孔窍即"脑"。《难经·二十八难》载："督脉皆起于下极之俞，并于脊里，上至风府，入属脑。"现代针灸治疗癫痫均十分重视使用督脉穴位即因于此。笔者认为大椎穴除通阳散热外，还具有很强的疏通督脉脑络、调和髓海、平衡阴阳的重要作用。虽然大椎醒脑开窍不如风府、哑门，苏厥不如人中，但其调和疏通平衡的综合作用却较突出，且危险性小、操作方便，易于长期作用。足阳明经络脉丰隆上络头项，又兼有豁痰健胃的作用，与大椎配伍相得益彰，是本组治疗的重要穴位，值得提倡。

为配合临床治疗，对急性青霉素诱发癫痫大鼠和遗传性易惊厥大鼠的癫痫进行了实验观察。结果证实电针两种大鼠的大椎穴，确实能抑制大鼠大脑皮层兴奋性和神经元异常放电。以体感诱发电位（ESP）和鼠脑内 γ-氨基丁酸（GABA）为指标，变化显著（$P<0.001$）。

四、更年期综合征

所谓更年期综合征是一系列以功能失调为主的症候群。常见的主要有心血管症状、精神神经症状及新陈代谢症状三类。如潮热、失眠、血压波动、健忘、痴呆、烦躁、抑郁、心悸怔忡及因骨质疏松而引起的关节疼痛等。据调查，大约有1/3的更年期妇女都有这类症状，高于男子5倍。有的人还表现为食欲不佳、恶心、便秘、腹泻等。用现代医学观点看，这些症状中有相当一部分属于更年期综合征。虽然到医院看病的多是妇女，但男子同样具有更年期和更年期症状。近来有人呼吁要重视男子的更年期综合征是很有道理的。

1. 病因病机

中医认为，人体最重要的是气和血。人少年时正处在生长发育的阶段，所以称为"血气未定"；青壮年时期发育完全，身强体壮，办事效率高，敢作敢为，是人生的辉煌时期，称为"血气方刚"。一到中年以后，常觉力不从心，一不小心就生病，时常要休息一下才能恢复精神和体力，这就是"血气即衰"。

血气衰，实质是指全身脏腑器官功能的衰退。从 30 岁开始，人体即开始了衰退的过程。比较关键的转折点在 50 岁上下，发病的人数较多，会影响生活和工作，需要进行治疗。男性一般多发生在 50～60 岁之间，也需要调治和关护。

中医认为，更年期综合征患者五脏六腑的功能都失调，但以肾虚为根本。这一点与西医认为主要是由内分泌、性腺的变化引起有相似之处。

《素问·上古天真论》说："女子……七七任脉虚，太冲脉衰少，天癸竭，地道不通，故形坏而无子也。"又曰："丈夫……七八，肝气衰，筋不能动，天癸竭，精少。"这里的天癸即与现代医学的促性腺激素相同。中医认为，肾主藏精，与生长发育，生殖衰老关系最密切。所以说更年期综合征是由于五脏之气衰弱，尤其是肾气衰少而造成的。

人过中年，肾气渐衰，冲任亏虚，天癸将竭，精血不足，气血阴阳失衡，即出现肾阴不足、阳失潜降，或肾阳虚衰、经脉失于温养等肾阴肾阳的偏盛偏衰，从而导致脏腑功能失常。表现为或肝阳上亢，或心血亏损，或脾胃虚弱，或痰气郁结，出现头晕、烘热、心悸、易怒、抑郁、气闷等症状。到西医院去做检查，常常是阴性。当然如果查内分泌激素水平，则很可能偏低或偏高。

2. 辨证论治

（1）肾阴亏虚型

症见头晕耳鸣，腰膝酸软，阵阵潮热出汗，手足心发热，想握冷物。有时颜面潮红，两颧发赤，口干，月经期不准，或提前，或不定期，经色鲜红，量或多或少，小便短赤，便秘，舌红少苔，脉细，有时还快，每分钟 80～90 次。

有人（女士为多）兼见烦躁易怒，胁肋部胀痛，口苦，失眠，多梦，或心悸，或嬉笑无常。这是由于肾阴亏，影响及肝，导致肝阳上亢所造成的。这类病人多见于体质较瘦者。

治法应当从养肾阴为主，兼清虚热。常用知柏地黄丸、杞菊地黄丸。杞菊地黄丸用于偏头痛者，知柏地黄丸则可用于小便赤，大便秘者。对于兼有烦躁，口苦，胁痛乳胀者，可配合加味逍遥丸，都是早晚各 1 丸，用淡盐水送服。失眠多梦，易惊的，还可以晚上睡前服 1 丸牛黄清心丸，效果很好。相火旺盛则常用自拟的菖郁汤加一些清肝火，安心神的药物，如牛黄清心丸等，疗效亦佳。

针灸选用太溪、太冲、三阴交、足三里、百会、内关等穴，平补平泻，坚持治疗 1~2 个月，即有满意的效果。

（2）肾阳虚损

症见精神委靡，形寒肢冷，腰膝酸冷，食欲差，腹胀，大便常稀软不成形。女性经行量多色淡，少腹冷，面部水肿，下肢呈可凹陷性水肿。夜尿频或尿失禁，有人表现全身肌肉骨骼疼痛。舌淡或胖嫩，舌边多齿痕，舌苔薄白，脉沉细无力。

治疗当温补肾阳，常用的成方是金匮肾气丸。它比六味地黄丸多了肉桂、附子 2 味中药，可温肾助阳。每日早晚各服 1 丸，用淡盐水送下。如果无口苦烦躁的不适症状，可以长期服用一段时间，待症状消失后，再减量或停服。

还可用枸杞子 20g，放入母鸡（最好是散养鸡，或打鸣的童子鸡）腹中，加入适量生姜、花椒、盐、葱等调料，以及适量黄酒，清蒸或清炖，吃鸡喝汤。这是补肾阳的食疗法。再可以用枸杞子 30g，当归 30g，川附片 10g，用 38°的白酒 1kg，泡 1 周后，每天喝 1 盅。

另外，还可以采用艾灸脐下 3 寸的关元穴、膝关节外侧的足三里穴、腰背部的脾俞，肾俞，命门等穴。持之以恒，必能达到益肾温阳的作用。

（3）肾阴阳两虚

此类临床比较多见，主要表现为：腰膝酸软，头晕心烦，时有心悸，乏力易怒，多疑，焦虑不安，情绪不稳，多呈抑郁，偶有亢奋者。发病一般都有一些诱因：或因职称升迁，或担忧下岗，或担心配偶有外遇，等等，日积月累而发病。这类病人多为妇女，内分泌检查多显示雌激素减少，卵泡激素明显增高。

中医治疗以滋肾扶阳为主，另外再配合清肝、疏肝、安神之法。市场上的更年安、更年康之类的药物都可以用。常用的中药一般是在六味地黄丸的基础上加仙茅、淫羊藿、巴戟天、肉苁蓉、山栀、郁金、菖蒲等。

临床常配合针灸，用百会、七神针、头临泣、内关、神门、膻中、太溪、太冲、足临泣、脾俞、肾俞等灵活配穴，每次用 4～6 穴即可。只要坚持治疗 1 个月左右，可有较好而持久的效果。

一女士，49 岁，月经已减少，虽然身体不算强壮，但一直能坚持工作和做家务劳动。近 2 个月来，时常心慌，自觉发热，甚至不能工作，好发脾气，胁肋不舒。在中日友好医院等大医院检查，理化各项均正常。最后诊为更年期综合征，用中药调理而愈。

五、癔症

癔症，又称歇斯底里，是西医神经官能症之一，相当于中医之"脏躁""郁证""百合病""梅核气""奔豚气"等范畴。《金匮要略》中记载："妇人脏躁，喜悲伤，欲哭，象如神灵所作，数欠伸。"可见"脏躁"是一种精神障碍疾病。"郁证"主要表现为心情抑郁、情绪不宁、胸部满闷、胁肋胀满，或易怒易哭等。"百合病"主要表现为精神恍惚不定，口苦，饮食、行为、语言异常，以及"如有神灵""如寒无寒""如热无热"等精神情志症状。"梅核气"主要表现为因情志因素致咽中如有物梗塞，吐之不出，咽之不下，并随情绪剧烈波动而加重。"奔豚气"是病人自觉有气从少腹上冲心胸，甚至上冲咽喉，"发作欲死，复还止"，多因惊恐或恼怒而得。以上疾病均与情志因素密切相关，由于郁怒、忧思、悲哀、忧郁、惊恐七情内伤致病，日久可耗伤心气营血，以致心神不安、情志不舒、气机郁滞、脏腑阴阳气血失调所引起的一类病症，皆属西医之癔症。癔症常发生于青年人，16～30岁较多，女性发病率高于男性，一般因家庭环境、工作缘故等所产生的精神因素，或者不良暗示发病，发作呈现阵发性，病程短。

1. 病因病机

（1）内因

患病者本身性格多内向，感性多于理性，往往立场不坚定，易受他人影响，心理易受暗示，比如具有特殊意义的谈话、表情和传说，以及看见其他患者发病均可成为病因，即通过自身体验和联想、产生疑虑，深信自己会发病而发病，这是自我暗示的作用。且病人多思善虑，爱作不切实际的幻想。

（2）外因

家庭环境、工作环境、社会环境等所有能激起其情绪波动的因素。

2. 临床表现

（1）精神神经性表现

患者发作前一般有受惊、受委屈、生活不遂意或者亲友远离或死亡、过分顾虑身体疾病等经历。发作时情感爆发，情感色彩浓厚，表现夸张而做作，富于戏剧性，病人大哭大笑，又吵又闹，以极其夸张的姿态向人诉说所受的委屈和不快，蹬足捶胸，以头撞墙，或在地上打滚，装模作样，但意识障碍不明显。发作持续时间的长短与周围环境有关，发作后渐渐平静。情感爆发是癔症患者最常见的精神障碍。《灵枢·经脉》中提到："胃足阳明之脉……病至则恶人与火，闻木声则惕然而惊，心欲动，独闭户塞牖而处，甚则欲上高而歌，弃衣而走，贲响腹胀，是为骭厥。"其中谈及"癫""狂"之证与此类似。

（2）躯体性表现

突然发生截瘫、失音、失明、耳聋、喉部梗塞，以及癔症性呃逆、食管狭窄、腹痛、腹胀、尿频、气喘、神经性厌食等，但躯体检查不能发现相应的器质性病变，即"如寒无寒""如热无热""身形如和"。

总之，癔症与情志因素关系甚密，而且发作时病人表现复杂多变，几乎可以涵盖临床各科疾病的临床表现，但客观检查并无所获。法国夏克称本病患者为"伟大的模仿者"，说明癔症的表现千奇百怪，无奇不有，任何一位医生也无法完全地描述癔症的全部症状。西医多采用暗示治疗，无其他特殊有效手段。很多严重癔症患者，身体机能丧失，甚至残废，失去工作生活能力，给自己及亲人带来无尽痛苦。中医对本病的治疗有相对优势。调畅患者气机，调理脏腑阴阳气血平衡。谷老师历经几十年临床探索，首创"七神针配膻中"，以针灸结合中药治疗癔症，效如桴鼓。

3. 病案举例

刘某，女，19岁，唐山人，1977年8月初诊。

患者聪明伶俐很能干，易于表达。大地震中3家人亡故，母又受重伤，且有糖尿病，已形成褥疮。谷老师经常出诊去治疗，一日与其父谈及其母预后不良，要有思想准备。恰被女听到，大哭一场，气不接续，遂发不出音来。全家更大惊不安，唉声叹气。谷老师检查刘女脉弦，并无其他险症。诊断为癔症失语，嘱家人勿慌乱。遂针四神针、印堂、内关、强刺激人中、廉泉，病女摇头，喊"啊——啊"，谷老师引喊"妈——爸"，须臾大哭出声"妈呀",发出语音基本如常。隔日再针恢复正常。

六、抑郁症

抑郁症是躁狂抑郁性精神病的发作形式之一,系情感性精神障碍,近年来其发病率有明显上升趋势。女性多见,青壮年起病。中医学无抑郁症的病名,与其相类似的描述,大多散见于"郁证""脏躁""百合病""癫证"等疾病中。现在根据其临床表现,一般都将之归于中医"郁证"范畴,属神窍疾病,发病诱因多与精神情志刺激有一定关系。谷老师在诊治抑郁症过程中,运用辨证论治的中医思想,以脏腑辨证与经络辨证为主,运用以"七神针",即神庭、本神、四神聪(包括上神聪、下神聪、左神聪、右神聪)为最核心穴位的 16 个基本穴位组成的基础方,随症加减,充分运用特定穴与经外奇穴相结合,补泻兼施的针刺手法,局部取穴与远端取穴相结合的配伍方法,强调"针灸治神"的学术思想,对抑郁症进行辨证治疗,取得了较好的疗效,积累了丰富的学术思想及临床经验,现对其诊治经验进行总结:

1. 抑郁症辨证分型特点

谷教授将抑郁症辨证为 8 种证候分型,分别是肝气郁结型、气郁化火型、血行郁滞型、痰气郁结型、心阴亏虚型、心脾两虚型、肝阴亏虚型及心神惑乱型。其中,肝气郁结型、心脾两虚型、痰气郁结型三种病例共 62 例,占总数 98 例研究对象的63.3%,为谷老师最常见的辨证分型。

2. 抑郁症治疗基础方

(核心穴位)16 穴:

基础方:神庭、本神、四神聪、印堂、内关、神门、太冲、膻中、安眠、三阴交、百会、太溪、蠡沟、中脘、足三里、少府。

其中，神庭、本神、四神聪（包括上神聪、下神聪、左神聪、右神聪）、膻中，使用频率均为100%，由此可见，谷老师治疗抑郁症最核心、最关键穴位就是这7个穴位和膻中，谷老师称之为"七神针"。此7个穴位都在头上，这与"头为诸阳之会"，"脑为元神之府"的中医理论非常符合。可见，谷老师治疗抑郁症，非常注重"针灸治神"的重要性。

治疗抑郁症的16个核心穴位中，神庭为督脉穴，督脉、足太阳、阳明之会；本神为足少阳胆经穴，足少阳、阳维之会；四神聪为经外奇穴；印堂为督脉穴；内关为手厥阴心包经穴，心包经络穴，八脉交会穴——通阴维脉；神门为手少阴心经穴，心经原穴、输穴；太冲为足厥阴肝经穴，肝经输穴、原穴；膻中为任脉穴，心包经募穴，八会穴之一（气会）且为肝经的结，针之疏肝理气，宽胸；安眠为经外奇穴；三阴交为足太阴脾经穴，足太阴、厥阴、少阴之会；百会为督脉穴，督脉、足太阳之会；太溪为足少阴肾经穴，肾经输穴、原穴；蠡沟为足厥阴肝经穴，肝经络穴；中脘为任脉穴，胃经募穴，八会穴之一（腑会）；足三里为足阳明胃经穴，胃经合穴，胃经下合穴；少府为手少阴心经穴，心经荥穴。谷老师治疗抑郁症核心穴位16穴中，肝经2穴，心经2穴，脾经1穴，肾经1穴，胆经1穴，心包经1穴，胃经1穴，任脉2穴，督脉3穴，经外奇穴2穴。

治疗抑郁症16个核心穴位的针刺手法中，运用补法6穴，运用泻法5穴，运用平补平泻法5穴，呈均匀分布状态，体现了谷老师有补有泻，补中有泻，泻中有补，调和气血，平衡阴阳的学术思想及经验。

治疗抑郁症核心穴位16穴中，13个穴位是特定穴，2个穴位是经外奇穴。也就是说，谷老师在治疗抑郁症的取穴时，非常善于运用特定穴和经外奇穴。

治疗抑郁症16个核心穴位中，头部6穴，上肢3穴，下肢5

穴，胸部 1 穴，腹部 1 穴。这说明，谷老师治疗抑郁症时充分运用局部取穴加远端取穴的学术思想及经验。

"心主神明"，"脑为元神之府"。谷老师在诊治抑郁症过程中，非常强调"针灸治神"的理论思想，运用辨证论治的中医思想，以脏腑辨证与经络辨证为主，运用以"七神针"为最核心穴位的 16 个基本穴位组成的基础方，随症加减，充分运用特定穴与经外奇穴相结合，补泻兼施的针刺手法，局部取穴与远端取穴相结合的配伍方法，对抑郁症进行针刺治疗，取得了较好的疗效，积累了丰富的学术思想与临床经验。

3. 病案举例

病案 1

王某，女，27 岁，会计师。25 天前顺产一健康男婴，初奶水不足，夜间多次哺乳，渐生郁闷，整天高兴不起来，竟然有不想活的念头，急来就诊。脉细弦舌尖红。

①中药处方

郁　金 10g	菖　蒲 10g	当　归 10g	熟地黄 12g
炙黄芪 30g	茯　苓 10g	赤　芍 10g	白　芍 10g
生　姜 6g	薄　荷 6g	牛黄清心丸	

②针灸处方

七神针加印堂、内关、膻中。

两周痊愈。

病案 2

李某，男，40 岁，中国香港人，体胖，颈部肿，夫妇在新界开一店，长期劳动，产生抑郁心境，天天如此，2 周以上。患者对社会生活工作等丧失兴趣，精力不足，感到疲劳，睡眠障碍，心情负面，话少，表情淡漠。脉沉缓、舌胖苔白腻。诊为痰湿阻络型抑郁症，用温胆汤化裁，针灸七神针加内关、中脘、天枢、膻中、丰隆。5 周痊愈。

病案3

邹某，男，42岁，银行高级职员。对社会、生活、工作等丧失兴趣，精力不足，感到疲劳，睡眠障碍，阳痿。针灸七神针加内关、中脘、天枢、关元、太冲、太溪、膻中、丰隆。6周痊愈。

七、失眠

中医认为，失眠即"不寐"，亦称"不得眠""不得卧""目不瞑"等，是因为外感或内伤等病因，致使心、肝、胆、脾、胃、肾等脏腑功能失调，心神不安，以致经常不得入寐的一种病证。正如《伤寒六书》中说："阳盛阴虚，则昼夜不得眠，盖夜以阴为主，阴气盛则目闭而卧安；若阴为阳所胜，故终夜烦扰而不得眠也"。

失眠在《黄帝内经》中称之为"目不瞑""不得眠""不得卧"；《难经》始称"不寐"；《中藏经》称"无眠"；《外台秘要》称"失眠"；《圣济总录》称"少睡"；《太平惠民和剂局方》则称"少寐"；《杂病广要》称之为"不睡"。

引起失眠的原因较多，中医认为主要是内在因素所致。如体弱、忧虑、抑郁等，也有的与饮食有关。失眠涉及多个脏腑，如心、肝、脾、肾等，主要病变在心，与心神的安定与否有直接的关系。因为心藏神，心神安定，则能正常睡眠，如心神不安，则不能入睡。不论是心经自病，或者脾病、肾病、肝病及胃病影响于心，均可导致失眠。其中由于思虑不解，劳倦过度，损伤心脾而发病的较多。心脏受损，则心血不足，心神失养，不得安宁，因而不能成寐；而心血不足，与脾气受伤密不可分，脾伤则气血生化不足，不能上奉于心，心失所养，因而心神不安。这种心血虚而引起的失眠，还可见于虚弱之人，或者产后失血，生育过多的产妇，以及老年人形体日衰等，其关键在于心血不足，病变涉及心脾两脏。中医认为睡眠乃系心神所主，是阴阳之气自然而有规律的转化结果，这种规律一旦破坏，就可导致不寐。张景岳在《景岳全书·卷十八·不寐》曰："神安则寐，神不安则不寐。"又曰："不寐证虽病由不一，然惟知邪正二字则尽之矣——由邪气之扰，一由营气之不足耳。"一般而言，由于情志所伤，肝气郁结，心火偏亢，气滞血瘀，或痰火内扰，胃气不和致脏腑气机升降失调，阴阳不循其道，阳气不得入于阴，心神不安所致者多为实证失眠；若因老年体衰，气血不足，或病后气血亏损，阴阳失调，或思虑过度，劳伤心脾，致心失所养，神无所主，或血虚胆怯，肝失所养，或心肾不交，虚火上扰所致者，多为虚证失眠。但在一定条件下，虚实可以相互转化，彼此相互影响，形成顽固性失眠。

本病多因思虑忧愁，操劳太过，损伤心脾，气血虚弱，心神失养；或因饮食所伤，脾胃不和，湿盛生痰，痰郁生热，痰热上扰心神；或因抑郁恼怒，肝火上扰，心神不宁；或因房劳伤肾，肾阴亏耗，阴虚火旺，心肾不交所致。西医运用镇静抗焦虑药物治疗，效果不令人满意。中医药及针灸日益发挥明显作用。

运用中药结合针灸的方法，治疗不寐，收效较好。对于心脾两虚证，予补气养血，取手太阴、足太阴经穴和背俞穴，针宜补法。处方：脾俞、心俞、神门、三阴交、印堂，多梦加神门、魄户，健忘加志室、百会。

阴虚火旺证，应滋阴降火，取手足少阴、厥阴经穴，针宜补泻兼施。处方：大陵、神门、太溪、太冲，眩晕加风池，耳鸣加听宫，遗精加志室。

胃腑不和证，应化痰和胃，取任脉、足阳明、太阴经穴，针宜泻法。处方：中脘、丰隆、厉兑、隐白，懊恼、呕恶加内关，头晕加印堂、合谷。

肝火上扰证，应平肝降火，取足少阳、足厥阴、手少阴经穴，针宜泻法。处方：行间、足窍阴、风池、神门，耳鸣加翳风、中渚，目赤加太阳、阳溪，烦躁加少府、劳宫。

病案举例

病案1

汪某，女，1972年3月出生。2008年11月20日初诊。

主诉：睡眠差1年。

现病史：近1年来患者睡眠不好，入睡困难，易醒，梦多，多恶性梦境，心情烦躁，易急，易怒，纳可，小便可，大便1日1行，口干，口渴，手足心汗出，时感恶心，舌红少苔，脉细数。

既往史：否认高血压病史、糖尿病病史、冠心病病史。

中医诊断：不寐。

证型：心肾不交。

西医诊断：神经症。

治法：交通心肾。

①中药处方

黄　芩10g	炒白术10g	生　姜3片	清半夏6g
代赭石15g（先煎）		珍珠粉0.3g（分冲）	
夜交藤30g	菖　蒲10g	茯　苓10g	地骨皮15g
知　母10g	五味子12g	丹　参12g	陈　皮10g
炒酸枣仁30g			

②针灸处方

内关、神门、印堂、安眠、神庭、太溪、中脘。

二诊：2008年11月27日。患者经针刺及汤药后症状改善，入睡好转，夜间梦少，心烦有明显好转，考虑明显见效，继予前方治疗。患者诉白带较多，色黄，纳少，厌油腻，舌红苔薄白，脉弦。

①中药处方

清半夏6g　　陈　皮10g　　珍珠粉0.3g（分冲）

菖 蒲 10g	生地黄 12g	熟地黄 12g	黄 芩 10g
炒白术 10g	地骨皮 12g	炒酸枣仁 30g	阿胶珠 10g
盐知母 10g	盐黄柏 10g	茯 苓 10g	丹 参 12g
玄 胡 6g	生龙骨 30g	生牡蛎 30g	炒山栀 10g

②针灸处方

内关、神门、印堂、安眠、神庭、太溪、太冲。

三诊：2008 年 12 月 11 日。患者诸症明显好转，无噩梦出现，入睡尚可，心情无明显烦躁，口干口渴缓解，无明显恶心，舌红苔薄白，脉弦滑，继予原方治疗，巩固疗效。

按语：患者失眠，心烦，梦多，口渴，舌红少苔，脉细数，为心肾不交。内关、神门养心安神；印堂、中脘清心除烦；安眠、神庭镇静安神；太溪补养肾阴以利肾水，上济心火，故而患者症状明显好转。本例失眠虽属心肾不交，但心火、胆火（相火）偏旺，故论治中清少阴之火达到阴平阳秘，得以入寐。谷老师有一例失眠达 30 年之久的病例也获良效，即以此为法。

病案 2

符某，女，1960 年 9 月出生。2008 年 10 月 10 日初诊。

主诉：失眠 3 年。

现病史：患者 3 年前无明显诱因入睡困难，睡眠质量差，后逐渐加重，情绪烦躁，时有头涨，纳少，时有呃逆口苦，小便黄，大便干，2 日 1 行，舌红苔白腻，脉弦滑。

中医诊断：不寐。

证型：心胆火旺，热扰心神。

西医诊断：神经症。

治法：清热利胆，养心安神。

针灸处方：印堂、阳陵泉、丰隆、侠溪、行间、水道、天枢、少府、水分、阴交、通天、太阳。

按语：印堂为镇静安神之要穴，阳陵泉为胆经下合穴，配丰隆、侠溪清利胆热，行间为肝经荥穴，水道、水分通利水液以促火下行，通天、太阳缓解头涨，天枢调一身之枢机，少府养心安神。此患者口苦，烦躁为胆热扰心之症，故予清热利胆治疗。辨证明晰，选穴精当，理法方穴术一气呵成，故效果较好。从体会中可看出对特定穴的应用有进步，治疗此症还是要有坚持、积累，最后显效。

八、焦虑症

焦虑症又称焦虑性神经症，是一种以没有明确客观对象和具体观念内容的提心吊胆和恐惧不安的心情，常伴有显著的自主神经症状（如心悸、胸闷、胸痛、咽部阻塞感和窒息感、全身发麻、呼吸浅快、多汗、头昏、震颤等），肌肉紧张，以及运动不安等症状，以广泛和持续性焦虑或反复发作的惊恐不安为主要特征的焦虑性障碍。1982 年全国 12 个地区神经症流行学调查资料显示，本病患病率为 1.48‰，占全部神经症病例的 6.7%，居第 4 位，女性多于男性，其比例约为 2∶1。

有调查表明，我国慢性焦虑障碍发病率为 2% ~ 4.7%，惊恐障碍终生患病率为 1.5% ~ 3.5%。在某些特定人群发病率可高达 10%（如冠心病患者、临考学生）。广泛性焦虑症大多起病于20 ~ 40 岁，而惊恐发作多发生于青春后期或成年早期。

焦虑症的形成原因大概可分为以下几类：

生理因素——患者生理的反应比一般人强；当有事情发生时，身体处于过分活跃状态，如心跳加速，血压升高等。

心理因素——患者容易焦虑，专注于将来可能发生的问题。

环境压力——负面的生活事件如挫折、失败或身体有病。

身体健康问题——如心脏病、甲状腺过度活跃、低血糖，或某些药物的副作用引起，如尼古丁、酒精及药物等。

随着社会节奏加快，人际关系、经济压力等诸多因素加剧，焦虑症的发病率有逐年上升的趋势，因此焦虑症的防治工作已引起社会和医学界的广泛重视。

中医并无"焦虑症"一词，但其在症状表现上相当于中医之"惊悸""怔忡""不寐""卑惵""灯笼病"等。

"惊悸"，在古汉语词典中"惊"本意为马骇也。多引申为惊动、镇惊；惊慌、恐惧；纷乱；等等。"悸"本意为害怕、心惊肉跳。"惊悸"一词首见于《金匮要略·惊悸吐衄下血胸满瘀血病脉证治》第1条，曰："寸口脉动而弱，动即为惊，弱即为悸。"宋·严用和《济生方·惊悸怔忡健忘门》认为："惊悸者，心虚胆怯之所致也"，治宜"宁其心以壮其胆气"，选用温胆汤、远志丸作为治疗方剂。元·朱丹溪在《丹溪心法·惊悸怔忡》进一步提出"责之虚与痰"的理论。龚廷贤认为"惊悸"即"动悸"，"动之为病，惕然而惊；悸之为病，心下怯，怯如人所捕，皆心虚胆怯之所致也"。总结古代医家对于惊悸病论述，认为惊悸多因情志因素诱发、因惊致悸，渐至稍惊即悸，甚则外无所惊亦悸，其证时作时止，善恐易惊，多为阵发性，可自行缓解，不发时如常人。由此可以看出，惊悸与今之所谓惊恐障碍颇有相似之处。

"怔忡"，宋·严用和率先提出怔忡病名，认为"怔忡者，此心血不足也"。金·刘完素在《素问玄机原病式》记载："故心胸躁动，谓之怔忡。"虞抟在《医学正传·惊悸怔忡健忘证》中记载有："夫所谓怔忡者，心中惕惕然动摇而不得安静，无时而作者是也。"并进一步认为若惊悸日久，病情渐进，可发展为怔忡。认为怔忡多由惊悸日久不愈而成，本无所惊，自心动而不宁，其证时时发作，多属虚证或虚实夹杂，《黄帝内经》亦有"气不足则善恐，心惕惕如人将捕之"之类似症状的记载，与广泛性焦虑心慌、紧张、坐立不安颇为相似。

"卑惵"，卑惵较早见于《伤寒杂病论·平脉法》，曰："卫气弱，名曰慄；荣气弱，名曰卑；慄卑相搏，名曰损。"卑慄之病名，还见于明·戴原礼所著之《证治要诀·怔忡》，书中描述卑慄症状为"痞塞不饮食，心中常有所怯，爱处黯，或倚门后，见人则惊避，似失志状"，表明卑慄的主要症状是神志异常，心有所怯。其"爱居黯室""见人则惊避"等表现，与现代的一类处于某种或某些社交场合时感到焦虑或恐惧并回避社交场合为主要表现的焦虑症很相似，可见卑慄一病与焦虑症有一定的相关性。

以上说明焦虑症与情绪关系非常大，古代医家多以理气化痰，活血祛瘀，安神定志为治疗大法。

谷老师善治焦虑症，针药结合，取效甚速。

病案举例

张某，女，23岁，总是忧心忡忡，时有心悸，不能集中精神，3年。觉得别人总在监视或管自己，觉得妈妈也是这样。最近一句话反复说，还让别人重复。睡觉不好，爱着急、胡思乱想。父母健康，出生正常。曾经担任奥运会的礼仪小姐，很上进。因紧张压力大先睡眠差，进而不合群，恐惧感。不能坚持工作。在精神病医院诊为焦虑症。服用西药。

刻下症：失眠、心悸、神不守舍感，说话神情紧张。月经过期5天，大便干，脉滑，苔白。精神矢志多年，心阴不足，夹有郁热。取自拟畅郁汤温胆汤化裁。

①中药处方

陈　皮 10g	清半夏 10g	竹　茹 6g	莲子心 3g
郁　金 10g	菖　蒲 12g	茯　神 10g	夜交藤 30g
生龙骨 30g（先煎）		生牡蛎 30g（先煎）	
当　归 10g	生地黄 10g	熟地黄 10g	

14剂水煎，早晚饭后30分钟温服。

②针灸处方

四神聪、神庭、本神、安眠、膻中、内关、少府、丰隆、三阴交、太冲、风池。

点刺人中，隔日1次。

复诊诸症减轻，月经正常。

九、精神分裂症

精神分裂症是以患者基本个性改变，思维、情感与行为的分裂，精神活动与外界环境的不协调为主要特征的一种高发性精神疾病。它属于中医"癫狂病"范畴，癫证以精神抑郁，表情淡漠，沉默痴呆，语无伦次，静而少动为特征，病症属虚。狂证以精神亢奋，狂躁刚暴，喧扰不宁，毁物打骂，动而多怒为特征，病症属实。现代医学对精神分裂症病因未明，此病多起病于青壮年，常伴有感知、思维、情感、行为等多方面的障碍和精神活动的不协调。病程多迁延，复发率较高。1年复发率可达50%，也有报道为80%～90%。如何巩固疗效和预防复发是精神疾病治疗的关键因素。

1. 病因探讨

（1）遗传因素

中医认为，癫狂病的发生与先天禀赋关系密切。《素问·奇病论》云："帝曰：人生而有病癫疾者，病名曰何？安所得之？岐伯曰：病名为胎病，此得之在母腹中时，其母有所大惊，气上而不下，精气并居，故令子发为癫疾也。"张介宾注曰："癫疾者，即癫痫也……盖儿之初生，即有病癫痫者，今人呼为胎里疾者即此。"实指新生儿癫痫，为先天或遗传因素所致。西医认为此病与遗传因素密切相关，精神分裂症患者的亲属患精神分裂症的危险度要比一般人高得多，血缘关系越近，危险度越高，例如直系亲属就比旁系亲属高。

（2）情志刺激

《灵枢·癫狂》篇有"得之忧饥""得之大恐""得之有所大喜""癫者，始生不乐狂者，始发自悲……"等记载，明确指出情志因素可导致癫狂病的发生。《金匮钩玄》云："七情伤气，郁结不舒，痞闷壅塞，发为诸病。"《证治汇补·癫狂》中云："二症之因，或大怒而动肝火，或大惊而动心火，或痰为火升，升而不降，壅塞心窍，神明不得出入，主宰失其号令，心反为痰火所役。"有研究表明，精神分裂症与心理因素密切相关，初期的精神分裂症患者往往出现睡眠不好，焦虑、情绪不稳定，原始本能冲动增强，有似曾相识症状，不真实感、思维和感知领悟的可靠性和目的性减弱。

2. 诊断标准

至少有下列 2 项，并非继发于意识障碍、智能障碍、情感高涨或低落。①反复出现的言语性幻听；②明显的思维松弛、思维破裂、言语不连贯或思维贫乏或思维内容贫乏；③思想被插入、被撤走、被播散、思维中断或强制性思维；④被动、被控制或被洞悉体验；⑤原发性妄想或其他荒谬的妄想；⑥思维逻辑倒错、病理象征性思维或语词新作；⑦情感倒错或明显的情感淡漠；⑧紧张综合征、怪异行为或愚蠢行为；⑨明显的意志减退或缺乏。

3. 中医治疗

谷教授诊治此病，常从风、气、火、痰、瘀、虚着手，根据证候的变化而随证配伍相应的祛风、理气、泻火、涤痰、化瘀、补虚等药物。因痰凝气滞所致者，治宜理气化痰安神，方用温胆汤加减：半夏、郁金、陈皮、胆南星、远志、茯苓、枳实、竹茹、天竺黄、珍珠粉；因肝气郁结所致者，治宜疏肝理气，方用柴胡疏肝散加减：甘草、丹参、牡蛎、龙骨、白芍、大枣、柴胡；阴虚火旺所致者，治宜滋阴降火，方用当归六黄汤加减：川大黄、黄连、黄芩、当归、黄柏；肝风上扰所致者，治宜清热平肝安神，方用龙胆泻肝汤加减：栀子、龙胆草、牡丹皮、芒硝、麦冬、厚朴、生铁落；瘀血阻滞者，治宜活血化瘀安神，方用桃核承气汤加减：桃仁、大黄、桂枝、甘草、芒硝；若虚实夹杂者，在补虚的基础上，辨证治疗。

4.病案举例

张某，女，30岁，2011年4月1日初诊。

主诉：失眠伴精力不集中1个月。

现病史：患者诉一年前因感情问题致精神失常，被诊断为轻度精神分裂症，最近1个月因为和家人发生矛盾，烦躁不安，失眠伴精力不集中、幻听、自笑。舌质暗红，苔燥黄，脉弦。

既往史：无。

诊断：精神分裂症。

证型：肝郁化火，痰热内扰。

治法：行气解郁，清热化痰。

①中药处方

郁 金10g	菖 蒲10g	茯 苓15g	白 术12g
当 归10g	赤 芍10g	白 芍10g	川 芎10g
炒酸枣仁30g	黄 连6g	五味子10g	薄 荷5g
生龙骨50g	生牡蛎50g	柴 胡15g	夜交藤30g
生大黄10g			

7剂水煎服。

②针灸处方

四神聪、神庭、本神、安眠、膻中、内关、少府、丰隆、太冲、侠溪。隔日1次。

按语：方药分析：养心汤合血府逐瘀汤加减。茯苓、酸枣仁、五味子、夜交藤宁心神；龙骨、牡蛎镇静安神；川芎、当归、白芍养心血；黄连、郁金清心安神；赤芍、薄荷、柴胡疏肝解郁；菖蒲祛痰开窍。

针灸分析：四神聪、神庭、本神宁神开窍，疏郁镇静；安眠、内关、少府清心安神；丰隆祛痰醒神；太冲疏肝解郁。

十、嗜睡

嗜睡指不论昼夜时时欲睡，呼之可醒，醒后复睡为临床特征的一种睡眠异常，现代医学多认为是由脑动脉硬化及颅内高压造成病理性倦睡。本病通常发生在 15～30 岁的年龄段，但也有的人出现嗜睡现象的时间比较早或比较晚。嗜睡很难彻底根除，男人和女人受影响的程度一样，一旦出现可能会伴随终生。此病亦很难确诊，它的最初症状通常是白天时感到很严重的睡意，有很多原因都能引起白天睡意过多这种症状，所以通常需要好几年才能确诊病人的确患有这种疾病。目前现代医学对本病没有很好的办法，多采用心理治疗加小剂量的精神兴奋药物。中医对于嗜睡，早在《黄帝内经》时代就有正确认识，《灵枢·口问》曰："阳气尽，阴气盛，则目瞑。"《灵枢·大惑论》曰："人之多卧者，何气使然？岐伯曰：此人肠胃大而皮肤湿，而分肉不解焉……肠胃大，则卫气行久；皮肤湿，分肉不解，则行迟。久留于阴也久，其气不清，则欲瞑，故多卧矣。"对于嗜睡的治疗，中药配合针灸，往往疗效显著。

1. 病因病机

中医也称本病"多寐""多眠""欲寐""多卧"等。其轻者神识清楚，呼之可应，《伤寒论》称之为"但欲寐"；重则日夜沉睡，呼之可醒，神志朦胧，偶可对答，称为昏睡。引起嗜睡的病因，古人多从阳虚而论，如《医述·不寐》曰："卫气行阳则寐，故寐属阴而寤属阳也；不寐由阴气之虚，不寤由阳气之困，故不寐当养阴，而不寤当养阳也。"谷教授认为，本病病机关键在于脾虚湿盛，痰蒙心窍。《脾胃论·肺之脾胃虚论》曰："脾胃之虚怠惰嗜卧。"《丹溪心法·中湿》曰："脾胃受湿，沉困无力，怠惰嗜卧。"

2. 中医治疗

谷老师治疗嗜睡，多从痰、脾论治。偏于痰湿困脾者，多见于形体肥胖之人，常伴胸闷纳呆、大便不爽、痰多、身重嗜睡、舌苔白腻、齿痕舌、脉沉等。治宜燥湿健脾，豁痰开窍，方用二陈汤合三仁汤加减。针灸取穴：神庭、本神、四神聪、脾俞、气海、阴陵泉、丰隆、三阴交、风池。

偏于脾气不足者，多见于病后或高龄者，常伴神疲食少、食后困倦嗜睡、懒言、易汗、舌淡苔薄白、脉虚弱等。治宜益气健脾，方用香砂六君子汤或补中益气汤加减。针灸取穴：神庭、本神、四神聪、中脘、天枢、关元、气海、足三里。

3. 病案举例

病案 1

王某，男，21岁。2010年5月12日初诊。

主诉：嗜睡半年，加重1个月。

现病史：患者诉半年来终日昏昏欲睡，近1个月走路时即可睡着，伴有记忆力减退，体重增加10kg，大便稀，2 ~ 3次/天。舌尖红，苔黄，脉沉。

既往史：无。

诊断：嗜睡。

证型：湿浊困脾，络阻清窍。

针灸处方：百会、四神聪、本神、印堂、人中、中脘、天枢、气海、阴陵泉、足三里、丰隆、三阴交。

按语：百会、四神聪位于头颅之巅，为醒脑通窍之要穴；印堂位于两目之间，重在调神；中脘、丰隆、足三里意在调理中焦，和胃安神；人中为督脉穴，醒脑开窍；天枢、气海健脾益气；阴陵泉、三阴交健脾利湿。

病案 2

金某，男，48 岁。2011 年 6 月 22 日初诊。

主诉：嗜睡数月。

现病史：患者诉连续数月困，嗜睡，痰多，大便 3 次 / 日。舌苔淡白，脉沉。

既往史：无。

诊断：嗜睡。

证型：脾虚湿困。

治法：益气，燥湿，健脾。

①中药处方

陈 皮 12g	法半夏 10g	薏苡仁 20g	藿 香 10g
佩 兰 10g	炒白术 10g	炙黄芪 30g	升 麻 6g
葛 根 12g	醋柴胡 10g	鸡内金 20g	炙甘草 10g
生 姜 10g	白豆蔻 3g		

7 剂水煎服。

②针灸处方

百会、印堂、神庭、中脘、足三里、三阴交、丰隆。

按语：六君子汤加减。陈皮、法半夏理气化痰祛湿；薏苡仁、藿香、佩兰、白豆蔻化湿行气健脾；白术、黄芪益气健脾；升麻、葛根、醋柴胡升举脾胃清阳之气；鸡内金消食健胃；炙甘草、生姜和中。针刺：百会、神庭、印堂醒脑调神；中脘、丰隆祛痰健脾；足三里、三阴交健脾利湿。芳香化湿醒脾配合针刺七神针有效。

第六章
薪火传承

　　谷世喆教授的弟子及再传弟子继承和发扬了他的学术思想及针灸技法，在临床上均有所建树，本章收集了他们的临床经验总结共 21 篇。

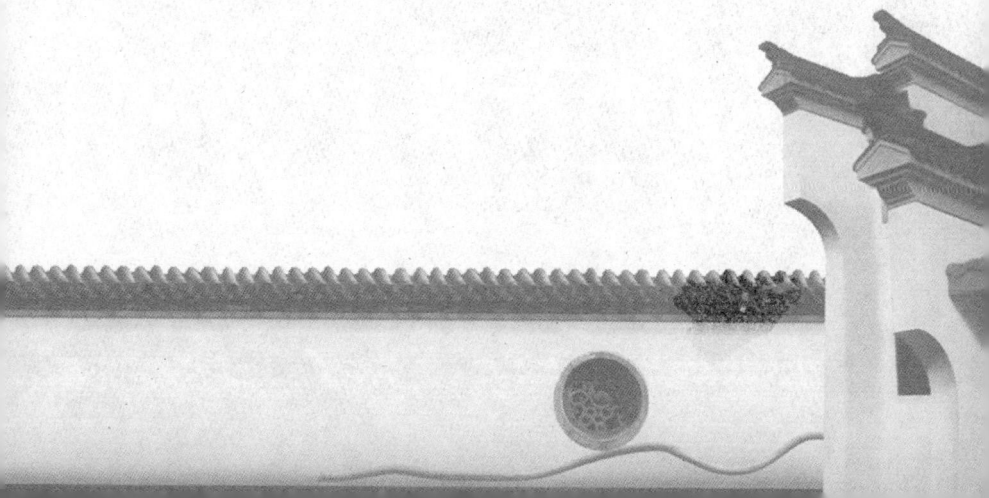

一、"七神针"在临床中的应用经验

王朝阳

[作者简介] 王朝阳，男，博士，副主任医师，副教授，硕士生导师，现任北京中医药大学针灸学院教师，谷世喆教授的博士生，在其跟随谷教授学习的三年中，收获颇多。

"七神针"的组方为督脉之神庭和百会，手少阴心经之神门，足少阳胆经本神及经外奇穴之四神聪。本组方具有宁神开窍、疏郁镇静、定惊安魂之功效，具有广泛的治疗价值。现将"七神针"治神法的典型病例介绍如下：

1. 遗精

易某，男，17岁。家居农村，父母外出打工，自己和爷爷居住。平素胆小，性格孤僻内向，常阅读黄色小说并形成手淫习惯。2008年5月因四川地震受到惊吓，遂每日滑精，眠差，难以入睡，睡着后噩梦不断。体瘦色黄，语声低微，同时伴有浑身疼痛，疲乏无力，精神难以集中，学习成绩持续下滑，对学习失去兴趣，退学在家养病1年。兼有纳差，食多恶心，少腹疼痛，小便痛，有时带血，淋沥不净，右胁部着急时疼痛，手足心热，身体右侧不适，胸闷。脉见虚弱，右尺浮大沉取无力。舌质红苔白微腻。患者曾在当地医院诊断为神经官能症，经中西医治疗效果不明显，特来京求治。

西医诊断：神经官能症。

中医诊断：遗精（相火妄动）。

治则：补心胆之气，安神定志；益肝肾之精，收涩固阴；加以重镇浮游相火并收摄阴精。

中药施用十味温胆汤加桂枝龙骨牡蛎汤加减：党参 15g，生地黄 15g，赤芍 12g，白芍 12g，当归 10g，茯苓 15g，炒白术 12g，菖蒲 10g，郁金 10g，桂枝 12g，生龙骨 50g，生牡蛎 50g，茵陈 15g，夜交藤 30g。

针灸应用"七神针"加减。手法平补平泻。取穴：神庭、本神、四神聪、百会、神门、膻中、气海、内关、足三里、三阴交、劳宫、涌泉。

针灸、中药治疗 2 周后，患者精神已经明显好转，滑精次数由每天 1 次减少到每周 2～3 次，心悸症状减轻，仍少腹及右胁部疼痛。阴精亏虚，肝经失养，继续和肝益肾，滋阴降火。针灸加太冲、太溪，继续治疗。此病例前后治疗 2 个月，遗精症状基本控制，精神面貌改善，面有笑容，继续身体锻炼，患者已有回家复读学习的兴趣和决心。嘱其回家继续调养，远离黄色小说。

按语：患者年幼有阅读黄色小说的习惯，精藏于肾而动于心，心动而相火引动，阴精不能固守，精泻不止，阴精自出，导致阴虚而火旺。虚火上扰导致心烦而易怒，阴血亏虚导致筋脉失养。肝主筋，肝经失润，全身经筋拘挛，右胁部紧张疼痛。每日阴精自出，髓海空虚，精神恍惚，难以集中。又因地震受惊吓过度，心胆气虚，虚则不摄，加重病情。四神聪、百会、神庭、本神均位于头项部。百会为手足三阳经和督脉之会穴，亦称诸阳之会，具有安神定志、升阳固脱的功效，《针灸大成》记载主治惊悸健忘、心神恍惚、滑精脱肛。神庭则有宁神醒脑、降心火的功用，二穴同用可使游离于外的神志得以归位。胆为中精之腑，主决断，胆气虚则心虚胆怯，患者本身阴精不足，复经地震受到惊吓，心胆之气更虚，决断失司，神游离于外而不入舍。本神为胆经要穴，具有息风镇惊、安心宁神的功用。《针灸甲乙经》云："小儿惊痫，本神主之。"劳宫为手厥阴心包经的荥穴，有很好的清心安神、滋阴降火功用，主治上焦郁热。涌泉为足少阴肾经的井穴，具有滋水涵木、益肾安神的功用，《医宗金鉴》云："足心热，疝气疼痛，血淋气痛，涌泉主之。"二穴配合具有泻南补北、引火归原之妙用，临床对于心肾不交引起的诸多顽疾具有明显的效果。神门属手少阴心经之"输""原"穴，可定志安神。内关为八脉交会穴之一，又是手厥阴经之"络"穴，别走手少阳以清泻心火，疏泄三焦，理气宽胸，宁心安神。故诸穴配合，具有很好的安魂定魄、滋阴降火、引火归原的功效。同时，患者患病日久，五脏精气亏虚，单纯针灸补益精气的功用不足，配以中药调养。

2. 精神分裂症

张某，女，30 岁。患者自述失眠伴精力不集中 1 个月，患者几年前因感情问题致精神失常，曾经住北京安定医院，被诊断为"轻度精神分裂症"。性格内向，情绪低落，经常哭泣，有用刀割手腕的自虐情况。最近 1 个月因为和家人发生矛盾，烦躁不安，失眠，手足不自觉抖动，手足心汗多，胆小甚，自觉经常听到异常的声音，总认为别人要绑架自己。舌质暗红苔燥黄，脉沉弦滑。

西医诊断：轻度精神分裂症。

中医诊断：癫狂（肝气不舒，痰郁阴虚）。

治则：开窍醒神，化痰清热。

针灸施以"七神针"加减。取穴：四神聪、神庭、本神、风池、内关、少府、丰隆、太冲、丘墟、阳陵泉、背俞穴（心俞、脾俞、胆俞）。

中药处方：郁金 10g，菖蒲 10g，茯苓 15g，白术 12g，当归 10g，赤芍 10g，白芍 10g，川芎 10g，炒酸枣仁 30g，黄连 4g，五味子 8g，薄荷 5g，苏木 8g，生龙骨 50g，生牡蛎 50g，柴胡 15g，夜交藤 12g，胆南星 10g。

经针灸、中药治疗 2 个疗程后症状大减，已能独立生活，恐惧感大为减少，神志较为清晰。舌苔仍厚腻较重，增加健脾化痰功用的穴位，辅助以膀胱经五脏俞，继续治疗 2 个月，基本治愈。

按语：精神分裂症（以下简称精分症）是以患者基本个性改变，思维、情感与行为的分裂，精神活动与外界环境不协调为主要特征的一种高发性精神疾病，它属于中医学癫狂病范畴。本例患者，由于感情问题而发病，情绪抑郁，肝胆气机郁滞，郁而化火，火郁于内，不得外泄，郁久则风动，故烦躁失眠，手足不自觉抖动。痰火上蒙心窍，心中悸动不安。患者自幼胆小，又受此变故胆气更虚。郁热于内，逼汗外出，故见手足心汗多。舌质暗红苔燥黄，脉沉弦滑，即是痰热郁内的表现。

治疗取穴秉承化痰开窍、祛郁解热、安神定志的治则，应用"七神针"加胆经、心经和心包经穴位为主。神庭、神门、四神聪、本神为临床上安神定志的主要穴位，其中神庭偏于安神定志，神门偏于滋心阴降心火，本神注重化痰解郁定志，诸穴合配对于临床上由于气郁于内、郁而化火、热扰心神的疾病确有良好效果。另外，根据本例患者痰郁较重的特点，加丰隆、阳陵泉、丘墟以增加化痰开窍之功。中药治疗配以化痰解郁、开窍醒神定志的中药，选取自拟的安神定志汤加减。

谷老师对于临床中的各种疑难杂病强调针药并施，认为针药结合，既可以针刺导其先，以汤药荡其后，又可用针刺来弥补药力之不及，合理应用针刺手法和药物性味，可达到相辅相成、补泻逆从等综合治疗作用，从而提高对疑难杂症的治疗效果。

3. 癫痫

宋某，男，26 岁。癫痫史 4 年。患者于就诊前 1 天癫痫大发作 1 次，当时患者一夜未睡，饮酒打牌至凌晨 5 点时突然向后摔倒，意识丧失，口中发出"啊啊"的声音，全身抽搐 10 分钟，目睛上抽。后在 120 急救车上又发作一次。追问病史，患者曾于

2005 年洗澡时摔倒，头部着地，遗有长期头痛症状。现在经常喝酒，睡眠差，昼夜颠倒，大便 2～3 日 1 次，白天心情烦躁，情绪低落，夜间 11 点到凌晨 3 点亢奋。长期服用苯巴比妥。脉弦滑，舌质暗舌尖红苔腻。

西医诊断：癫痫。

中医诊断：癫痫（肝郁气滞，肝风内动）。

治则：滋阴柔肝，息风祛痰。

中药处方：郁金 10g，菖蒲 12g，川芎 12g，柴胡 10g，藁本 10g，白芷 6g，赤芍 12g，茯苓 15g，天冬 10g，玄参 12g，赭石 20g，双钩 15g，地龙 10g，生龙骨 50g，生牡蛎 50g，全蝎 6g，琥珀 3g，黄连 10g，当归 10g。

针灸采用"七神针"加减。取穴：百会、本神、神庭、四神聪、神门、太阳、印堂、合谷、大椎、太溪、太冲、丰隆、风池。

1 个疗程后，自觉症状减轻，睡眠好转，头痛减轻，癫痫未发作。继续上述治疗 2 个月，一直未复发，随访半年基本正常。

按语： 癫痫的病因病机十分复杂，中医学认为，其病因有先天与后天之分，而同时又强调七情在癫痫发病中的重要地位。后天因素多为继发性癫痫，病因主要是颅脑外伤、惊吓、毒热内蕴、瘀滞或脾虚久泻等。本案患者曾于 2005 年摔倒，有头部外伤史，并有长期头痛史，发作时表现为头晕眩仆，神昏窍闭，四肢抽搐，抽搐部位较为固定，头痛或者头晕，大便干硬如羊矢，舌质暗舌尖红苔腻。主因外伤后络脉受损，瘀停脑中。加之平时饮酒过食肥甘，痰浊瘀滞，痰瘀互结而成。

谷老师认为督脉"总督诸阳入属于脑"，为病"实则脊强，虚则头重，大人癫病，小儿惊痫"，可见癫痫与督脉的功能失调密切相关。临床主要取督脉穴百会、神庭，发作时针以泻法，用以息风止痉、醒神开窍；休止时以补法，培本扶正、宣阳通督。同时配合四神聪、本神等养心宁神，而本神为胆经之穴，具有息风镇惊、安神宁心的作用，《针灸大成》曰："本神主惊痫吐涎沫，颈项强急痛。"《针灸甲乙经》曰："小儿惊痫，本神主之。"大椎穴治疗神志病症有平衡阴阳、调理气血作用，既可除阳经邪热，又能醒脑安神。诸穴合用，可使邪去神安，癫狂自止。同时配太冲活血化瘀。诸穴合用，共奏活血化瘀、安神定志、化痰醒神的功用。同时发挥中药的特点，赤芍、当归尾、川芎、全蝎活血化瘀；郁金、菖蒲、茯苓祛痰化湿，诸药合用，痰瘀同治，痫证得除。

4. 严重失眠

张某，女，因长期失眠而要求针灸治疗。近几年患者几乎每夜失眠，入睡则多梦易醒，心烦不安，自觉口苦，白天精力疲乏，同时耳鸣心悸，夜间临睡前明显，健忘，纳差，食后腹胀，大便干稀不调，舌红，舌体偏瘦，苔黄腻，脉滑数沉取无力。

西医诊断：失眠。

中医诊断：不寐（痰热郁阻，热扰心神）。

治则：清热化痰，滋养心阴。

针灸以"七神针"配中脘、丰隆、三阴交、神门。

治疗1个疗程后，脉转为细弦。再予养阴安神，针灸加太溪、太冲。继续治疗1个月后，患者每天睡眠已经能达到6个小时，疲劳感较以前明显减轻，耳鸣心悸明显好转，同时腹胀纳呆的情况也有所好转。继续治疗1个月，诸症消除，随访半年未见复发。

按语：中医学认为失眠总属阴阳失衡、阳不入阴而致。与心、肝、脾、肾及阴血不足有关。失眠虽涉及多个脏腑，但病变部位在心，与心神的安定与否有直接的关系。心藏神，心神安定则能正常睡眠。不寐一证有虚有实，虚证多由心脾互亏，气血两虚，心失所养，或阴虚火旺、心神不宁等所致；实证多由痰热互结，上扰心神而成。谷老师在针灸临床上常取"七神针"为主穴，并根据病因加减运用。本例患者初期痰热郁阻，热扰心神，迁延日久，阴分暗耗，故又见耳鸣、心悸、健忘等虚弱症状，形成虚实互见之证。治疗1个疗程后，脉转为细弦，说明阴虚未复，心气未宁，再予养阴安神。针灸加太溪、太冲滋补肝肾之阴，壮水之主以制阳光。继续治疗1个月后睡眠明显好转。对于本类疾病，谷老师强调操作手法上对于因虚所致者，针用补法；因实所致者，针用泻法。但亦有补泻兼施的，如肾阴虚心火旺导致心肾不交者，则宜泻心经之穴以泻火，补肝肾经之穴以补阴。

二、冲阳下穴对心病的治疗思路探讨

王朝阳

中医心病是专门研究心系病证的一门临床学科，这里的心是指中医概念的心。从中医角度来讲，心病有3个内涵：一是与"心主血脉"功能相关的疾病，包括西医的心血管系统疾病；二是与"心主神明"功能有关的疾病，包括西医的某些高级神经系统病变；三是心与其他脏腑相关的疾病。具体来讲心病包括西医学中的冠状动脉粥样硬化性心脏病、心包炎、心肌炎、心绞痛、急性心肌梗死、陈旧性心肌梗死、风湿性心脏病及一些心脑相关的病症等。

针灸治疗心病历史悠久，历代的针灸临床治疗此类疾病取穴往往集中在手少阴心经、手厥阴心包经、膀胱经背俞穴和任脉上，而以足阳明胃经的穴位为主治疗相应疾病报道较少，更未提及对于心病急重证时的特效穴位。我们在临床中发现，足阳明胃经在足背横纹以下部位某些特定区域，在心病发病期具有明显的特异性，对此部位上的敏感点进行即刻按压具有很好的诊断和治疗作用。从发病的病因病机上来看，心病的病机非独与心有关，五脏六腑失常皆可导致心病。本文作者认为心在功能上和气血最为密切，在经脉循行和诊断治疗中和足阳明胃经联系最为紧密，其相关作用超过了与心直接关联的心经和心包经。本文就心病与胃腑和足阳明胃经关系的重要性做深入探讨。

1. 心胃相关

从功能上讲，古代所言心之范围包括现在所说的心、胃。如《素问·至真要大论》曰："寒厥入胃，则内生心痛。"又曰："热客于胃，烦心心痛，目赤欲呕，呕酸善饥。"又曰："心痛支满，两胁里急，饮食不下，膈咽不通，食呕吐，腹胀善噫，得后与气，则快然如衰。"《金匮要略》曰："心中风者，心中饥，食欲呕吐。"上述文中之"心"实应为胃或心胃同病。

（1）心胃解剖位置相关

从生理结构上看，二者关系相当密切。心居胸中，胃居膈下，以横膈相邻。《黄帝内经》有"当心而痛"之论，孙思邈有"九种心痛"之说，《伤寒论》和《金匮要略》中所论之"心"大多指"胃"，如"心下""心中"多指胃脘、"泻心"实是"泻胃"等。钱天来说："心下者，心之下，中脘之上，胃之上脘也，胃居心之下，故曰心下也。"《医宗金鉴》认为"心中即心下"。《证治准绳·心痛胃脘痛》云："胃脘之受邪，非止其自病者多，然胃脘逼近于心，移其邪上攻于心，为心痛者亦多。"这些均说明由于心胃处于相邻位置，故临床表现可以相互影响。

（2）心胃生理功能相关

心与胃，位置毗邻，络脉相通，生理功能上又密切相关，相互资生。中医理论认为，心主血脉，但血液之所以能够在全身周流循环，主要依靠经气运行的力量。经气主要包括营气、卫气、宗气和元气。其中宗气和营气与血的生成和运行关系密切。生成上，《灵枢·邪客》说："营气者泌其津液，注之于脉化以为血。"

《灵枢·决气》曰:"中焦受气取汁,变化而赤是谓血。"运行上,心虽主血脉,但是其动力来源在于宗气。《素问·平人气象论》曰:"胃之大络,名曰虚里,贯膈络肺,出于左乳下,其动应衣,脉宗气也。"《灵枢·邪客》曰:"宗气积于胸中,下贯心脉,以行气血,若宗气不下,脉中之血,凝而留止。"而营卫和宗气的化生就是由中焦脾胃运化而成。《灵枢·五味》说:"谷始入于胃,其精微者,先出于胃之两焦,以灌五脏,别出两行营卫之道。"《难经集注》说:"水入于经,其血乃成;谷入于胃,脉道乃行。"

可见,心主血脉的动力来源,直接依靠营卫之气和宗气的推动,根本上是依靠胃气运化水谷的作用完成。所以,心病虽见于心,但病在气血,根源在于脾胃。同时,脾胃是全身气血之源,阴阳升降的枢机。升降失常或脾胃功能异常时产生的痰湿如瘀闭经脉,就会导致阴寒内生、气滞血凝或痰浊内阻,以致于各种心病的产生。

(3)心胃病理表现相关

心主血脉和藏神,胃为气血生化之源。血液是神志活动的重要物质基础,故胃气不足,一方面使血液化源亏乏,而致心血亏损,心神失养,临证则见心悸、健忘、失眠多梦等症。另一方面,可使宗气的生成乏源,从而导致心脉之气不足,运血无力,临证则见呼吸憋闷、心痛心悸和气短乏力等症。故"胃气"实为维持心脏正常功能活动的物质基础。《难经》云"损其心者调其营卫"就是明证。临床上心衰的病人会出现胃纳减退、呕吐、腹胀等症。明·秦景明在《症因脉治》也提出了相似的观点,曰:"胸痹之症,即胃痹也。胸前满闷,凝结不行,食入即痛,不得下咽,或时作呕,此胸痹之症也。"认为胸痹实为胃气不得下达的食管病与胃病而引起的胸痛。

同时西医学也认为,食管与心脏的神经支配一致,故当食管黏膜上皮的化学、物理或温度感受器受刺激时,可以引起类似心绞痛样的胸痛。由于胸痛刺激迷走神经，可反射性引起冠状动脉供血不足，心电图出现心肌缺血性改变，亦诱发或加重心绞痛。临床上食管裂孔疝、食管贲门失弛缓症等引起的食管源性胸痛，极易误诊为心绞痛。又如，冠心病病人若饮食过饱，食滞胃脘，膈肌上抬，易增加心脏负担，易诱发心绞痛，也是胃气不降影响心经气血运行之明证。

（4）心胃治疗上相关

心痹病虽有虚、实、寒、热之分，在气在血之异，然胸中阳气虚衰，邪气乘虚入侵阳位，痹阻气机则是共同的发病机理。气虚、血少、湿蕴、痰阻、血瘀、寒凝是胸痹的主要病因。

胸中阳气又名宗气，宗气的强弱与脾胃的健运与否有直接的关系。脾胃为后天之本，水谷之海，气血化生之源，气机升降之枢纽，人体各部均必须通过脾胃及其经脉的作用而获得后天的营养。心痹的发生、发展、转归、预后均与脾胃的功能状态密切相关。若肥甘无度，饥饱不调，情志过极，劳逸过度，致使脾胃损伤，气虚无以上奉，则宗气匮乏，久则心阳虚衰；血亏无以灌注，则血脉不充，脉道滞涩，久则脉络不通；脾主运化，脾虚不运，湿浊中阻，积久生痰，湿浊上蕴胸中，则胸阳不展；痰浊上逆，阻滞血脉，则痹塞不通；中阳虚弱则寒自内生，与外寒内外合邪，上犯心君，则胸阳痹阻，心脉不通，于是本虚标实之胸痹生焉。《金匮要略》在治疗胸痹中运用了大量的调理脾胃的方剂，如疏利胃气、泻满行水之"橘枳姜汤"，散结除满、下气化痰、通阳降逆之"枳实薤白桂枝汤"，消痞健胃、通阳降逆、散寒行水之"桂枝生姜枳实汤"，益气除痞、振阳气以化阴结之"人参汤"，等等，均体现了"心胃（脾）同治"的道理。《灵枢·厥病》也指出，胃心痛的治疗"取之大都，太白"。

（5）心胃经脉循行上相关

从经脉循行和证候上，可以看出二者的密切关系。《灵枢·经脉》曰："胃足阳明之脉，从缺盆下乳内廉，下夹脐，入气街中。"同时在证候上也指出了二者的关系，《灵枢·经脉》曰："是动则病……心欲动，独闭户塞牖而处……贲响腹胀，是为骭厥。"此外，足阳明胃经还通过经别和心相联系，《灵枢·经别》曰："足阳明之正，上至髀，入于腹里，属胃，散之脾，上通于心。"同时，《黄帝内经》对心痹病的形容时往往涉及胃脘的症状，《灵枢·邪气藏府病形》说："心脉微急，为心痛引背，食不下。"《素问·痹论》说："心痹者，脉不通，烦则心下鼓，暴上气而喘，嗌干善噫，厥气上则恐。"

可见，由于足阳明胃经和心在生理病理各个方面的密切关系，在足阳明胃经出现心病特异性的诊断和治疗穴位是完全有可能的。

2. 心病在足阳明胃经上的敏感反应点

（1）冲阳下穴

曾有文献报道在足阳明经上发现冠心病的敏感点。我们在临床践观察中也发现，对于心痹病敏感而有确切治疗效果的部位位于足阳明胃经在足背横纹以下部位，大约陷谷和冲阳之间。（其中陷谷穴在足背，第2、3跖骨间，第2跖趾关节近端凹陷中。冲阳穴位于在足背，第2跖骨基底部与中间楔状骨关节处，可触及足背动脉。解溪下约1.5寸。）大概位置在足背内外踝连线中点（解溪穴）至2~3趾之间的连线上，约解溪穴下2.8~3.3寸处的范围。关于临床应用冲阳下穴对冠心病的诊断和治疗的观察，陈文光教授在1993年曾在临床中对70例心绞痛患者对照心电图做过相关的统计。结果发现，对于症状不明显的早期冠心病患者，冲阳下穴的诊断率明显高于心电图，认为本穴对冠心病的诊断具有一定的价值。并随后对544例患者随机做的统计中发现，冲阳下穴对冠心病的诊断明显比其他穴位具有特异性。笔者曾于2000年跟随陈文光教授学习此方法，后在临床中大量的应用也发现此穴位对冠心病明显相比其他穴位更具敏感性和特异性。

（2）头皮针中的额旁一线

由于足阳明胃经的循行"循发际，至额颅"，在前发际经过的位置有头皮针的额旁一线。临床诊病中发现，重症的心病患者在此位置往往有明显的压痛，针灸行针后胸闷心悸的症状往往会明显缓解（额旁一带定位：在额中带外侧，目内角直上入发际5分，自眉冲穴向下1寸。主治心、肺等上焦病及胸部病症）。

针灸理论的一个关键点是内在脏腑有病可以通过外行的经络和腧穴表现出来。《灵枢·九针十二原》曰："五脏有疾，应出十二原，十二原各有所出，明知其原，睹其应，而知五脏之害。"另外，在临床具体疾病的诊断治疗上，特别强调敏感点和阿是穴的作用。《灵枢·经筋》曰："以知为数，以痛为腧。"《灵枢·背腧》曰："欲得而验之，按其处，应在中而痛解，乃其俞也。"我们在临床中应用于大量病人后也验证了这一点，心病的冲阳下穴敏感点不是在冲阳穴的位置，而是在其下约1.5寸的位置，而且当病人心悸疼痛憋闷症状消失后，该穴位压痛也会随之减轻。

3. 典型病例

患者张某，女，23岁，2010年6月就诊。主诉：胸痛憋闷，呼吸急促，心悸气短。西医诊断：心肌缺血。中医诊断：心痹。患者5年前曾患有急性心肌炎，后经治疗后症状缓解，但是每当过度劳累，精神紧张或阴天下雨时经常感到胸闷气短，呼吸困难。患者近日因为连续加班身体疲劳，今天上午在门诊大厅工作时，因室内空气流通不好，突发胸痛憋闷，呼吸短促，经紧急吸氧后症状不见缓解。针刺内关穴，快速行针1分钟，胸闷好转，仍然胸痛心悸，呼吸短促。选取足阳明胃经冲阳穴下1.5寸左右进行按压，左侧压痛明显，按压时力度稍大患者疼痛难忍连声呼叫汗出，力度逐渐由轻到重，持续按压2分钟，胸痛心悸、呼吸短促等症状明显缓解，继续按压5分钟，症状完全消失，病人唯感觉疲劳，经休息后起床活动如常。

总之，由于心和胃腑及胃经在生理结构、功能、病理变化和经络上的密切联系，在足阳明胃经上出现心病的敏感点，理论上完全可能。同时，我们在临床上经过大量的验证也证明了相应敏感点疗效的可信性。我们提出心病治从阳明的理论是有文献和临床依据的，希望能为针灸治疗本病在临床中提供有益的思路。

三、针灸体系中微针系统的原理探讨

王朝阳

微针系统疗法是以人身的特定局部同全身存在着投影式关联为理论依据，在此特定局部进行检查或施治，用以诊断或治疗全身各部分病症的方法。近几十年以耳针、头针等为代表的微针系统自问世以来得到了迅速发展。本文以中医基础理论为根据，结合现代医学对微针系统地原理进行初步的系统分析，希望对微针系统的临床应用提供一定的解释和帮助。

1. 中医局部和整体理论

中国古代文化中反复提到一个重要的见解，即在一个生命体中的局部含有整体的信息。如《道德经》曰："万物皆负阴而抱阳，冲气以为和。"《吕氏春秋》曰："天地万物一人之身也，此之谓大同。"宋代朱熹也有类似的论述："物物具一太极谓之全，亦可谓之偏，亦可以理，言之则无不全以气，言之则无不偏。"意思为以人和自然而言，天地为一大宇宙，人身为一小宇宙并含有天地大宇宙的信息；从人身而言，局部又含有全身的信息。这些理论深深地渗透进了中医学的理论构架中。如藏象学说的根据就是"有其内，必形于外"。《素问·三部九候论》《灵枢·五色》《素问·热论》《灵枢·大惑论》等论述中有关应用寸口脉、面、眼、舌、耳、手足等部位进行全身诊断的理论和临床实践显然就运用了以上的理论，并进一步创建了五色诊、寸口脉诊、眼部五轮八廓诊、五脏舌诊、耳诊、鼻诊、手诊、足诊等理论体系。以下我们就面诊、眼部五轮学、舌诊、寸口诊断学、耳诊等为例进行具体论述。中医理论认为在人体面部存在着五官与五脏的一一对应关系。如《灵枢·五阅五使》说："鼻者，肺之官也；目者，肝之官也；口唇者，脾之官也；舌者，心之官也；耳者，肾之官也。"又如《灵枢·脉度》曰："五脏常内阅于上七窍也，故肺气通于鼻……心气通于舌……肝气通于目……脾气通于口……肾气通于耳……五脏不和则七窍不通。"说明了面部七窍的功能是源于五脏精气的奉养，五脏的病理变化可以通过五官表现出来。即中医藏象学说中的"肝开窍于目""肝气通于目""目者，肝之官也"，是把人的面部七窍作为一个含有整体信息的缩影，从整体的角度认识目与肝的关系。这是五官分属五脏的理论之源。

《灵枢·五色》说："庭者，首面也。阙上者，咽喉也。阙中者，肺也。下极者，心也。直下者，肝也。肝左者，胆也……颧者，肩也。颧后者，臂也……巨屈者，膝膑也。此五脏六腑肢节之部也。"前半部分为内脏组织器官在面部的定位区，后半部分为躯体各部位在面部的定位区。中医学认为面部所以能比较敏锐地反映全身健康状况，是因为通行全身的最重要的经脉都汇聚于面部，十二经脉、三百六十五络的气血皆在面部经过。即所谓"首为诸阳之会，百脉之宗"。

眼又是人体的一个重要的器官，中医基础理论中不但有"肝开窍于目"的论述，还强调眼的不同部分与五脏六腑有密切的关系。《灵枢·大惑论》曰："五脏六腑之精气皆上注于目而为之精。"《灵枢·邪气藏府病形》曰："十二经脉三百六十五络，其血气皆上于面而走空窍，其精阳气上走于目而为精。"《素问·五藏生成》曰："诸脉者皆属于目。"《灵枢·五癃津液别》说："五脏六腑……目为之候。"这些论述为诊察目窍、了解脏腑机能状况奠定了理论基础。

另外,《黄帝内经》中还明确地提出了"寸口独为五脏主"的理论根据。如《素问·五藏别论》曰:"气口何以独为五藏主?岐伯曰:胃者,水谷之海,六府之大源也。五味入口,藏于胃以养五藏气,气口亦太阴也。是以五藏六府之气味,皆出于胃,变见于气口。"《素问·玉机真藏论》说:"五藏者,皆禀气于胃,胃者五藏之本也,藏气者,不能自致于手太阴,必因于胃气,乃至于手太阴也,故五藏各以其时,自为而至于手太阴也。"《素问·经脉别论》进一步指出:"食气入胃……经气归于肺,肺朝百脉……气口成寸,以决死生。"指出因为手太阴肺经起于中焦可朝百脉,而胃藏五脏六腑之精气,故诊寸口脉从观察胃气之强弱而鉴别五脏六腑之精气盛衰。

舌诊是中医诊断疾病客观指标之一,通过舌诊可以判断人体脏腑气血的盛衰,区别病邪的性质和推断病邪预后与转归。舌诊的理论根据是全身脏腑皆有经脉与舌直接或间接发生联系。如《灵枢·经脉》曰"手少阴之别……系舌本";"肝者……脉络舌本也";"肾足少阴……夹舌本",其经别"直者系舌本";"手少阴之筋入系舌本";"足太阳之筋支者别入结于舌本";等等,这是舌诊脏腑配属的形态学基础。另外,《灵枢·营卫生会》"上焦出于胃上口……上至舌,下至阳明"及《灵枢·邪气藏府病形》"十二经脉,三百六十五络,其血气皆上于面而走空窍……其浊气出于胃,走唇舌而为味"则从功能上进一步解释了观舌诊病的基础。

头皮针是微针系统中理论和实际应用较广泛和影响较大的一个系统。关于头部和全身相关性的认识在《黄帝内经》中描述很多。总的来说,头部乃诸阳之会,脏腑经络之气聚集之地,是能够反映整体的生命信息,从而形成一个独立的区域。

但经过比较国内几家包括国际标准化方案在内的条带的主治

发现，其主治范围和经典的十四经脉所属局部腧穴的主治大多不同，现以国际标准化方案为例加以说明。例如，额旁 1 线为目内眦直上自发际上半寸到发际下半寸，属于膀胱经。但在头针主治规律中主要治疗心、肺等上焦病。额旁 2 线为瞳孔直上自发际上半寸到发际下半寸，属于足少阳胆经。但在头针主治规律中主要治疗肝、胆、脾、胃等中焦病。额旁 3 线为目外眦直上自发际上半寸到发际下半寸，属于足少阳胆经和足阳明胃经。但在头针主治规律中主要治疗肾、膀胱、生殖泌尿等下焦疾病。

对于不同的疾病而言，依照经典经络学取穴治疗和头针治疗带治疗都能取得较好效果。例如气虚脱肛病人可以用百会穴治疗以生阳固脱。内分泌紊乱引起的皮层性多尿也可以取顶中带治疗获得较好的疗效。这说明在人体中的确存在着多个位置固定、但功能相互交叉的系统单位。每一个子系统在人体的某一特定位置（相应的局部）如耳、眼、头皮等位置是固定的，但功能上却可以反映身体其他部位，甚至整体的功能。虽然它们解剖结构位置上相互重叠，但生理功能各司其职，各为其用，和谐而统一。

专论

综上所述，中医理论认识到在身体的某些局部含有全身的信息，可以从局部来诊断和治疗全身疾病，从上述对面部、眼部、舌部、寸口与脏腑肢体对应关系的论述中可以得到证实。这些理论对微针系统的建立起着重要的理论指导作用。

2. 现代生物学原理及全息理论

（1）现代生物学原理

在某些特定的部位上为什么可以如此规律地反映着整个机体的结构和功能呢？现代生物遗传学和人类胚胎发育学方面的研究证明，任何生物体内的各个细胞都有其相同的物质基础即遗传信息的特性。在某些低等动物的体内，这种遗传物质具有促使每一个细胞发育成一个完整个体的作用。作为高等动物的人类，人体的组织细胞同样有再生能力，尽管胚胎的发育分化形成不同的器官，但单个部分都是通过一个母细胞发育而来的。从受精卵到成体各种细胞，其DNA所含的基因数和基因的遗传信息是相同的。所以，虽然细胞经过无数次的发育分裂演变成不同器官、组织，但仍可包涵整个机体的内容。

以上是现代医学通过解剖学从组织结构上证实了局部和整体的关系。从结构上讲受精卵经过无数次的发育、分裂、演变成的不同器官、组织可包涵整个机体的内容，功能上讲各个部位或器官也必然可以在局部的结构中反映出整体的状况。这其中包括2个方面：①局部反映人体的功能；②人体反映自然的功能。这其中由于人是受自然的影响，在自然的进化中演化出来的，器官组织结构的改良变化皆是由于环境的改变所致，饮食的获取皆来自于自然，所以人体结构不论从结构上、功能上都会体现和揭示自然环境的信息和演化的本质。人类的胚胎发育史，就是地球上有单细胞生物以来直到人类出现这亿万年历史的缩影，记录了生命现象产生以来的全部历史发展的信息。

（2）全息理论

全息论自1973年由张颖清教授首先提出后，近年来更逐渐兴起。全息生物学的理论核心是全息胚。全息胚是生物体上处于某个发育阶段的特化的"胚胎"。全息胚在生物体上是广泛分布的，任何一个在结构和功能上有相对的完整性并与其周围的部分有相对明确边界的相对独立的部分都是全息胚。全息胚学说打破了生物体部分与部分、部分与整体的绝对界限，揭示了它们的统一性。它的提出同细胞学说的发现与提出具有同等重要的科学意义。

全息论和中医基础理论之间也有一些相似的观点。中医学是我国传统文化的重要组成部分。受古代唯物论和辩证法思想的深刻影响，其特点之一即整体观。从《黄帝内经》中的论述来看，虽未有提及全息的概念，但有着大量的文字说明了人体局部和整体上的关系。包括"天人合一"及人体中的局部如面、耳、目、舌、胸、腹、背部等和全身整体功能的关系。但中医的认识又有其独自的特点，中医整体观既有全息理论的雏形，又有在整体观指导下应用于诊断、治疗、养生诸多方面的实践。关键是中医理论认为在人体中可以反映整体功能的局部并不是任何部位都可以，而是有着严格的界定。全息论和中医理论有相似之处，但全息论不能等同于中医理论。它只是从另一个角度来阐明了人体的复杂性、相关性和整体性。

四、砭石操的应用方法

侯中伟

[作者介绍] 侯中伟，男，博士，北京中医药大学针灸推拿学院副教授，副主任医师。中国针灸学会砭石与刮痧专业委员会委员、北京针灸学会针灸名家经验传承工作委员会委员、中国老年学学会老年保健康复专业委员会副总干事。是谷世喆教授的博士生，对谷世喆教授临床应用砭石经验进行了深刻总结。跟随谷教授学习多年，深受教益。

砭石是我国古代最早应用的临床医疗工具之一，用于治疗皮肤、肌肉、经筋等方面的疾病具有显著疗效。北京中医药大学谷世喆教授领导的课题组针对砭石治疗颈椎病进行了临床研究，获得了满意的疗效。笔者在跟随谷教授临床学习的过程中经过实践，摸索出了一套行之有效的砭石应用方法，称之为砭石操。具体可以归纳为开颈关、理经筋、调脏腑、通上下、和气血5个步骤。临床应用后，能够不同程度地起到改善患者身体状况、缓解疾病症状的作用。砭石操不同于刮痧术，主要是通过疏通肌表气血并且调节温养脏腑来达到祛病强身的目的。

1. 使用方法

令患者俯卧在床上，暴露颈部和背部，双手于前胸处抱枕，全身肌肉筋骨放松，头部放松低垂。术者站立于患者一侧，手持砭石，从上到下、由轻到重开始施术。

第1步：开颈关。从颈上后正中线发际上1寸风府穴处开始，沿后正中线督脉从上向下轻轻刮拭，力量均匀渗透，至大椎穴止。待皮肤潮红微微发热时停止。再由风池穴处始，以腕为轴屈曲向下刮拭，至颈根部止，根据情况可将刮试范围延续到肩井穴。待一侧皮肤潮红微微发热时，采取同样的手法刮拭另一侧。待颈部的后面及侧面全部得到刮拭时，第1步完全结束。操作需要2~3分钟。

第2步：理经筋。术者持砭石从大椎穴开始沿督脉向下刮拭至腰俞穴，力量均匀渗透，由轻到重。之后从大杼穴开始向下循经刮拭至腰骶部大肠俞附近，双侧对称。再沿膀胱经第2侧线向腰骶部循经施术。术者很快可以观察到患者背部大面积潮红，微热。然后术者根据患者病情及身体状况如法再进行2~3次刮拭，直到患者后背发热，背部肌肉放松、条索等病理产物松解之时为止。第2步操作需要5~8分钟。

第3步：调脏腑。主要采取点背俞穴的方法。从一侧大杼穴开始，沿背俞穴线向下依次点揉，注意用力要适中（以患者承受为度）而持久，每穴3~5秒。一侧结束后再取另一侧。一般做2次。术者可见背俞穴及其周围出现红晕，至此结束。操作共需要约2分钟。之后还可以沿带脉环拭刮擦，数次即可。

第4步：通上下。此时询问患者，可知其后背发热、轻松，头部略有胀感。术者此时沿膀胱经和胆经从胯部开始向下至足踝部轻轻刮拭2~3次。之后中度手法依次点按环跳、承扶、委中、承山、昆仑等穴。此步骤操作需要 1~2 分钟。

第 5 步：和气血。术者立于患者一侧，手持砭石，砭刃向下，从大椎穴开始沿督脉依次向下至腰俞震颤轻切，有声为度，术者感觉患者周身随着手法在震动，来回 2 次即可。随后，将砭刃放倒，用砭面从上往下回环式抹擦，在神道穴及命门穴处做停留。之后轻拍数下，告知患者结束。操作需要约 2 分钟。

2. 各步含义

第 1 步开颈关的目的在于放松患者精神、激发机体阳气。施术前，患者精神往往不能放松，从风府、风池穴向下刮拭，目的就是调神。脑为髓海，风池、风府穴位于髓海的底部，刮此处可以有效地疏通经络，改善头部气血的循环运行。头为诸阳之会，大椎穴也是阳气汇聚的地方，风府穴至大椎穴正是激发督阳之气，调节神志，振奋精神的关口。因此，本步骤目的是激发头部阳气，同时打开全身阳气的通道。

第 2 步理经筋是本套砭石操中患者感觉最舒适、操作时间最长、显示疗效最明显的步骤。施术范围包括督脉、夹脊穴、膀胱经，其含义与范围均超出了单纯的调理经筋的范畴。本步骤主要目的是将背部的肌肉筋膜从浅到深做较为彻底的放松，瘀积在背部的疾患病灶往往会在施术过程中得以暴露和治疗，可以起到辅助诊断的作用。此时患者背部肌表的气血得以放松，阳气得以进一步疏通。

第 3 步调脏腑是继第 2 步之后的重要一步。此时患者体表经络气血已开，随之进行脏腑调理正适其时。沿背俞穴点按适度而持久，能够直通脏腑做有效调节。患者从深层次得到了治疗，同时随着治疗也可以发现相应的疾病线索，为诊断提供依据。

第 4 步调上下的目的是引阳气下行，起到调理全身的作用。患者此时往往感觉到头部微胀，此时阳气上冲，应该上下同调，循经刮点下肢膀胱经与胆经部位，将经气下引，起到渗灌下肢的作用。同时也可避免部分素体阳亢患者出现意外。

第5步和气血采用震颤切法和抹法施治，旨在将气血渗透入里，让激发之经气回归脏腑经络，从而补益身体。行切法时震动有声，力透脏腑，能更好地将气血渗灌入里至脏腑。抹法在神道和命门停留又称为"感法"。意在安神志，交通心肾。最后轻拍数下则是施术结束的标志。待告之患者结束后，全套手法也就随之完整结束。

3.临床特点

①施术时间恰当。全部操作一般在 10～15 分钟，易于操作，患者乐于接受，术者不会疲劳。

②施术手法安全。5 步手法每一步都安全有效，不损伤皮肤，没有使用禁忌，无副作用，可确保患者安全。

③遵循中医理论。本套砭石操基于"髓海""经筋"及经络腧穴相关理论，有坚实的理论基础，保证了使用的可信度。

④可以协助诊断，在施术过程中可以发现很多有意义的临床特征，如局部红晕、背俞穴区反映变化等，均具有重要疾病诊断价值。

⑤异于刮痧疗法的特点。砭石本身在使用过程中可以产生远红外线和超声波，这是砭石起效快的重要原因，临床使用很快就能够达到气至病所。

五、巧用砭石治愈脑干占位 1 例

侯中伟

砭石具有微晶结构、远红外效应、增温效应、超声波作用等多种特殊效应。笔者临床使用多功能砭板不期之间治愈了 1 例脑干占位患者病例，特将治疗情况详细总结如下，以飨读者。

1. 基本情况

患者王某，男，57岁，内蒙古兴安盟乌兰浩特市突泉县人。2013年6月3日凌晨3时许醒来，头颅疼痛难忍，遂马上去当地人民医院就诊，该院急诊收治，止疼药处理无效，遂转入兴安盟医院神经内科。次日，做颅脑CT平扫，于脑干左侧前方发现1个1.0cm×0.5cm大小的实性占位。脑干受压移位，结果显示大脑中动脉、大脑前动脉、大脑后动脉多处畸形，脑供血不足。医院处以甘露醇静脉注射降低颅压，并建议转院手术治疗，并断言这个手术全国只有不超过3个人可以完成。患者及全家心情沉重，遂于6月13日转至北京军区总医院八一脑科医院住院治疗。刻下：左侧头痛欲裂，持续不断，诉伴有头脑发热感，双下肢后侧酸痛无力。食欲不振，周身乏力，勉强可以直立行走。医院收治后予以甘露醇降低颅压，并密切观察。

2. 治疗过程

笔者应邀于6月14日赴医院探视，并予以砭石针灸治疗。可见患者双目红赤、左半侧头部疼痛并伴有发热，仅右耳及周边局部没有痛感，双下肢后侧疼痛，卧床。舌暗边尖瘀、舌下静脉粗大曲张，脉弦有力，寸脉浮大，尺脉不足。辨为肝阳上亢、血瘀上扰之症。予砭石治疗。令患者俯卧，用多功能砭板进行刮、点、按等治疗。详细程序如下：①前额正中直入刮按，从印堂至百会；②前额向两侧分推刮按；③双颞侧分别刮按。刮按过程中，砭板保持45°角反复操作。之后，进入对疼痛部位核心部位的集中点按、刮擦。先反复点按天柱穴、风池穴，所用力量由轻到重；再从天柱、哑门等后项部向下刮擦至肩井、大椎等穴，反复多次。接着从大椎、肩井等穴向下刮擦至腰骶部反复多次。家属见患者双拳紧握，眉头紧皱，一言不发。笔者共为该患者前后操作30分钟之久。患者诉整个头部火烧火燎般疼，尤其是里面更为明显，痛感似乎减轻。但自诉再也不让笔者砭石了，太疼了，实在受不了。

3. 疗效评估

6月15日，医院正式上班后安排继续检查，于次日进行颅脑部位增强 CT 平扫检查，等待结果。6月19日，患者接到主管大夫通知，说 CT 检查片子拍摄影像不够清楚。要求重新拍摄颈部颅脑神经情况。6月21日，患者重新做了增强 CT 颅脑检查，2日后检查报告显示，脑干神经居中，未见占位病变，考虑神经内科治疗。后又因双下肢疼痛做腰部 X 光检查，显示腰 4 至腰 5，腰椎间盘膨出，压迫神经导致下肢疼痛。患者于6月24日办理出院手续。此期间，自砭石之日起，疼痛日渐减轻，头脑日益清楚。院方未予以其他治疗。

4. 思考

砭石治疗脑干占位病变从未见过病例报道，令人震惊之余，笔者有如下思考：①砭石具有远红外、超声波等特殊物性，其渗透之力很强，确实具有调治深层疾病的功效。②患者有多发脑动脉畸形，初次检测的脑干占位有可能是血栓凝结后瘀阻在脑干部位。③笔者刮按力度较大，激发经络气血量足够充分，因此有了如上所述神奇疗效。患者家属也引以为奇。足见，砭石疗法的独特功效，值得我们进一步深入挖掘。

六、基于砭石独特物性老年保健康复工具的创新

侯中伟　谷世喆

1. 砭石的独特物性

砭石之所以能够被选择用作治疗疾病的工具，是由于它独特的理化特性。中国科学院、核工业部、国家地震局等国家权威科机构利用现代科技手段进行的多项测试，结果发现如下几项特

殊的物理特性：①摩擦或敲击此石可发出极丰富的超声波脉冲。②砭石具有丰富的远红外能量，其峰值波宽为 8 ~ 16mm，比一般材料的要长，称极远红外，可以增加细胞活性，加速分子运动，促进新陈代谢。③砭石是一种方解微晶石，颗粒细度为小于0.03mm。④砭石接触人体表皮，可促进小血管及毛细血管中迅速加快的血液流动状态。⑤用砭石叩、拍人体有明显的针刺感，能深入皮下与人体细胞分子形成共振，具有按摩渗透效应。因此，砭石用以制作保健康复工具实属上品。

2. 砭石保健康复工具设计思路

目前，砭石已经开发了很多工具，如：砭珠、砭板、砭铲、砭镰等。已经在一定程度上发挥了砭石的特殊物性，但均属静态、没有充分发挥其功效。因此，笔者认为应从几方面来研究。

（1）充分发挥砭石物性

通过多种方式发挥砭石的独特物性，如将振动与摩擦由被动变为主动。即在人使用过程中，不仅能够方便手法使用，同时还应通过不同手段使得砭石增加其自己的使用效应。

（2）结合中医经络理论

砭石保健工具的使用一直是以使用者为核心，如何结合中医理论是看医生的水平和技术。新型砭石保健工具应当在工具设计上凸显中医理论特色，将会取得更好的疗效。

3. 实用新型砭石工具举隅

基于上述 2 个原则，笔者设计了 2 种新型砭石工具，特与诸位同道共享：

（1）双经砭石磙

①构成说明

"双经砭石磙"是以单个砭石磙为基本单元，采用并列平行设计的方法，可作用于背部、腹部等皮肤丰厚的地方。尤其是该工具可作用于背俞穴，有助于提高临床疗效，促进机体保健康复。

该工具有1个手柄、2个分支主干，每个主干末端安装1枚
碥头，碥头可插在轴上，碥面布满柔润的圆形凸起。

②功效阐释

"双经砭石碥"的使用以滚动按摩为核心，通过滚动过程中
的按摩，突出他的循经特点；同时砭石碥布满圆形凸起，增加了
单位面积的刺激量，能够更好地发挥砭石的超声波、远红外、按
摩渗透、增温等特性。

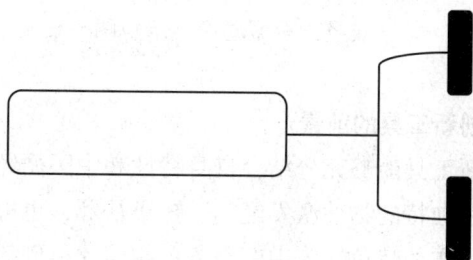

"双经砭石碥"示意图

（2）双经砭石振动仪

①构成说明

"双经砭石振动仪"是以单个砭石板块为单元，采用并列平
行设计的方法，可作用于背部、腹部等皮肤丰厚的地方。尤其是
该工具可作用于背俞穴，有助于提高临床疗效、促进机体保健
康复。

该工具有1个手柄、2个分支主干，每个主干末端安装1枚
板头，板头插在轴上，可接一枚电子振动器，板面布满柔润的圆
形凸起。

②功效阐释

"双经砭石振动仪"的使用以按摩滚动为核心，通过振动过

程中的按摩，突出他的循经特点、渗透特点、发挥远红外、超声波等作用。

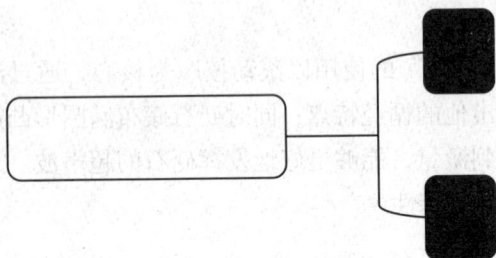

"双经砭石振动仪"示意图

4. 砭石创新工具的前景

砭石创新工具能够充分结合自身特性和中医循经特点，不仅能充分发挥其独特的物性激发经气、扶正祛邪，也可以有效的发挥中医经络腧穴的特色，为中医服务。相信此类创新工具能够在针灸科、康复科的临床中发挥更大的作用。

七、风池穴妙用5案

侯中伟

风池穴是足少阳胆经穴，位于人体头部后侧乳突后方凹陷中。凹陷似池，此穴可祛风清头目，故名风池。歌曰：风池清头目，颞痛太阳攻。可见，风池处清阳之高位，行于少阳之侧，上连髓海，旁络阳维。擅长和解疏通，可利少阳经气，调整头部气血。临床应用广泛，用之既可疏风解表，清头明目，又可充溢髓海，和解少阳，调畅厥阴。

天有五材化五气，人有喜怒思忧恐。天有外感六淫，人有内生五邪。有内风，有外风。《素问·风论》中载："风之伤人也，或为寒热，或为热中……或为疠风，或为偏枯，或为风也，其病各异，其名不同，或内至五藏六府。"仲景《伤寒论》开首即为太阳伤寒、太阳中风。《金匮要略·脏腑经络先后病脉证》亦云："风气可以生万物，亦可害万物。如水能浮舟，亦能覆舟。"可见"风"在中医学中的地位之重。和解散风，调畅少阳乃是中医治病的大法。胆主少阳，为开阖之枢机，可外开太阳，内合阳明。风池位于胆经，可调畅气机，升清降浊。从里及表，只要涉及胆经经脉循行部位及脏腑气机不利，就会出现相关病变，即可应用风池穴进行治疗。

《灵枢·海论》中说："脑为髓之海，其输上在于其盖，下在风府。"风池位居髓海之下，故刺之可充养髓海，聪耳明目，亦可治疗髓海相关疾病。笔者导师谷世喆教授非常注重气街与四海理论，提出"风池穴不仅可以和解少阳，散风解表，而且可以充益髓海，疏通头部气街"的观点。风池穴的临床应用也因此被广泛拓宽，不仅对于感冒、鼻炎、颈椎病、骨性病、中风及其后遗症有良效，而且可调畅情志，治疗癫痫、抑郁、狂躁等神志病。

以下就举应用风池穴病案5则以飨读者。

病案1

强某，女，54岁，于2005年2月21日来诊。患者主诉右后头痛、恶心、项强，咽干，纳食略差，二便可。MRI显示：颈椎生理曲度变直，颈5～6椎间盘向后突出。经辨证后，选穴如下：

风池、百会、天柱、肩中俞、大杼、肺俞、昆仑。

针灸1周后（3次），症状大为好转。

本案取风池穴之意在于调畅颈项部经气、和解少阳、升清降浊。上合百会升清降浊疗头痛恶心，下配天柱、肩中俞疏散经气治头项强痛，再兼大杼主骨，肺俞、昆仑调畅膀胱经气。如此，诸证得以消除。此外,少阳主骨,针刺风池穴在此亦可引动阳气温养筋骨。对颈椎病大有益处。

病案 2

赵某,女,50 岁。2005 年 2 月 23 日来诊。诉带状疱疹 6 个多月,遗留鼻尖木,额部痛 3 个多月,头顶痛,寐差,脉沉弱,少苔。经辨证后,选穴如下:

风池、四神聪、神庭、印堂、四白、合谷、三阴交、丰隆。

风池于此与上案机同效异,上配四神聪、神庭、印堂,升阳疏散,止头痛安神,下合四白、丰隆降浊化痰,和胃定志。方中风池为君,和解少阳经气,疏通头部气街,上下相配,3 次而症状大减,每必欣然而走。

病案 3

张某,男,44 岁。2005 年 3 月 2 日来诊。家属诉 2005 年 2 月 10 日夜煤气中毒,抢救苏醒后一直思维迟钝,言语极少,头不晕。查体:意识不清,表情呆滞,面色晦暗,无眼震,舌淡胖,有齿痕。辨为神匮窍闭。行醒神开窍针法。选穴如下:

风池、四神聪、百会、上星、神庭、膻中、天枢、合谷、太冲、太溪、涌泉。

脑为元神之府,此案患者为神昏窍闭,开窍醒神正为其大法。《灵枢·海论》载:"髓海不足,则脑转耳鸣,胫酸眩冒,目无所见,懈怠安卧。"方中风池清疏头目、和解枢机、启神达表、充溢髓海;在上取四神聪、百会、上星、神庭,此为开神展窍之效穴,在下配太冲、太溪、涌泉,选肝肾之原穴和肾经井穴培元启闭,在中合膻中、天枢交通上下;合谷激发三焦元气。全方上中下三焦兼顾,内外枢机同调。立法明确,井井有条。

治疗首次患者即感头脑清明,未几次语言渐多。针至半个多月已面带笑容。风池穴在此方中,一者凸显其充溢髓海,醒神开窍作用,二者为内外之枢纽,与太冲、膻中共成调畅肝胆鼎足之势。

病案 4

彭某，男，23 岁。2005 年 3 月 2 日来诊。患者顶枕部斑秃，曾多方治疗无效，甚为苦恼。舌淡白，脉弦细。予局部围刺，并针双侧如下穴位：

风池、合谷、三阴交。

依此法针 3 次后，枕部斑秃处生出许多新发，并呈合围之势。6 次后，枕部斑秃处已逐渐被新发覆盖，顶部斑秃面积逐渐缩小。10 余次后，枕部斑秃已不见，顶部只剩部分区域未覆盖完整，两颞侧亦有新发生出，逐渐向愈。患者面露喜色，准备彻底治愈之。方中围刺为取效之主要方法，三阴交养阴补肝肾，合谷激发头面部经气。风池穴于此处催发少阳经气，同时又与阳维脉相连，故可络属诸阳，促使清阳之气上升，荣养头部而生发。

病案 5

梁某，女，48 岁，韩国籍。2005 年 3 月 4 日来诊。面黑、手足冷，背膝疼痛，脉沉弱，口渴。证为肾阳不足，膀胱经经筋不得温煦而痛。针刺以益肾调膀胱经经筋。取穴如下：

双侧风池、百劳、大肠俞、肾俞、三焦俞、委中、阳陵泉、昆仑。

依法加减治疗半个月后，患者面色由晦暗渐转明亮，并诉疼痛大为减轻。继续调治，日见好转。该患者肾气虚弱，不能使膀胱经气外达太阳，荣养经筋而致疼痛。少阳清气不升故面色晦暗。《灵枢·经脉》载足少阳胆经"是动则病……面微有尘，体无膏泽"，方中背俞穴调节脏腑及膀胱经筋；委中、昆仑合用疏达膀胱经气；风池、阳陵泉则升清阳降浊阴，除面之晦暗，此处风池之用则凸现其升阳主骨，充溢髓海的效用。

以上 5 则病案均巧妙地运用了风池穴，或疏通头部气街，或充养髓海，或疏散解表，或和解少阳，升清降浊，变化多端，不一而足。临证所见诸如中风、面瘫、风湿等多种疾病均可选用风池穴治疗，限于篇幅，不再赘述。只有勤于修习、善诣名师，熟谙穴理、医理、病理，临证方可随手见功，应针取效。

八、针灸加手法复位治疗腰椎间盘突出症

衣华强

[作者简介] 衣华强，男，山东中医药大学附属医院主任医师，山东中医药大学副教授。谷世喆教授博士生。中国针灸学会理事，山东省针灸学会临床分会秘书长。

腰椎间盘突出症，又名腰椎间盘纤维环破裂症。其主要临床表现为：腰部疼痛伴一侧或两侧下肢放射性疼痛，致活动受限，并伴有主观麻木感。由于 CT、核磁共振技术的应用，对腰椎间盘突出症的定性、定位、诊断都很准确。本症易发于 20 ~ 50 岁之间，15 岁以下及 60 岁以上发病少。临床以 L4/L5、L5/S1 之间的椎间盘最易发生病变。

笔者自 1997 ~ 1998 年期间共收治腰椎间盘突出病人 32 例，经用针刺加手法复位治疗后，效果显著，现报导如下：

1. 临床资料

患者均系门诊病人，共 32 例。其中女性 11 例，男性 21 例；年龄最小者 18 岁，最大者 50 岁；病程最长者半年，最短者 1 天。且均为 CT 证实的腰椎间盘突出症。

2. 治疗方法

（1）手法复位

患者坐位，松开腰带。令病人放松，一助手固定患者的健侧

下肢及骨盆，施术者用一手拇指顶住需要扳动的脊椎棘突，另一手从患者腋下向前扳住其颈部，令患者腰前屈至最大限度后，术者将患者上身向患侧旋转，当听到响声后即表示复位成功。手法完毕后用一宽腰带固定其腰部。（注：整复后患者即感觉腰部及下肢轻松，则以后只行针灸即可；若整复后效果不显著，须过1周后才可再行整复。）

（2）针灸方法

主穴：L4、L5、S1双侧夹脊穴（根据突出部位选用）。

配穴：第一组：伏兔、梁丘、足三里、阳陵泉、绝骨、解溪（其中伏兔、足三里用电针。适于大腿前侧麻木疼痛，即足阳明胃经循行部位）。

第二组：环跳、风市、阳陵泉、绝骨、足临泣（其中环跳、阳陵泉用电针。适用于大腿外侧麻木疼痛，即足少阳胆经循行部位）。

第三组：环跳、承扶、浮郄、委中、绝骨、昆仑（其中环跳、委中用电针。适于大腿后侧麻木疼痛，即足太阳膀胱经循行部位）。

以上穴位根据病情选用，需用电针的采用 G6805 型电针仪通电。每日1次，每次30～40分钟，10天为1个疗程。

3. 疗效观察

（1）疗效标准

痊愈：临床症状及体征完全消失，活动自如，功能恢复正常。

显效：临床症状及体征基本完全消失，功能恢复，但劳累或受寒后有不适感。

好转：腰及下肢麻木减轻，但功能活动受限。

无效：经过1个疗程治疗，临床症状及体征未见好转。

（2）治疗效果

本组病人经治疗，其中痊愈19例，显效6例，好转4例，无效 3 例。总有效率 90.6%。

4. 典型病案

牟某，男性，教师，49 岁，于 1998 年 3 月就诊。患者就诊时不能直立行走，须有人搀扶，表情痛苦，不能久立久坐。自述腰部疼痛伴右下肢后侧麻木疼痛 1 个多月，并呈逐渐加重之趋势。查体示：右侧 L5、S1 棘旁压痛明显，叩击右侧 L5、S1 附近右下肢呈放射性疼痛。环跳、委中穴压痛明显，右小腿较左侧明显萎缩，右小腿后侧皮肤感觉较左侧减低，右侧跟腱反射较左侧减弱。

初步诊断为腰椎间盘突出症（L5/S1），后经 CT 证实。

治疗：因患者疼痛剧烈，暂不行手法治疗而先行针灸治疗。取穴：主穴：L5、S1 棘旁夹脊穴。配穴：环跳、承扶、浮郄、委中、阳陵泉、绝骨、昆仑，均取右侧（其中：环跳、阳陵泉用电针。环跳、浮郄、委中三穴要求针感放射至足底部后退针少许）。经如上治疗 5 次，患者疼痛减轻，能自己行走。遂行手法复位 1 次，再连续针灸 7 次而痊愈。随访一年未见发病。

5. 体会

腰椎间盘突出症是临床上一种常见病、多发病。运用手法复位的主要机理是：①使突出物与神经根的位置发生相对改变，避免神经根再次受压。②迫使较少的突出物相对还纳。用腰带固定主要是为了防止已经位移的突出物再次压迫神经根。③针灸治疗，使局部松解，并调解疏通足阳明胃经、足少阳胆经、足太阳膀胱经各条经脉的气血，巩固推拿的效果。

腰椎间盘突出症在中医理论中属于"痹证"范畴。就其病因病机而言，正如《黄帝内经》而言："风寒湿邪三气杂至合而为痹。"又曰："气滞血瘀，脉络不通，不通则痛。"故用循经取穴以温通经络，舒筋活络，祛风除湿，以期经络通而气血行，气血行则通而不痛矣。可见，运用针灸加手法复位治疗腰椎间盘突出症在临床上是有效可行的。

九、浅谈冲脉与命门的生殖功能观点

衣华强

冲脉属于奇经八脉之一，有"五脏六腑之海""血海""十二经之海"之称。《临证指南医案》云："血海者，即冲脉也，男子藏精，女子系胞。不孕，经不调，冲脉病也。"命门学说是中医基础理论的重要组成部分，关于命门，《难经·三十六难》记载："命门者，诸神精之所舍，原气之所系也；男子以藏精，女子以系胞。"而在《难经·三十九难》记载："命门者，精神之所舍也；原气之所系也；男子以藏精，女子以系胞。其气与肾通。"

可见，在生殖方面，冲脉与命门有着相似之处。那么，二者之间又有怎样的联系呢？笔者通过研读这方面的文献，略叙管见如下：

1. 从部位上对命门和冲脉比较

（1）命门部位

"命门"一词最早见于《黄帝内经》,《灵枢·根结》记载："太阳根于至阴，结于命门，命门者，目也。"《难经·三十六难》记载："命门者，诸神精之所舍，原气之所系也；男子以藏精，女子以系胞。"《难经·三十九难》记载："命门者，精神之所舍也；原气之所系也；男子以藏精，女子以系胞。其气与肾通。"其后，"命门"逐渐为医家所认识、重视，而对于命门部位的争论颇多，归纳起来有右肾为命门说、双肾俱命门说、两肾之间为命门说、命门为肾间动气说。

从以上的学说可以看出，命门在部位上与肾息息相关。

（2）冲脉起源部位

冲脉、督脉、任脉"一源三歧"，在《灵枢·五音五味》记载："冲脉、任脉皆起于胞中，上循背里，为经络之海。"而在《素问·骨空论》则记载："任脉者，起于中极之下……督脉者，起于少腹以下骨中央，女子入系廷孔……其男子循茎下至篡，与女子等……"

关于"胞中""骨中央""中极"历代医家都有解释，例如张志聪在《黄帝内经素问集注·骨空论》中认为："骨中央，毛际下横骨内之中央也。廷孔，阴户也，溺孔之端，阴内之产门也，此言督脉起于少腹之内。"张介宾在《类经·经络类》则对"中极"做了如下解释："中极，任脉穴名，在曲骨上一寸，中极之下，即胞宫之所。任督冲三脉皆起于胞宫，而出于会阴之间……少腹，胞宫之所居。骨中央，横骨下近外之中央也。廷，正也，直也。廷孔，言正中之直孔，即溺孔也。女子溺孔，在前阴横骨之下……此虽以男子为言，然男子溺孔亦在横骨下中央，为宗筋所出，故不见耳。"并且进一步提出"所谓胞者，子宫是也，此男女藏精之所，皆得称为子宫；惟女子以此受孕，因名曰胞。然冲任脉皆起于此，所谓一源而三歧也。"

关于"胞中"的位置，从督、冲、任脉"一源三歧"的观点并根据张氏的论述看，可以推断出古人认为胞中乃男女藏精之所。进一步可以理解为包括命门、肾间动气、元气等在内的对人类生长、发育、生殖起着重要作用的综合功能体。

可见，胞中、命门、肾在部位是相近的，都与生殖有关系。

2. 冲脉与命门的生理功能和病证特点

（1）命门的生理功能和病症特点

尽管关于命门的实质有"右肾命门说""双肾命门说""两肾之间为命门说""命门为肾间动气说"，但是通过比较分析后，我们可以发现，历代医家极重视命门在机体生长、发育、生殖过程中的作用。

命门与肾相联系，在部位与生理功能的认识历代医家大致相同，认为命门与肾关系密切，命门的生理功能与肾阴、肾阳的功能相仿。而肾为五脏之本，主藏精、生长、生殖，肾中精气的充盈程度关系到"天癸"能否如期而至，关系到冲脉、任脉的盛衰，关系着男子能否产生精子、女子能否出现月经产生卵子。所以，命门病症多表现在机体生长发育、生殖、衰老方面。

（2）冲脉的生理功能和病症特点

冲脉的"冲"字有"冲要、要道"之意，冲脉的分布范围广泛，贯串全身，为诸经气血的要冲。在功能上，冲脉贯串全身，脏腑、经络之气血皆汇于此，由此转输又可以灌诸阳，渗三阴。所以冲脉被称为"五脏六腑之海""十二经之海""血海"。对于冲脉，张介宾做了如下论述："血海者，言受纳诸经之灌注，精血于此而蓄藏也……冲脉为精血所聚之经，故主渗灌溪谷。且冲脉起于胞中，并少阴之大络而下行。阳明为诸经之长，亦会于前阴，故男女精血皆由前阴而降者，以二经血气总聚于此，故均称为五脏六腑十二经之海，诚有非他经之可比也。"

从冲脉的病证看，冲脉功能异常会出现妇科的经、带、胎、产诸疾和男科疾患。如在《素问·上古天真论》记载："女子七岁，肾气盛，齿更，发长；二七而天癸至，任脉通，太冲脉盛，月事以时下，故有子……丈夫八岁，肾气实，发长齿更；二八，肾气盛，天癸至，精气溢泻，阴阳合，故能有子……"以上文字勾勒出古人为我们描述的关于人生殖能力从无到有、渐至充盛、直至消失的生理过程，可以用以下的模式图加以描述：肾→命门→天癸→冲任脉，生长发育、生殖、衰老。

从以上的模式图我们不难发现，古人关于机体生殖机理的描述与现代医学中的下丘脑腺垂体性腺轴极为相似。而且，现代医学研究已经证明了"命门"与神经内分泌网络系统，特别是与下丘脑腺垂体性腺轴和下丘脑腺垂体肾上腺轴关系密切。

可见，冲脉与命门在生理、病症特点方面有着相同之处，这主要体现在机体生长发育、生殖、衰老上。

总之，将冲脉、命门认为是"男子以藏精，女子以系胞"之所，主要为了强调二者在生命过程中、特别是生殖方面的重要意义。冲脉、命门在生殖方面的相通之处，也为我们在进行理论研究、临床治疗时提供了更为广阔的思路。

十、"根、溜、注、入"本意及应用探讨

刘东明

[作者简介] 刘东明，女，副主任医师，副教授，谷世喆教授的博士生，从事教学临床工作近20年，针药并用，善用灸法，运用针刺、艾灸、拔罐等方法全面调理体质。

《灵枢·根结》在足三阳三阴根结之后详细列述了手足六阳经的"根、溜、注、入"等穴，这些穴有规律地分别排列在肘膝以下和颈部，共30个腧穴。《灵枢·本输》中虽然也出现了"溜""注""入"等字样，但实际内容是指"所出为井，所溜为荥，所注为输，所行为经，所入为合"的五输穴。"根、溜、注、入"与五输穴在具体穴位上有某些相同之处，但其含义却并不相同。杨上善在《太素》"经脉根结"中对"根、溜、注、入"解释说："今此手足六阳，从根至入，流注上行，与《灵枢·本输》及《明堂流注》有所不同。"本篇主要讨论《灵枢·根结》中出现的"根、溜、注、入"。

1. "根、溜、注、入"的概念和内容

"根、溜、注、入"是指手足六阳经在肘膝以下和颈部分别

排列的 4 类腧穴，按照从指趾端至肘膝和颈部的方向依次排列。其具体内容是："足太阳根于至阴，溜于京骨，注于昆仑，入于天柱、飞扬也；足少阳根于窍阴，溜于丘墟，注于阳辅，入于天容、光明也；足阳明根于厉兑，溜于冲阳，注于下陵，入于人迎、丰隆也；手太阳根于少泽，溜于阳谷，注于少海，入于天窗、支正也；手少阳根于关冲，溜于阳池，注于支沟，入于天牖、外关也；手阳明根于商阳，溜于合谷，注于阳溪，入于扶突、偏历也。此所谓十二经者，盛络皆当取之。"

2. "根、溜、注、入"的意义

对于"根、溜、注、入"的理解，马莳注："此言手足六阳之经，皆自井而入于络也。"杨上善注："六阳之脉皆从手足指（趾）端为根，上络行至其别走大络称入。入有二处，一入大络，一道上行至头入诸天柱，唯手足阳明至颈于前人迎扶突。"其中都提到"根、溜、注、入"最终与"络"相关。《灵枢·脉度》曰："经脉为里，支而横者为络。""络"是指与经脉相对而言的络脉。以下就从"根、溜、注、入"各类腧穴分别进行探讨。

"根"，皆为井穴，位于指趾末端。《灵枢·九针十二原》曰："经脉十二，络脉十五，凡二十七气以上下。所出为井……"张志聪说："此言用针者当知脏腑经脉之血气生始出入。"马莳说："其始所出之穴，名为井穴，如水之所出，从山下之井始也。"张介宾说："脉气由此而出，如井泉之发，其气正深也。"可见，井穴是经络气血所出之处，气血如井泉般源源不断从此发出，流注经络。

"溜"，5 个原穴，1 个经穴，位于腕踝关节。阳经以"所过为原"，原穴是原气经过和留止的部位，可反映经脉气血的变化。元代窦桂芳《针灸杂说》一书中以十二原穴为十二经"动脉所出"；明中期何柬《难经本义补遗》在"十二经动脉"下也一一列出原穴。"动脉"即脉动处，或者说"诊脉处"，可见通过原穴可以诊察脉气的变化，并进行治疗。如《洁古云岐针法》中"经络取原法"所说："本经原穴者，无经络逆从，子母补泻。凡刺原穴，诊见动作来，应手而纳针……此拔原之法。"

"注"，4个经穴，2个合穴，位于近腕踝、肘膝处。张介宾说："脉气大行，经营于此，其正盛也。"经穴为经脉气血正盛之处。王冰注《素问·针解》曰："足三里：正在膝下三寸……极重按之，则足跗上动脉止矣。"《备急千金要方》卷十八将"阳溪"作为手阳明的"经脉穴"（早期文献中与经脉名同名的腧穴），也就是手阳明的诊脉处。王冰注《素问·气穴论》曰："昆仑在足外踝后跟骨上陷者中，细脉动应手……"《针灸甲乙经》卷三曰："少海，水也……动脉应手……"可见大部分"注"穴也与脉动有关。

"入"，上"入"穴位于颈部。《灵枢·本输》曰："次任脉侧之动脉，足阳明也，名曰人迎，二。次脉手阳明也，名曰扶突，三。次脉手太阳也，名曰天窗，四。次脉足少阳也，名曰天容，五。次脉手少阳也，名曰天牖，六。次脉足太阳也，名曰天柱，七。"其中天容穴在现在通行的针灸书籍中都归属于手太阳小肠经，但在《黄帝内经》中原属于足少阳经。《灵枢·寒热病》曰："颈侧之动脉人迎。人迎，足阳明也，在婴筋之前。婴筋之后，手阳明也，名曰扶突；次脉，足少阳脉也，名曰天牖；次脉，足太阳也，名曰天柱。"这些穴位的名称大部分都有"天"字，一方面因为其所在为人体上部，而另一方面更为重要的可能是作为三部脉诊法的"天"部。

下"入"穴为络穴，为络脉所出之处。《灵枢·经脉》曰："黄帝曰：经脉者，常不可见也，其虚实也，以气口知之。脉之见者，皆络脉也。""凡此十五络者，实则必见，虚则必下，视之不见，求之上下，人经不同。"杨上善说："经脉不见，若候其虚实，当诊寸口可知之也。络脉横居，五色可见，即目观之，以知虚实也。"既然是可见的，那么络脉也可作诊察虚实之用。《灵枢·经脉》以饮酒者为例，认为"卫气先行皮肤，先充络脉，络脉先盛，故卫气已平，营气乃满，而经脉大盛"，也说明络脉与经脉息息相关，络脉的盛衰也直接反映经脉盛衰。

从以上对各类腧穴的分析，可以看出"根、溜、注、入"各穴有2方面的特点：①分布的部位集中在腕踝关节附近及颈部，与古代文献记载的脉口——诊脉部位相近；②"根"于经络血气始发之井穴"入"于络脉，与血络关系密切。

3. "根、溜、注、入"的临床运用

（1）诊脉

早期古代医家诊脉包括2个方面：其一，诊体表搏动之脉——脉口（气口）以诊气；其二，诊浅表络脉（特别是粗显之脉）以诊血。《灵枢·经脉》曰："黄帝曰：经脉者，常不可见也，其虚实也，以气口知之。脉之见者，皆络脉也。""气口"或"脉口"现在都被特指为手腕桡侧寸口脉。而在汉代以前早期文献中"脉口"泛指用于诊脉处，特别是指诊脉之"动气"的脉动处。如前文所述，"溜"穴、颈部"入"穴、部分"注"穴与文献记载的脉口部位或相同或邻近，可诊察脉动的异常，从而发现脉气的变化以诊气。从"根"穴到下"入"穴，为自井入络的过程，诸穴有规律地分布在指趾端、腕踝、肘膝等部位，结合《灵枢·经脉》所说："诸络脉皆不能经大节之间，必行绝道而出，入复合于皮中，其会皆见于外。"这些部位也能通过浅表络脉的变化来反映络脉异常以诊血。

由此可见，通过对六阳经"根、溜、注、入"各穴的诊察，在肘膝以下和颈部2个上下对应的部位，从诊察脉气变化和血络变化2方面来诊断经络气血之虚实，同时确定治疗点。正如《灵枢·九针十二原》所说："凡将用针，必先诊脉，视气之剧易，乃可以治也。"

（2）治疗

《灵枢·刺节真邪》曰："用针者，必先察其经络之实虚，切而循之，按而弹之，视其应动者，乃后取之而下之。"所谓"应动"，即通过"切""循""按""弹"等方法发现脉动处或络脉变化处，然后取之进行治疗。"根、溜、注、入"等穴既是诊脉点，同时也成为治疗点。那么"根、溜、注、入"是用来治疗哪种类型的病症呢？这个问题的回答需要我们思考为什么《灵枢·根结》中只有六阳经的"根、溜、注、入"。六阳经属于六腑，六腑以通为用，实而不满，满而不实，六腑之病多实，故阳经多实证。正如《灵枢·根结》对"根、溜、注、入"的临床运用指出："此所谓十二经者，盛络皆当取之。"张介宾注："此下言手足三阳之盛络，凡治病者所当取之。"

以上可说明"根、溜、注、入"主要用于治疗经络实证。《灵枢·寒热病》中记载运用颈部各"入"穴治疗各阳经实证："厥痹者，厥气上及腹。取阴阳之络，视主病也，泻阳补阴经也……阳迎头痛，胸满不得息，取之人迎……暴聋气蒙，耳目不明，取天牖。暴挛痫眩，足不任身，取天柱。"

（3）刺法

主要运用泻法，包括放血方法。《针灸甲乙经》说："络盛者，当取之。"《灵枢·刺节真邪》曰："一经上实下虚而不通者，此必有横络盛加于大经，令之不通，视而泻之，此所谓解结也。"杨上善说："大经随身上下，故为纵也。络脉傍引，故为横也。正经上实下虚者，必是横络受邪盛加大经以为病者，必视泻之，故为解结也。"《针灸甲乙经》卷七在"视而泻之"之后另加有"通而决之"四字。这些注解一方面说明无论"盛络"或者"络盛"，其含义为"横络受邪盛"而导致"大经不通"；另一方面也指出如何"取之"，方法为"泻之"或"决之"，即运用泻法包括放血的方法。《灵枢·寒热病》曰："暴瘖气鞭，取扶突与舌本，出血。"《灵枢·五邪》曰："阴痹者，按之而不得……取之涌泉、昆仑，视有血者尽取之。"《素问·缪刺论》的缪刺法及现代临床对"根"穴的运用，多以泻实，常用点刺放血的方法。

综上所述，"根、溜、注、入"是在强调人体上下对应关系的基础上，进一步将诊脉与治疗相结合的分类腧穴，反映出临证"上守机"的用意。现代针灸临床以脏腑辨证为主导，似已忽略了经络理论的产生与脉诊实践的密切关系，也就难以在临床全面发挥出经脉和相应腧穴的治疗作用。笔者有感于此，做此文与同道探讨。

十一、谷世喆诊治失眠临床经验

冯永伟

谷世喆，北京中医药大学针灸推拿学院教授，主任医师，博士生导师，国家级名老中医。本人有幸跟师学习 3 年，受益匪浅。现将谷老师诊治失眠的临床经验初步总结如下。

失眠，又称不寐，是临床常见病证。谷老师认为，本病多因思虑忧愁，操劳太过，损伤心脾，气血虚弱，心神失养；或因饮食所伤，脾胃不和，湿盛生痰，痰郁生热，痰热上扰心神；或因抑郁恼怒，肝火上扰，心神不宁；或因房劳伤肾，肾阴亏耗，阴虚火旺，心肾不交所致。西医运用镇静抗焦虑药物治疗，效果不令人满意。中医药及针灸治疗日益发挥明显作用。谷老师认为，运用中药结合针灸的方法治疗不寐，收效较好。

对于心脾两虚证，谷老师予补气养血，取手少阴、足太阴经穴和背俞穴，针宜补法。处方：脾俞、心俞、神门、三阴交、印堂，多梦加神门、魄户，健忘加志室、百会。

阴虚火旺证，滋阴降火，取手足少阴、厥阴经穴，针宜补泻兼施。处方：大陵、神门、太溪、太冲，眩晕加风池，耳鸣加听宫，遗精加志室。

胃腑不和证，化痰和胃，取任脉、足阳明、足太阴经穴，针宜泻法。处方：中脘、丰隆、厉兑、隐白，懊恼、呕恶加内关，头晕加印堂、合谷。

肝火上扰证，平肝降火，取足少阳、足厥阴、手少阴经穴，针宜泻法。处方：行间、足窍阴、风池、神门，耳鸣加翳风、中渚，目赤加太阳、阳溪。

病案举例

病案 1

汪某，女，出生日期为 1972 年 3 月，2008 年 11 月 20 日初诊。

主诉：睡眠差 1 年。

现病史：近 1 年来患者睡眠不好，入睡困难，易醒，梦多，多恶性梦境，心情烦躁，易急，易怒，纳可，小便可，大便 1 日 1 行，口干，口渴，手足心汗出，时感恶心。

既往史：否认高血压病史、糖尿病病史、冠心病病史。

体格检查：舌红少苔，脉细数。

中医诊断：不寐。

证候诊断：心肾不交。

西医诊断：神经症。

治疗方法：交通心肾。

①中药处方

黄　芩 10g	炒白术 10g	生　姜 3 片	清半夏 6g
代赭石 15g（先煎）		珍珠粉 0.3g（分冲）	
夜交藤 30g	菖　蒲 10g	茯　苓 10g	地骨皮 15g
知　母 10g	五味子 12g	丹　参 12g	陈　皮 10g
炒酸枣仁 30g			

②针灸处方

内关、神门、印堂、安眠、神庭、太溪、中脘。

二诊：2008年11月27日。患者经针刺及汤药治疗后症状改善，入睡好转，夜间梦少，心烦有明显好转，考虑明显见效，继予前方治疗。患者诉白带较多，色黄，纳少，厌油腻，舌红苔薄白，脉弦。

①中药处方

清半夏 6g	陈 皮 10g	珍珠粉 0.3g（分冲）	
菖 蒲 10g	生地黄 12g	熟地黄 12g	黄 芩 10g
炒白术 10g	地骨皮 12g	炒酸枣仁 30g	阿胶珠 10g
盐知母 10g	盐黄柏 10g	茯 苓 10g	丹 参 12g
玄 胡 6g	生龙骨 30g	生牡蛎 30g	炒山栀 10g

②针灸处方

内关、神门、印堂、安眠、神庭、太溪、太冲。

三诊：2008年12月11日。患者诸症明显好转，无噩梦出现，入睡尚可，心情无明显烦躁，口干口渴缓解，无明显恶心，舌红苔薄白，脉弦滑，继予原方治疗，巩固疗效。

按语：患者失眠，心烦，梦多，口渴，舌红少苔，脉细数，为心肾不交。内关、神门养心安神；印堂、中脘清心除烦；安眠、神庭镇静安神；太溪补养肾阴，以利肾水上济心火。故而患者症状明显好转。本例失眠虽属心肾不交，但心火、胆火（相火）偏旺，故论治中清少阴之火达到阴平阳秘，得以入寐。谷老师有1例失眠达30年之久的病例也获良效，即以此为法。

病案2

符某，女，出生日期为1960年9月。2008年10月10日初诊。

主诉：失眠3年。

现病史：患者3年前无明显诱因入睡困难，睡眠质量差，后逐渐加重，情绪烦躁，时有头涨，纳少，时有呃逆口苦，小便黄，大便干，2 日 1 行，舌红苔白腻，脉弦滑。

中医诊断：不寐。

证候诊断：心胆火旺，热扰心神。

西医诊断：神经症。

治法：清热利胆，养心安神。

针灸处方：印堂、阳陵泉、丰隆、侠溪、行间、水道、天枢、少府、水分、阴交、通天、太阳。

经 10 次诊疗，患者失眠缓解，随访 1 年，未复发。

按语：印堂为镇静安神之要穴；阳陵泉为胆经下合穴；配丰隆、侠溪清利胆热；行间为肝经荥穴；水道、水分通利水液以促火下行；通天、太阳缓解头涨；天枢调一身之枢机；少府养心安神。此患者口苦，烦躁为胆热扰心之症，故予清热利胆治疗。辨证明晰，选穴精当，理法方穴术一气呵成，而且从本案例中可看出对特定穴的应用很重要，故效果较好。

十二、谷世喆教授验案 3 则

胡　波

[作者简介] 胡波，男，博士，副主任医师，师从谷世喆教授。北京水利医院医务处主任，针灸科主任。

谷世喆教授擅长针药结合治疗各种疑难杂病。临床上他十分重视顾护脾胃，斡旋中焦；从肝入手，调理五脏；运用标本根结、气街理论，针刺十分灵活。标本根结、气街理论强调了人体四肢与头身、脏腑与体表的特定联系，说明了四肢末端的特定穴与头、胸、腹、背腧穴的对应关系。掌握这些理论，可以加深对经络气血运行的特殊形式的认识，有效地指导临床。现选谷老师

3 例病案介绍如下:

1. 面部痤疮,调节胃肠,标本同治

林某,男,25 岁,2009 年 6 月 8 日初诊。

主诉:面部痤疮 10 年加重 6 个月。患者自诉中学时代开始出现面部痤疮,经过药物治疗,症状时轻时重。半年前由于工作紧张,过食辛辣,导致痤疮加重。现症见:胸背部、额头、面颊遍布红疖,红疖顶头有白色分泌物,额部数个红疖呈脓疱样,疼痛明显。口臭,大便不畅,2 ~ 3 日 1 次,小便黄。舌质红,苔黄腻,脉滑数。

辨证为胃肠积热,痰湿内结。治法当通腑泄热,化湿散结。

拟方药:茯苓 10g,白术 10g,生石膏 15g,薏苡仁 15g,金银花 15g,菊花 10g,蜂房 6g,皂角刺 10g,三七粉 3g(冲服),每日 1 剂,内服。

生大黄 15g,黄连 15g,黄芩 15g,黄柏 15g,栀子 15g,煎汤外洗。

针刺选穴:四白、合谷、曲池、足三里、阴陵泉、丰隆、厉兑、局部脓疱围刺,每日 1 次。嘱其清淡饮食,注意休息。

治疗 3 次后,红疖减少,额头脓疱明显减小。治疗 10 次后,脓疱变平,红疖未见增加,面部皮肤光滑。

按语:痤疮又称为粉刺,多发于面部,以丘疹、脓疱、结节并可挤出白色碎米样粉汁为特征的一种皮肤病。初起在毛囊口,呈现小粒红色丘疹,可演变为脓疱。此后可形成硬结样白头粉刺或黑头粉刺,严重病例可形成硬结性囊肿。多发于青春期之面部及胸背部,青春期过后可缓解或自愈。成年多由于饮食不节、过食辛辣等导致胃肠积热而发病。本方中茯苓、白术、薏苡仁顾护脾胃而利湿;石膏清胃热;金银花、菊花清热而透邪达表;蜂房、皂角刺解毒排脓;三七化瘀通络。配合黄连解毒汤外洗,可以起到内外同调之功。在针刺方面则是根据根结标本理论,谷教授认为根结标本理论从纵向上下说明人体末端与头身的关系。面部属阳明，足阳明根于厉兑，结于颡大，手阳明以曲池为本，颜下为标。诸穴合用，既有位于肢体末端的经气之"根""本"，又有病变局部的"结""标"，局部取穴与远端取穴相结合，标本同治。

2. 顽固失眠，疏肝理气，注重根结

刘某，女，51 岁，2009 年 10 月 7 日初诊。

主诉：失眠 5 年加重 3 个月。患者 5 年前不明原因失眠，间断服用安定等安眠药，可维持睡眠每日约 5 小时。3 个月前，因与人发生矛盾导致失眠症状加重，持续服用艾司唑仑每日 2 ~ 3 片，仅能睡 3 个小时，且多梦易醒，醒后难以入睡，白天疲乏无力，影响正常工作。现症见：形体偏瘦，停经半年，情绪急躁，胸胁胀闷，脘腹胀满，大便不成形，舌红，苔白稍腻，脉弦细。

辨证为肝郁侮脾，治法当疏肝健脾安神。

方药为逍遥散加减：柴胡 15g，当归 10g，白芍 10g，熟地黄 15g，白术 15g，茯苓 15g，酸枣仁 15g，柏子仁 10g，夜交藤 10g，百合 15 g，炙甘草 6g，琥珀粉 3g。每日 1 剂。

针刺选穴：安眠、膻中、神门、足三里、三阴交、太冲，针刺每日 1 次。五脏俞梅花针加拔罐 3 日 1 次。

治疗 5 次后，患者诉心中烦乱减轻，安定减至 1 片，能较快入睡。治疗 15 次后，患者停服安眠药，睡眠仍能维持 6 小时。

按语： 失眠的中医病名为"不寐"，《黄帝内经》提出"阳不入阴"的基本病机，后世历代医家各有发挥。谷教授认为虽然失眠可以细分为多种证型，但临床治疗中应将其简化。人体是一个整体，在生理上互有生化补充，在疾病状态下也互相影响。他在临床中多从"治肝"入手，有如下原因：首先，大多数失眠患者勉强能入睡，但多梦易醒，睡眠质量差。肝藏血，血舍魂，肝血虚则魂梦颠倒，肝血充足则魂安而不惊。其次，本病大多病程较长，最后则为虚实夹杂，多有肝气郁结不舒。肝气郁滞、疏泄失职，可导致郁而化火、耗伤肝血，进而上灼心阴，下伤肾水，而成心肾不交；木横侮土，脾胃受损，化源不足，而成心脾两虚；水湿不化，聚而成痰。故治肝可调五脏。再者，失眠患者中以妇女为多，古有"女子以肝为先天"之说，从肝论治是一"捷径"。谷教授以逍遥散加酸枣仁、夜交藤为主方，随症加减。本方中柴胡疏肝解郁；当归、白芍、熟地黄养血；白术、茯苓健脾运化则气血有源，既补肝体，又助肝用，气血并治。再合用酸枣仁、柏子仁养肝血；夜交藤、百合、琥珀粉安心神；甘草调和诸药。针刺方面，安眠为治疗失眠的经外奇穴；神门安神定志；足三里、三阴交斡旋中焦，契合内经"胃不合则卧不安"之说。膻中、太冲疏肝解郁。其中膻中穴的选用依据就是《灵枢·根结》"厥阴根于大敦，结于玉英，络于膻中"。针刺膻中穴，既能条达肝经，疏畅气机，同时能宽胸散结，安摄心神。因此膻中穴是谷教授针灸临床中的常用穴位。久病必有瘀，背部五脏俞梅花针加拔罐，可有少量出血，既能调神，又能起到"宛陈则除之"的作用。

3. 中风抑郁，醒神开窍，头气有街

贾某，男，56岁，2010年4月12日初诊。

主诉：情绪低落3个月。患者1年前曾患"脑血管意外"入院治疗1个月，病情平稳后出院。因有肢体活动障碍、言语不利等后遗症提前退休。出院后曾积极进行功能康复，但因效果不明显而急躁焦虑，3个月前逐渐出现情绪低落，不主动康复锻炼。现症见：患者形体稍胖，精神不振，性情急躁，焦虑，言语少而欠流利，右上肢沉重，右手拘挛，不能抓握。大便不调，舌暗，苔白，脉弦滑。

辨证为痰阻血瘀，清窍闭塞。治法当涤痰化瘀，通络开窍。

拟方药：黄芪20g，当归10g，赤芍10g，川芎6g，柴胡10g，枳壳6g，菖蒲15g，远志15g，桑枝10g，地龙6g，穿山甲

6g，每日 1 剂。

针刺选穴：风池、百会、四神聪、本神、神庭、廉泉、通里、足三里、患侧曲池、合谷、腕骨，每日 1 次。推拿按摩患侧肢体，每日 1 次。并配合语言方面的劝导，鼓励其进行自我康复锻炼，增强其恢复健康的信心。

治疗 1 次后，患者即自觉右上肢活动有力，言语增多，情绪平稳。治疗 5 次后，患者右手拘挛减轻，能勉强稍做屈伸动作，信心大增，精神状态明显好转。共治疗 20 次，患者右手指能自主屈伸，尚不能抓握物体，语速较慢但能准确对话交流。情绪恢复正常，能正确看待自己的病情，并有信心坚持锻炼恢复。

按语： 中风后抑郁是脑卒中恢复期常见多发的精神障碍疾病，若合并半身不遂、言语不利等卒中后遗症则症状更为严重。谷教授认为其病机风痰流窜经络，血脉闭阻，气不能行，血不能濡，肢体筋脉失养则半身不遂；舌本脉络受阻则言语不利；心神失养，清窍闭阻则情绪低落、精神异常。谷教授处方以补阳还五汤合四逆散加减，益气活血、化瘀通络、疏肝解郁、醒神开窍。针刺方面选用了较多数量的头部穴位，中风抑郁是由于大脑皮层的功能失调而引起的，中医非常注重"神"的作用，"脑为元神之符""脑主神明"。又根据气街理论，"头为诸阳之会"，"十二经脉，三百六十五络，其气血皆上于面而走空窍"，故头气有街。头为脑所属，"脑为髓海"，头气街与脑相连。因此谷教授选择头部的穴位治疗精神疾患，并且将神庭、本神、四神聪共 7 个穴位组合成"七神针"，疗效明显。本例患者治疗时，先快速针刺风池穴，得气后不留针，然后仰卧位针刺其余穴位，久留针。配合推拿按摩促进气血运行，有利于功能康复，并促进了与患者的交流，增加其恢复健康的信心。

十三、谷世喆教授针药并用治疗抑郁症的经验

徐秋玲

[作者简介] 徐秋玲，女，博士，海南医学院副教授。师从谷世喆教授，深受教益。

谷世喆教授系第四批全国老中医药专家学术经验继承工作指导老师，原北京中医药大学针灸推拿系主任，中国针灸学会砭石与刮痧专业委员会副主任委员，新加坡中华医学会学术顾问，英国伦敦中医学院名誉教授。谷世喆教授从事针灸教学、科研、临床 40 余年，具有丰富的临床经验，尤擅长针药结合治疗精神情志类疾病。笔者有幸师从谷世喆教授，受益匪浅。现将谷世喆教授针药结合治疗抑郁症的临床经验初步整理如下。

1. 病因病机的认识及治则

抑郁症是临床常见的精神疾病，治疗效果不佳，且易反复。随着生活节奏加快，抑郁症患者患病率呈现上升趋势。中医认为抑郁症属于郁病，《金匮要略·妇人杂病脉证并治》记载了属于郁病的脏躁及梅核气两种病证，并观察到这两种病证多发于女性，提出的"甘麦大枣汤、半夏厚朴汤"沿用至今。元代《丹溪心法·六郁》提出了气、血、火、食、湿、痰六郁之说，创立了越鞠丸等相应的治疗方剂。明代《医学正传》首先采用抑郁症这一病证名称。自明代之后，已逐渐把情志之郁作为郁病的主要内容。如《古今医统大全·抑郁症门》说："郁为七情不舒，遂成郁结，既郁之久，变病多端。"《景岳全书·抑郁症》将情志之郁称为因郁而病，着重论述了怒郁、思郁、忧郁三种抑郁症的证治。谷教授通过对中医古典文献的解读、现代研究进展、自身临床实

践的再认识，认为抑郁症治疗当以疏肝解郁，理气安神为主线贯穿始终。同时配合心理疏导，始能取得良好的临床疗效。

2. 临床治疗

（1）中药以疏肝理气，安神化痰为原则

谷教授根据长期临床经验总结出治疗抑郁症的经验方，基本组成为：柴胡、法半夏、川楝子、香附、菖蒲、郁金、赤芍、白芍。柴胡、赤芍、白芍以疏肝柔肝；法半夏化痰散结；川楝子、香附疏肝理气；菖蒲、郁金宁心安神化痰。诸药共奏疏肝理气、安神化痰之功。

临床上还要随症灵活加减，胁肋胀满疼痛较甚者，可加青皮、佛手疏肝理气。肝气犯胃，胃失和降而见嗳气频作，脘闷不舒者，可加旋覆花、代赭石、苏梗和胃降逆。兼有食滞腹胀者，可加神曲、麦芽、山楂、鸡内金消食化滞。肝郁乘脾而见腹胀、腹痛、腹泻者，可加苍术、茯苓、乌药、白豆蔻健脾除湿。兼有血瘀而见胸胁刺痛，舌质有瘀点、瘀斑，可加丹参、红花活血化瘀。另外，老年人抑郁症可加六味地黄丸，更年期抑郁可加逍遥散，产后抑郁可加逍遥散或人参归脾丸。

（2）针灸以疏肝理气，疏通经络，安神化痰为原则

谷教授治疗抑郁症以膻中、四神聪、本神、神庭为主穴。膻中穴是心包募穴（心包经经气聚集之处），是气会穴（宗气聚会之处），又是任脉、足太阴、足少阴、手太阳、手少阳经的交会穴，能理气活血通络，有宽胸理气，化痰通络的作用。此外，足厥阴肝经络于膻中，《灵枢·根结》曰："厥阴根于大敦，结于玉英，络于膻中。"针刺膻中穴，可调达肝经气机。谷世喆教授通过临床实践证明，针刺膻中穴对改善抑郁症状疗效显著。

谷教授将四神聪、2个本神、1个神庭称之为"七神针"，这7个穴有镇静安神的作用。四神聪原名神聪，在百会前、后、左、右各开1寸处，因共有4穴，故又名四神聪。《太平圣惠方》载：

"神聪四穴，理头风目眩，狂乱疯痫，针入三分。"本神穴是足少阳、阳维之交会穴。有祛风定惊，安神止痛的作用。神庭，经穴名，出自《针灸甲乙经》。别名发际，属督脉。督脉、足太阳、阳明之会。神，天部之气也。庭，庭院也，聚散之所也。该穴名意指督脉的上行之气在此聚集。本穴有宁神醒脑的作用。因此谷教授在治疗抑郁症及其他精神情志疾病时经常运用"七神针"。

随症加减：肝区疼痛者加肝俞、期门、阳陵泉，肝经布胁肋，肝俞、期门为俞募配穴，可疏肝解郁，宽胸理气，配胆经合穴阳陵泉疏理肝胆，调理气血，共奏理气解郁、活血止痛之功。肝肾不足者加肝俞、肾俞、期门、三阴交，肝藏血，肾藏精，取肝肾之背俞穴充益精血以柔肝，取肝之募穴期门和络止痛，三阴交扶助脾胃，以资气血化生之源，充益精血，濡养肝络。伴有失眠，可配合神门、三阴交，不寐病位在心，取心经原穴神门宁心安神，三阴交健脾益气，可使脾气和，肝气疏泄，心肾交通，以达心气安而不寐愈。疏肝解郁，养心安神。如遇更年期抑郁症可加水沟、内关、太冲、神门，更年期以心神躁动为患，水沟苏厥醒神；心藏神，内关、神门清泻心火以安神；太冲为肝之原穴，清泻肝火以除虚热。痰盛配丰隆，咽部如有梗物配天突。

2. 病案举例

齐某，女，50岁，2009年5月8日初诊。

主诉：情绪低落2年余。

既往史：2年前诊断为抑郁症。刻下症：情绪低落，月经不畅，腰痛，寐差，口苦，唇紫，舌有瘀点，苔白厚，脉涩。

中医诊断：郁证，肝气郁结兼血瘀。

西医诊断：抑郁症。

治则：疏肝理气，活血化瘀。

中药处方：醋柴胡12g，法半夏10g，茯苓10g，炒白术10g，赤芍10g，白芍10g，川楝子10g，香附10g，川芎12g，当归 10g，生大黄 6g，瓜络 6g，菖蒲 10g，生龙齿 50g，血竭 3g（分冲）。中药水煎服，每日 1 剂，分 2 次服。

针刺取穴：膻中、四神聪、本神、神庭、神门、三阴交、血海、内关、太冲。平补平泻，每次留针 30 分钟，隔日 1 次。针药并用 1 个月后患者情绪低落及失眠明显好转，自觉咽中堵。前方去川芎、生大黄、生龙齿，加厚朴 6g，苏子 10g，苏梗 10g，桔梗 10g。针刺加气海、天突、丰隆。针药并用 10 天后自觉咽中堵症状消失，身体无明显不适，恢复正常工作和生活。

按语： 郁病由精神因素所引起，以气机郁滞为基本病变，是内科病证中最为常见的一种。根据郁病的临床表现及其以情志内伤为致病原因的特点，主要见于西医学的抑郁症、神经衰弱、癔症及焦虑症等。另外，也见于更年期综合征及反应性精神病。《丹溪心法·六郁》曰："气血冲和，万病不生，一有怫郁，诸病生焉。故人身诸病，多生于郁。"《景岳全书·抑郁症》曰："凡五气之郁，则诸病皆有，此因病而郁也。至若情志之郁，则总由乎心，此因郁而病也"；"初病而气结为气滞者，宜顺宜开。久病而损及中气者，宜修宜补。然以情病者非情不解。"理气开郁、调畅气机、怡情易性是治疗郁病的基本原则。正如《医方论·越鞠丸》方解中说："凡郁病必先气病，气得疏通，郁之何有？"本病例辨证为血行郁滞型，治疗除了疏肝理气，安神化痰，还要活血化瘀。中药在经验方的基础上加了川芎、当归、生大黄、血竭，因患者失眠较重加了生龙齿 50g，重镇安神。针灸除了基础穴以外还加了三阴交、血海，活血化瘀。

因此，谷教授在治疗抑郁症时除药物治疗外，还运用针灸和精神治疗。解除致病原因，使病人正确认识和对待自己的疾病，增强治愈疾病的信心，可以促进郁病好转、痊愈。

十四、艾灸用于治疗热证之探讨

陈燕芬

[作者简介]陈燕芬，女，中国台湾籍博士，师从谷世喆教授。目前在中国台湾业医。

艾灸疗法是中国医学防病救疾的方法之一，是经络理论重要组成部分。历代先贤历经数千年的医疗实践不断完善和发展，使艾灸疗法已形成一种独特的治疗模式。灸法古称灸焫。《说文解字》曰："灸，灼也，从火音久。灸乃治病之生，以艾燃火，按而灼也。"可见，灸法是烧灼、熏煨的意思。据《本草从新》载艾叶言："艾叶苦辛，生温，熟热，纯阳之性，能回垂绝之阳，通十二经、走三阴、理气血、逐寒湿、暖子宫。"由于其熏煨之义和温热之性，从古至今大多医家都认为灸法属热，适用于虚寒之证，而对于邪热壅盛和阴虚阳亢的热证疾病，恐有伤阴液、助火势之误，所以大多列为灸法之禁。然而，灸法用于热证的治疗，早在《黄帝内经》中就有记载，如《灵枢·痈疽》言："发于肩及臑，名曰疵痈，其状赤黑，急治之，此令人汗出至足，不害五脏，痈发四五日逞焫之。"说明外科疮疡初起之热证，当速灸之，使痈毒得以消散。但自从汉代张仲景在《伤寒论》中提出用火、灸的诸多"火逆"危害和变证、坏证以后，后世一些医家对灸疗热证采审慎甚至否定的态度，引起中医界关于热证是否可灸的长期争论。因此，笔者仅就古今文献加以整理分析，对灸法治疗热证的理论依据提出探讨。

1. 中医文献探究

热证是疾病本质属于热性之证候，其临床表现错综复杂，有

315

表里虚实之分，其病机或外受温热之邪，郁于体表，使卫气不利，正邪交争而见发热恶寒之表热证；或由情志内伤，七情郁而化火；或由饮食不节，食滞不化，久郁化热而致各种内伤热证；等等。然而疾病发生发展过程中，火、热之象始终贯穿其间。灸法治疗热证机理探讨可从如下四方面论述之。

（1）宣通发散，疏解表热

表热证多因感受风寒温热之邪而引起。外邪侵入，或从皮毛，或从口鼻而入，上犯于肺，肺气失于宣肃，上焦不通利，导致卫气闭郁而发热。《素问·调经论》云："上焦不通利，则皮肤致密，腠理闭塞，玄府不通，卫气不得泄越，故外热。"其气郁发热之机理在于卫气不畅。清代医家吴又可提出："阳气通行，温养百骸，阳气壅闭，郁而为热……不论脏腑经络，表里上下，一有所阻，即便发热。"王焘言："夫诸阳为表，表始受病皮肤之间，故可摩膏火灸，发汗而愈。"因此，针对卫气闭郁所致之表热证，治疗当采用发散之法以解之散之，则郁热可退。若投以寒凉之物，恐有冰伏阳气，热不得泻之虑。艾性苦温，其性属阳，具有很好升散、开泄、畅达的作用，施于体表可使郁遏之气得以宣散，郁热外透之时伴见微微汗出，热随汗出而解，正所谓以热引热，发散透泄。如《千金翼方·针灸》云："诸烦热时气温病，灸大椎百壮。"《勉学堂针集成·伤寒及瘟疫》对于热病汗不出言："中冲、劳宫、少冲、关冲……灸三壮至五壮，即汗。"这些灸法的运用正与中药应用辛温解表剂治外感热病有异曲同工之妙。

（2）调理脏腑，清泄里热

内伤热证多由于脏腑功能失常，体内阴阳失调，其因不外乎情志、饮食等因素。七情五志过极，经络脏腑气机不畅，闭而不通，气滞血瘀，久则阴伤而生热化火；饮食不节，脾胃失运，湿停中焦，郁而化热。因此，治疗脏腑内热证，首先当以调理脏腑气机入手，气机调畅，脏腑功能得以通运，各司其职，则内热自消。灸法以其温热之性，作用于体表经穴，可以通透诸经，激发经气，进而调整脏腑功能，以纠阴阳之偏，使之复其协调平衡状态，则里热得化。

若为脏腑实热，则宜宣宜泄。《备急千金要方》言："五脏热及身体热，脉弦急者，灸第十四椎与脐相当五十壮，老小增损之。"又云："治心实热，不能食，胸中满隔上逆气闷热，灸心俞二七壮，小儿减之。"《千金翼方》曰："胃中热，灸三里三十壮。"都是热在脏腑可灸之例。

若为湿热蕴结，则宜清宜化。《扁鹊心书》曰："暑月发燥热，乃冷物伤脾、胃、肾气所致，灸命关二百壮。"如湿热蕴结于中焦所致的黄疸病，《备急千金要方》言："巨阙穴在心下一寸，灸七壮治马黄、黄疸、急疫等病。"对于湿热蕴结于下焦所致的淋病、小便不通等，《备急千金要方》载："五淋，不得小便，灸悬泉十四壮。"《外台秘要》也曾引《古今验录》云："治热结小便不通利方……取盐填满脐中，作大艾灶，令热为度良。"说明了艾灸具有调理脏腑气机、清化里热、恢复脏腑功能的作用。

（3）温阳益气，潜降虚火

虚热之证有阴虚无以制阳及阳气不足、气虚下陷郁而发热之分，多由于内伤久病，阴液耗损而致虚阳偏胜者。阴阳之间存在着相互依存、互根互用的关系。以艾灸温热纯阳之性，扶补阳气，使阳生阴长，从而补足阴液。正如《丹溪心法》云："大病虚脱，本是阴虚，用灸丹田，所以补阳，阳生则阴长也。"《名医类案》中记载1例朱丹溪治疗阴虚发热之验案："一壮年咳嗽咯血，发热肌瘦，丹溪为灸肺俞五次而愈。"这种典型阴虚肺痨证，在后世医家如罗知悌《骨病蒸灸方》（现存于《外台秘要》）、庄绰《膏肓俞穴灸法》与龚居中《红炉点雪》等著作中均可看到痕迹。尤其龚氏更是推崇备至，认为："火有拔山之力，岂虚语哉，若病欲除其根，则一灸胜于药力多矣。"

而对于气虚发热之证采用灸法，既可温补脾胃之气，使元气生化有源；兼可借艾火之力升举清阳，不断转化为阴精，从而潜退虚热。如《扁鹊心书》载："一幼女，病咳嗽发热，咯血食减，灸脐下百壮，服延寿丹、黄芪建中汤而愈。"罗天益在《卫生宝鉴·卷五》即记载 1 例病案："建康道察副使奥屯周卿子，年二十有三，至元戊寅三月间发病，肌肉消瘦，四肢困倦，倦卧盗汗，大便溏多，肠鸣不思饮食，舌不知味，懒言语，时来时去，约半载余。"罗氏治法为"先灸中脘，使引清气上行，肥腠理；又灸气海乃生发元气，滋荣百脉，长养肌肉；又灸三里以助胃气，撤上热，使下于阴分。"古人的治验充分说明了灸法治疗气虚发热具有升阳益阴之功。

（4）拔引热毒，行血祛瘀

外科热证包括病性属阳之疮毒、疔疮、发背等，以红、肿、热、痛为典型表现，通常也伴有全身热象表现，如发热、口渴、心烦、脉数等。

其病机一为热毒内盛，燔灼于里，不得宣通，热毒聚而不散；二为经脉阻滞，气血运行不畅，蓄留成瘀，瘀久化热，亦可以使肉腐成脓，发为痈肿疮疡等热毒病证。《灵枢·痈疽》云："大热不止，热甚则肉腐，肉腐则为脓，故名曰痈。"应用灸法治痈肿疮疡之症，一则取其火热之性，与热毒同气相求，引导内壅之热外发，拔引热毒；二则因其火性畅达，可助心阳之君火，血脉流通增速，气得温则血易行，血行则瘀积得化，无壅遏阻隔之患，则邪热自去矣。而灸治外科热证的验案在古文献中是不胜枚举，如《千金翼方》言："凡卒患腰肿、附骨肿、痈疽节肿、风游毒热肿，此等诸疾但初觉有异，即急灸之立愈。"《圣济总录》曰："凡痈疽发背初生……须当上灸之一二百壮，如绿豆许大。凡灸后郄似燋痛，经一宿乃定，即火气下彻。"强调灸治痈肿疮疡宜把握第一时机，方可达到"肿内热气被火夺之，随火而出也"。

刘完素认为实热证用灸可以"引热外出""引热下行"，如"疮疡者，火之属，凡疮疡已觉微漫肿硬，皮血不变色，脉沉不痛者，当外灸之，引邪气出而方止"。其邪气当指火热之邪而言。对于骨热的证治提出："骨热不可治，前板齿干燥，当灸骨会大椎。"（《素问病机气宜保命集·药略》）又《卫济宝书》卷上云："诸阳热而为痈疽，故灸手左右曲池，手五里肩峰，骨后缝足风市，足腿骨上缝骨足三里，炷如麦粒，各三壮，立止痛也。"据《外科精要》载："一儒者患背疽，肿焮痛甚，因热毒蕴结而炽盛，用隔蒜灸而痛止。"《保婴撮要》记述案例："一小儿，腿内焮赤，大肿发热，此血热内郁而为脓耳，当杀其势，用隔蒜灸法，灼艾试艾热，移患处二十余炷痛始减，再移二十余炷肿渐消。"可见艾灸对于痈疽消肿止痛之功有立竿见影之效。

综上所述，灸法用于热证，经过历代医家不断总结和发展，以及大量的临床实践，早已充分肯定了灸疗热证的可行性，无论表里虚实之热皆有其可适性。表热用灸，可以宣散发越，引邪外出；里热用灸，可以调理脏腑，清泄里热；虚热用灸可补阳益阴，潜退虚热；实热用灸可以通经活血，止痛散瘀。

2. 现代医学研究

近年来，现代医学研究为灸法治疗热证提供了科学依据。据国内最新研究和大量实验报道证明：灸能退热、抗休克、改善微循环，并有抗病毒和纠正流行性出血热引起的体液因素紊乱等作用。现代实验研究也证实了在进行艾灸20、30、50分钟时，分别抑制金黄色葡萄球菌和乙型链球菌、大肠杆菌及绿脓杆菌，认为主要是由于艾灸的抑菌、退热、改善微循环的作用所致。另外，艾灸可明显改善血液黏度、全血还原黏度、血沉、血沉方程k值、红细胞聚集指数等血液流变学性质，灸后对红细胞变形能力及红细胞滤过指数的改变皆有显著性差异，表明艾灸对改善微循环障碍，减轻或消除体内瘀血状况有重要意义。唐照亮等认为艾灸消瘀作用途径是通过艾灸改善血液流变性、纠正血瘀时自由基代谢的紊乱、调节血管的舒缩活动、抑制炎性细胞因子释放、增强机体免疫功能、调整体液因素和中枢神经递质水平、促进内环境的稳定等多环节、多靶点的整合作用有关。

总之，艾灸的主要作用机理是由燃艾时所产生的物理因素和化学因素作用于腧穴感受器与外周神经传入途径，刺激信号传入中枢，经过整合作用传出信号，调控机体神经－内分泌－免疫网络系统、循环系统等，从而调整机体内环境，以达到防病治疾的目的。

鉴于上述，结合古代文献和现代研究报道，发现灸法治疗热证不仅在古文献中有迹可寻，现今医学研究也证实其作用机理。提示我们既应从以往的医学文献中找出灸治热证的先例与理论依据，更应从临床实践中进行细心观察和反复验证，切勿墨守"热证禁灸"的陈规，期使艾灸的疗效得到更多的发挥与光大，必能嘉惠更多的群众。

十五、委中穴刺血拔罐配合针刺治疗坐骨神经痛 50 例疗效观察

谢衡辉

[作者简介]谢衡辉，男，谷世喆教授硕士研究生，首都医科大学附属北京朝阳医院针灸科。

坐骨神经痛是指沿着坐骨神经通路及其分布区内的疼痛综合征，临床可分为原发性和继发性，继发性坐骨神经痛以腰椎间盘突出最为常见。该病在中医属于"痹证"，其病机外因于风寒湿邪客于经络，气滞血瘀，内因于肝肾不足，筋脉失养所致。我科针对该病的临证特点，采用委中穴刺血拔罐配合针刺治疗，取得

良好的效果。

1. 临床资料

（1）一般资料

本组病例均经门诊收治。按就诊前后顺序随机分为委中穴刺血拔罐配合针刺组（以下简称刺血组）50 例和电针治疗组（以下简称电针组）45 例。两组患者均见坐骨神经痛的典型症状及体征。刺血组中男 29 例，女 21 例；年龄最大 65 岁，最小 24 岁，平均 50.5 岁；病程最长 15 年，最短 7 天，平均 5.8 年；经 CT 或 MRI 诊断为腰椎间盘突出者 39 例。电针组中男 25 例，女 20 例；年龄最大 67 岁，最小 22 岁，平均 46.9 岁；病程最长 14 年，最短 10 天，平均 6.2 年；经 CT 或 MRI 诊断为腰椎间盘突出者 32 例。经统计学处理，两组在年龄、病程、病情上的比较，差异无显著性意义（$P>0.05$）。

（2）诊断标准

参照国家中医药管理局《中医病证诊断标准》：①疼痛位于坐骨神经分布区内并沿其通路放射；②在坐骨神经通路上的腰椎旁点、骶髂点、臀点、腘点、腓点、外踝点、蹠中央点有压痛；③坐骨神经牵拉试验阳性。

2. 治疗方法

（1）刺血组

①针刺方法：取阿是、大肠俞、秩边、环跳、阳陵泉、悬钟、承山、昆仑、足临泣、行间等，按经络辨证及疼痛部位每次治疗选用 4～6 穴，大肠俞、秩边、环跳用 75mm 毫针，其他穴位用 40mm 毫针，实证以泻法为主，虚证平补平泻，均要求得气为度。留针 30 分钟。隔日治疗 1 次，10 天为 1 个疗程。共治疗 1～2 个疗程，疗程间休息 5 天。

②刺血方法：在针刺结束后进行。选择腘窝部委中穴区域明显的紫、青色静脉，用 16 号三棱针点刺出血，血止拔罐，留罐

约 5 分钟后去罐，以消毒干棉球擦拭出血部位后局部用安尔碘消毒针孔，嘱患者 24 小时内刺血局部避免接触水及其他感染因素。

③刺血指征及安排：疼痛明显，显著影响患者的日常活动；腘窝处（委中及周围 1 ~ 2cm 区域）可见明显的紫、青色静脉；患者无凝血障碍；两次刺血之间间隔时间不少于 3 天，一般为 3 ~ 7 天。

1 个疗程期间刺血不超过 5 次。如果首次刺血治疗后疼痛明显减轻，2 次刺血间隔在 5 天以上。

（2）电针组

选穴及针刺方法同刺血组，针刺得气后用 G6805 电针仪在腰臀部及下肢疼痛明显部位各取一穴连接电极，使用疏密波，以患者能耐受为度，留针通电 30 分钟。疗程安排与刺血组相同。

3. 疗效观察

（1）疗效标准

本组疗效观察包括首次治疗 1 天后的即刻疗效评价，全部疗程结束 1 天后的短期疗效评价及结束治疗后半年随访的远期疗效评价。

①即刻疗效标准：显效：患肢疼痛显著减轻，活动明显改善。好转：患肢疼痛减轻，活动改善，但仍有明显不适。无效：患肢疼痛无减轻，活动未见好转。

②短期疗效标准：显效：患肢症状及体征消失或基本消失，肢体活动基本恢复正常。好转：患肢症状及体征减轻，活动改善，但仍有明显不适。无效：患肢症状及体征无减轻，活动未见好转。

③远期疗效标准：痊愈：患肢疼痛麻木等症状及体征消失，肢体活动自如，恢复正常生活和工作，随访半年以上无复发者。显效：症状与体征基本消失，遇天气变化或劳累后偶有不适，能做一般工作，或半年内没有复发。好转：症状、体征较治疗前有改善，半年内有复发，经治疗又减轻者。无效：治疗 2 个疗程后

症状与体征无改善，半年随访仍无改善。

（2）治疗结果

统计分析：两组疗效比较采用 Ridit 法检验。

①首次治疗 1 天后的即刻疗效对比见下表。

两组患者即刻疗效对比　　　　例（%）

组别	例数	显效	好转	无效	有效率（%）
刺血组	50	35（70.0）	13（26.0）	2（4.0）	96.0
电针组	45	8（17.8）	22（48.9）	15（33.3）	66.7

经分析，刺血组：$\bar{R} = 0.3604$，电针组：$\bar{R} = 0.6551$，统计量 $u = 4.969$，$P<0.01$。刺血组优于电针组，疗效有极显著差异。

②短期疗效对比见下表。

两组患者短期疗效对比　　　　例（%）

组别	例数	显效	好转	无效	有效率（%）
刺血组	50	39（78.0）	10（20.0）	1（2.0）	98.0
电针组	45	21（46.7）	19（42.2）	5（11.1）	88.9

经分析，刺血组：$\bar{R} = 0.4225$，电针组：$\bar{R} = 0.5861$，统计量 $u = 2.758$，$P<0.01$。刺血组优于电针组，疗效有极显著差异。

③远期疗效对比见下表。

两组患者远期疗效对比　　　　例（%）

组别	例数	痊愈	显效	好转	无效	有效率（%）
刺血组	50	32（64.0）	7（14.0）	9（18.0）	2（4.0）	96.0
电针组	45	17（37.8）	3（6.7）	18（40.0）	7（15.6）	84.4

经分析，刺血组：$\overline{R} = 0.4201$，电针组：$\overline{R} = 0.5888$，统计量 $u = 2.843$，$P<0.01$。刺血组优于电针组，疗效有极显著差异。

4. 典型病例

患者李某，女，60 岁，干部，2002 年 9 月 18 日初诊。

主诉：右侧臀部至大腿后侧、小腿后外侧疼痛 6 年，加重 4 个月。

现病史：6 年前因右下肢疼痛经 CT 检查诊为 L4/L5，L5/S1 腰椎间盘突出，后经牵引、按摩等保守治疗，疼痛得到控制，可正常生活。4 月前因劳累及受寒引起右下肢疼痛发作并加重，经牵引、服药、按摩等治疗疼痛无缓解，现患肢疼痛剧烈，伴沉重感，行走困难，右侧臀部、大腿后侧、小腿外侧有明显压痛，右腿直腿抬高试验阳性。

治疗：首次针刺大肠俞、环跳、阳陵泉、昆仑后取委中穴中央青紫血络点刺出血后拔罐，取罐后患者即自觉患肢疼痛明显减轻。共治疗 1 个疗程，期间刺血拔罐 3 次，患肢疼痛消失，行走自如，生活恢复正常，随访半年无复发。

5. 讨论

①坐骨神经痛在中医属于"痹证"范畴，发作期间主因风寒湿邪气痹阻，气滞血瘀，不通则痛，以邪实为主要矛盾。临床主要为足太阳经和足少阳经受病。治疗宜用"菀陈则除之"的方法。

②刺血拔罐是治疗痹证的效法。《灵枢·寿夭刚柔》曰："久痹不去身者，视其血络，尽出其血。"又《本草拾遗》曰："罐得火气于内，即牢不可破……肉上起红晕，罐中有水气，风寒尽出。"委中是位于下肢中央的要穴，又名血郄，善治血瘀，郄穴治诸痛，因此委中穴刺血拔罐可最大限度地祛除风寒湿邪，缓解疼痛，配合针刺治疗本病，不仅取效迅速，而且远期疗效较电针治疗更加彻底、可靠。在疼痛急性发作时，委中穴刺血拔罐效果

尤为显著。

③刺血拔罐之法取效虽捷，但亦应用之有节，不可连续使用，免伤正气，两次刺血治疗应有适当的时间间隔，使局部血管有较好的恢复。如果疼痛基本平复，便可不再使用此法。

十六、针刺补泻手法用于夹脊穴、阿是穴为主治疗带状疱疹后遗神经痛疗效观察

谢衡辉

带状疱疹后遗神经痛是指带状疱疹皮损愈合后仍持续1个月以上的慢性痛综合征，是临床常见的顽固性剧烈疼痛，好发于中老年人，常规的西医治疗镇痛效果难以满意。目前针刺在本病治疗中的应用日益广泛，不同的针刺方法，如毫针针刺、电针、穴位注射等对本病均有明显的止痛效果。电针因其镇痛作用目前在本病治疗中的应用较为普遍。但本病患者多属本虚标实之证，疼痛迁延难愈，反复发作，对患者的睡眠及生活质量均有较大的影响，对本病的治疗不仅需要考虑短期的镇痛效果，如何发挥针刺扶正祛邪的优势，在治疗本病疼痛的同时改善其伴随的睡眠质量下降等症状，标本兼治以提高针刺对本病的远期疗效，是目前针灸临床中存在的问题。笔者在临床中，通过针刺补泻手法用于夹脊穴和阿是穴为主的穴位，对本病的治疗取得较好疗效，并与目前临床常用的电针治疗进行对照，以观察2种针刺方式的疗效差别。现报告如下。

1. 临床资料

（1）一般资料

全部病例均为本文作者所在医院的针灸科门诊患者。已确诊并符合纳入标准的带状疱疹后遗神经痛患者70例，按随机

分组法分为 2 组，剔除脱落病例后，符合研究要求的病例共 65 例。其中治疗组 35 例，男 19 例，女 16 例；年龄最大 80 岁，最小 44 岁，平均（60.5±8.2）岁，病程（5.1±3.3）月；病变位置：胸胁肩背上肢部 13 例，腰腹背部 19 例，头部 3 例。对照组 30 例，男 18 例，女 12 例；年龄最大 78 岁，最小 45 岁，平均（61.2±7.8）岁，病程（4.9±3.5）月；病变位置：胸胁肩背上肢部 11 例，腰腹背部 17 例，头部 2 例。2 组患者入组时均伴有因本病引起的睡眠质量下降，经统计学处理，两组在性别、年龄、病程、疼痛程度评分和睡眠质量评分上无显著性差异（$P>0.05$），具有可比性。

（2）诊断标准

参照《皮肤性病学》中带状疱疹后遗神经痛的诊断标准：带状疱疹临床治愈后，仍持续性、长期的疼痛超过 1 个月者。

（3）纳入标准

①符合诊断要求，皮肤疱疹结痂脱落后遗留皮肤钻痛、刺痛、闪痛、电击样疼痛、烧灼样疼痛等异常性疼痛，以及患区的皮肤感觉过敏或其他不适感，如痒、蚁行、紧束感等；②疼痛加重 4 周以上，病程 >30 天；③年龄 40～80 周岁；④同意配合治疗，能完成疗程者。

（4）排除标准

①伴有其他可导致疼痛的患者；②属于带状疱疹的特殊类型：如眼、耳带状疱疹、内脏带状疱疹、脑膜带状疱疹、泛发性带状疱疹；③合并有心、脑、肝、肾和造血系统等严重原发性疾病及恶性肿瘤患者；④孕妇、哺乳期妇女、精神病患者、病情危急或疾病晚期患者；⑤畏针、晕针或因其他情况不能坚持治疗者。

2. 治疗与观察方法

（1）治疗方法

治疗组：

取穴：阿是穴，病变神经节段相对应的华佗夹脊穴（病变在头面部取 C3 ~ C6，颈肩和上肢取 C6 ~ T4，胸胁部取 T1 ~ T8，腰腹部取 T6 ~ L5，下肢取 L1 ~ L5，均取病变区域同侧）3 ~ 6 个，太溪（双侧）、三阴交（双侧）、阴陵泉（双侧）、足三里（双侧）。

操作方法：选用"健卫仕"牌 30 号 0.30mm × 25mm 或 0.30mm × 40mm 不锈钢毫针（中美合作泰成科技发展有限公司）进行治疗。①阿是穴取皮损处，采取局部围刺和针刺泻法：常规消毒后，沿痛点中心区域或疱疹愈合后色素沉着点的四周，自疼痛区域边缘向疼痛中心呈 15°角皮下围刺，围刺所用针数和进针深度视疼痛范围的大小而定，针距 1 ~ 3cm，一片疼痛区域所用针数为 4 ~ 10 针。随患者吸气进针，稍加捻转使穴位处产生酸胀感的得气反应后，依病变部位使针处于皮下组织中刺入 0.5 ~ 1 寸，再施以快频率捻转为主的泻法，右手捻针时大指朝后、食指朝前用力，捻针的旋转角度为 360° ~ 540°，捻针频率为 120 ~ 150 次 / 分钟，使穴位处有较强的酸胀感后留针，出针时嘱患者呼气，并摇大针孔。②太溪、三阴交、阴陵泉、足三里及华佗夹脊穴施行针刺补法，均采取直刺，前 4 穴进针深度为 1 ~ 1.5 寸，华佗夹脊穴进针深度为 0.5 ~ 1 寸。随患者呼气进针，进针后小幅度提插捻转，使穴位处产生酸胀感的得气反应后轻提针至皮下 0.1 ~ 0.5 寸的穴位浅层，左手紧按穴区，右手持针于穴位深度的上 1/3（天部）施行小幅度的紧按慢提手法，即在做提插手法时向下用力，在针尖下插时配合大指朝前用力的捻转手法，捻针的旋转角度不超过 180°，每次将针下插后停留片刻以候气，之后将针轻缓上提，停针候气片刻后再行下插，重复 7 ~ 9 次，控制提插的上下幅度在 1 ~ 2mm，行针时保持精神集中，以针下出现沉紧、跳动感而患者自觉穴位处有酸胀感为度，然后持针逐层深入至穴内的中 1/3（人部）和下 1/3（地部），每层均按相同要求施行手法，1 ~ 3 次后将针尖置于地部留针，出针时嘱患者吸气，出针后紧闭针孔。各穴留针时长为 20 分钟。

对照组：

取穴、针具选择及进针深度与治疗组相同，进针后提插捻转行平补平泻手法，得气后留针，取病变神经节段对应的华佗夹脊穴和阿是穴接 G-6805 低频电脉冲治疗仪（上海华谊医用仪器有限公司），用 3/90Hz 疏密波，强度以患者耐受为度，电针时长为 20 分钟。

以上 2 组均为每天治疗 1 次，7 天为 1 个疗程，共治疗 3 个疗程，疗程间休息 3 天。

（2）观察指标与方法

①疼痛程度评价：采用视觉模拟评分（VAS）10 分法，以长度为 10cm 的标尺（两端 0 ~ 10），每 1cm 代表 1 分，0 分为无痛，10 分为剧痛，患者面对无刻度的一面，指出在当时最能代表疼痛程度的部位，医生面对有刻度的一面，读出分数。评分标准：0 ~ 1：无疼痛；1 ~ 3：轻度疼痛；3 ~ 7：中度疼痛；7 ~ 10：重度疼痛。分别于治疗前后及治疗后 1 个月随访时记录患者 VAS 分值。

②睡眠质量评价：采用匹兹堡睡眠质量指数（Pittsburgh Sleep Quality Index，PSQI）评价睡眠质量。匹兹堡睡眠质量指数是经过验证并被广泛用于研究躯体疾病伴发睡眠障碍的评估量表，故纳入对本病睡眠质量的评价指标。PSQI 量表中，参与计分的 18 个自评条目组合成 7 个成分，由睡眠质量、入睡时间、睡眠时间、睡眠效率、睡眠障碍、催眠药物和日间功能组成。每个成分根据患者症状按轻、中、重分别计 0、1、2、3 分，累积

各成分得分为 PSQI 总分，总分范围为 0 ~ 21 分，得分越高表示睡眠质量越差。分别于治疗前后及治疗后 1 个月随访时记录患者 PSQI 分值。

（3）统计学方法

计量数据以 $\bar{x} \pm s$ 表示，计量资料采用 t 检验，计数资料采用 χ_2 检验，P 为双侧检验，以 $P<0.05$ 为差异有统计学意义，采用 SPSS13.0 统计软件完成统计学处理。

3. 疗效观察

（1）疗效评定标准

参照《中医病证诊断疗效标准》，结合有关文献，以视觉模拟评分（VAS）作为评价治疗效果的依据。于治疗结束后评定疗效。

显效：VAS 改善度 ≥ 70％；好转：VAS 改善度 ≥ 30％，<70％；无效：VAS 改善度 <30％。有效率以显效加好转计算。

（2）治疗结果

①疗效比较：疗程结束后，2 组间疗效经统计学处理，差异无统计学意义（$P>0.05$）。见下表。

2 组疗效比较					[例（％）]
组别	例数	显效	好转	无效	有效率
治疗组	35	22	13	0	100.00
对照组	30	14	15	1	96.7

$\chi^2 = 2.551$，$P = 0.279$。

②2 组各时段疼痛评分（VAS）比较：2 组治疗结束及 1 个月后随访时评分与治疗前比较，以及 2 组随访时评分与治疗结束后比较，差异均有统计学意义（$P<0.01$）；2 组之间在治疗结束后

的评分比较差异无统计学意义（$P>0.05$），随访时的评分比较差异有统计学意义（$P<0.05$）。见下表。

2 组各时段疼痛评分（VAS）比较（$\bar{x}\pm s$，分）

组别	例数	治疗前	治疗后	随访
治疗组	35	7.85 ± 1.01	2.32 ± 1.37**	2.56 ± 1.43** △△▲
对照组	30	7.72 ± 0.99	2.66 ± 1.38**	3.58 ± 1.69** △△
t 值		0.504	0.984	2.623
P 值		0.616	0.329	0.011

与治疗前比较，**$P<0.01$；与治疗后比较，△△$P<0.01$；与对照组比较，▲$P<0.05$。

③ 2 组各时段匹兹堡睡眠质量指数评分的比较：2 组治疗结束及 1 个月后随访时评分与治疗前比较，以及 2 组随访时评分与治疗结束后比较，差异均有统计学意义（$P<0.01$ 及 $P<0.05$）；2 组之间在治疗结束后的评分比较差异有统计学意义（$P<0.05$），随访时的评分比较差异更为显著（$P<0.01$）。见下表。

2 组各时段 PSQI 评分比较（$\bar{x}\pm s$，分）

组别	例数	治疗前	治疗后	随访
治疗组	35	15.60 ± 2.09	8.54 ± 2.78** ▲	7.71 ± 2.55** △△▲▲
对照组	30	15.30 ± 2.18	10.03 ± 2.41**	10.40 ± 2.72** △
t 值		0.565	2.289	4.102
P 值		0.574	0.025	0.000

与治疗前比较，**$P<0.01$；与治疗后比较，△$P<0.05$，△△$P<0.01$；与对照组比较，▲$P<0.05$，▲▲$P<0.01$。

4.讨论

带状疱疹是由水痘－带状疱疹病毒侵犯脊髓后根感觉神经节或脑神经节引起的急性疱疹性皮肤病。带状疱疹后遗神经痛多发于老年人，可发展为顽固性神经痛，持续数月甚至数年，且疼痛剧烈，反复发作，缠绵难愈，严重影响患者的日常生活，对睡眠的影响是造成患者生活质量下降的重要因素，往往使患者夜不成寐，情绪低落，甚至出现身心障碍。国内外研究表明，60岁以上老年人带状疱疹发病率明显增加，持续时间久，西医无特效的方法。

带状疱疹在中医又被称之为"蛇串疮""缠腰火丹"，可归入"痹证"范畴，主因肝气郁结，湿热毒邪闭阻经络，气机不畅，瘀血内停所致。针灸对本病所致后遗神经痛的疗效已被临床实践所证实。针刺夹脊穴和阿是穴是治疗本病的常用方法，目前普遍应用电针治疗。阿是穴针对病所，是针灸临床传统的镇痛效穴，夹脊穴则以其独特的镇痛作用备受青睐，近年来在痛证治疗中的应用日益广泛。从中医学的角度看，夹脊穴紧邻督脉，与膀胱经第一侧线并行上下，督脉为"阳脉之海"，主管一身的阳气，足太阳为一身之巨阳，因此，夹脊穴所在部位属人体阳气最充盛之处，针刺夹脊穴可起到振奋督脉阳气、调节诸经气血的作用。加之督脉和膀胱经贯脊，入络脑，与脊髓和脑关系密切，分布于膀胱经第一侧线的背俞穴内输于脏腑，使夹脊穴具有调神和调节脏腑气血而止痛的作用。同时，针刺夹脊穴的镇痛效应也经过大量的实验及临床研究。从神经解剖学来看，夹脊穴附近均有脊神经后支伴行，其神经纤维覆盖穴区。而脊柱两旁分布着椎旁神经节，相互借节间支连成交感干，交感神经纤维通过交通支与脊神经联系，并随脊神经前支分布到周围器官和脏器。交感神经交通支与脊神经的连接点在体表的投影与夹脊穴密切相关。因此，夹脊穴穴区组织中广泛分布的神经末梢、脊神经后支和穴位附近的椎旁交感神经干构成了夹脊穴针灸效应的神经生理学基础。实验研究表明，电针夹脊穴可在脊髓水平直接抑制痛觉信号的传递，也可对脊髓以上痛觉传导通路具有调节作用，对单胺类神经递质含量的影响又提示其镇痛效应与抑制自主神经系统活动有关。近年的临床研究还发现电针夹脊穴可增加血浆 β-内啡肽的含量。

本研究结果证实了选用夹脊穴和阿是穴为主的穴位进行电针和针刺补泻对带状疱疹后遗神经痛均有良好的疗效，治疗结束1个月后的随访结果显示出针刺补泻具有优于电针的远期镇痛效果，提示补泻手法的操作能够更好地控制本病疼痛的反复发作，同时在各个阶段改善患者睡眠质量的效果也优于电针治疗，这说明基于中医整体观的传统针刺补泻手法疗效更佳。其机理可能与2种针刺方式在人体的作用途径有关。已知的是，神经-内分泌-免疫网络是针刺作用途径的重要组成部分，其中，神经系统起着主导作用，内分泌、免疫系统对其具有一定的调节作用，而电针与针刺手法两者在整个神经-内分泌-免疫网络中的作用途径可能有所差别，从而产生不同的作用结果。有研究显示，手针和电针可能通过不同的途径达到镇痛效果。手针在针刺穴位的始动信号可能由胶原纤维参与介导，并通过肥大细胞脱颗粒将有效信息传递给中枢。而电针的针刺信号可能是直接激活外周神经感受器，由神经介导将信号传至中枢。可见，针刺手法和电针在体内产生效应的途径不完全一致，从而使得即使在相同的穴位施术，2种针刺方式对机体产生的效应亦有差异。对补泻手法而言，则又有可能在不同方向上引起机体特异性的反应，已有实验研究表明，于肾阳虚家兔的肾俞、足三里施加针刺提插补法可升高血清SOD含量，降低脂质过氧化物MDA的含量，清除体内自由基，且其作用优于电针和提插泻法，提示提插补法对虚证有肯定疗效，且针刺补法与泻法有别。已有的研究表明，针刺补泻手法的作用不同于电针，在纠正机体的"虚证"与"实证"的状况方面可能较电针发挥更为有效的作用。对于带状疱疹后遗神经痛而言，实施补泻手法治疗的目的不仅在于镇痛，通过针刺调整虚实，改善整个神经－内分泌－免疫网络的功能以从根本上促使整体康复，更符合临床需要，这可能也是传统针刺补泻手法的优势。

从中医学分析，带状疱疹后遗神经痛的患者多属中老年，本身存在年老体弱，正气不足，经络气血亏虚，无力驱邪外出的证候，在夹脊穴施加补法则有补益、鼓舞督脉阳气以祛邪之效，于太溪、三阴交、阴陵泉、足三里施加补法亦可通过补益经气使气血渐充，脾肾运化湿浊有源，起到升清去浊之效，于阿是穴的针刺泻法则有助于祛除蕴藏在经络的湿浊瘀血。针刺补泻兼施，具扶正祛邪之功效，较电针更加切中病机，因此疗效也更为全面和持久。

十七、谷世喆教授临床经验用穴介绍

薛　娜

[**作者简介**] 薛娜，女，中国中医科学院广安门医院硕士，谷世喆教授侍诊学生。

谷世喆教授在40余年针灸临床的过程中，对穴位的认识、运用形成了独到的见解和经验，临床上强调整体论治，注重经络辨证，运用穴位灵活，对于现代疑难病，用针灸结合中药的方法取得了较为突出的疗效。本文主要总结谷教授临床常用效穴并通过简要病例体现穴位的具体运用。

1. 臀三针

臀三针是由膀胱经的秩边穴、胆经的居髎穴、环跳穴所组成的穴对，其形状类似于一个三角形，而环跳穴恰好位于倒置三角形的下顶点。秩边穴隶属太阳膀胱经，膀胱之脉夹脊抵腰臀络肾，针刺秩边穴可以激发膀胱经经气，强腰脊，通络而止痛。居髎、环跳位居少阳胆经，环跳是足少阳、太阳经交会穴，晋代皇甫谧所著《针灸甲乙经》中记载，针刺环跳可以"利腰腿，通经络"，宋代马丹阳著《十二穴主治杂病歌》中载："环跳在髀枢，侧卧屈足取。折腰莫能顾，冷风并湿痹。腿胯连腨痛，转侧重欷欺。若人针灸后，顷刻病消除。"居髎穴亦可以通利少阳经经气，此3穴相配伍可以很好地缓解臀部的疼痛，对于俯仰不能、转侧不利及痛连腰腿的患者，都可以明显改善症状。从解剖学上看，此组穴区有臀上、中、下皮神经、髂腹下神经、坐骨神经、臀上、下神经等，针刺可以消除局部炎症水肿，改善局部供血，调节神经功能，从而很好地缓解股外侧及臀部周围和下肢的疼痛或不适。谷世喆教授临床常3穴相伍，用于治疗股外侧皮神经炎、腰椎间盘突出引起的根性坐骨神经痛、梨状肌痉挛等引起的干性坐骨神经痛及偏瘫后遗症的运动障碍等。

　　针刺方法：患者取仰卧位，用3寸长针，局部常规消毒后，垂直刺入，快速穿过皮层，达到肌肉深部，行手法使局部有强烈的酸胀感，以出现向下肢走窜的麻电感为佳。

病案举例

杜某，女，54岁，2009年10月23日初诊。

腰腿疼痛，症见腰部空痛，向下连及臀部和双下肢，不耐久行久立，小腿酸胀疼痛右侧为甚，伴有足跟剧烈疼痛。306医院X片示：腰部骨质增生，椎管狭窄。因在他处推拿治疗不当，近日加重，患者行走翻身困难，需由家人搀扶，饮食睡眠尚可，脉弱尺甚。

经辨证后，穴位选用肾俞、大肠俞、臀三针、承扶、风市、委中、阳陵泉、绝骨、昆仑、太溪，同时结合补益肝肾，通络止痛的中药。针灸治疗 6 次后（2 周），症状大为改善，翻身、短路程行走已基本无困难。

2. 七神针

七神针是头部的四神聪、神庭及双侧本神所组成的穴组。

四神聪属经外奇穴，前后神聪位于督脉的循行线上，左右神聪紧邻膀胱经，神庭和本神分别隶属于督脉和足少阳胆经。督脉为阳脉之海，其循行上入络脑，而"脑为元神之府"，故刺激督脉的神庭及前后神聪可以通督调神，醒脑开窍，平衡阴阳，使神有所主。胆乃"中正之官，决断出焉"，而肝胆相表里，同属厥阴风木，因而本神穴有息风止痉、安神定志、疏肝利胆的作用。从穴位名称来看，均带有"神"字，顾名思义，该组穴位与人的精神情志及脑部的功能活动具有密切的关系。谷教授临床上常用七神针治疗原发性或继发性癫痫，取其安神定志，醒神开窍的作用。另外，同时针刺头部多个穴位，可以使气血、针感向头顶部汇聚，从而加强通畅督络、调节元神的作用。谷教授认为在适当的刺激量下，七神针能够很好地调节脑部的功能活动，可以抑制异常的脑电冲动的发放及扩散，减少癫痫发作的时间、频率，使癫痫维持在较稳定的状态。但谷教授也认为如果刺激量过大，有诱发异常脑电活动，引起癫痫发作的可能，故临床应密切观察，掌握好刺激量。

此外，谷教授也认为该组穴位对于长期紧张、压力、不良情绪等刺激造成的皮质下功能异常所引发的焦虑症、抑郁症等都有较好的调节精神情志，缓解压力的作用，同时配合心理疏导，可以明显改善患者的焦虑抑郁症状。与内关、神门、三阴交等穴位相配伍也可用于治疗严重的失眠患者。

针刺方法：患者仰卧或俯卧，四神聪针刺方向朝向百会，神庭及本神向后平刺 2~3 分，针至帽状腱膜下，行手法使局部有针感。

病案举例

王某，男，35岁，2008年7月25日初诊。

反复癫痫小发作1年。1年前因脑血管畸形行伽马刀手术，术后遗留有短暂性失神发作，每次持续5~10秒，发作前有恶心、头晕等先兆症状，近日发作频繁，来我处就诊。刻下见患者面色偏红，性情急躁，脉弦，舌质红，苔微腻。

经辨证，穴位选用七神针、印堂、风池、内关、膻中、天枢、阴陵泉、阳陵泉、丰隆、三阴交、太冲、膈俞、心俞、大椎（大椎穴用快针法，行刮针法使针感向上传导）。同时配合活血祛瘀化浊，通络醒神开窍中药。针刺治疗11次后（每周3次），症状较前缓解，发作频率减少、持续时间缩短。

3. "三部"穴

所谓"三部"穴，乃上部之膻中、中部之天枢、下部之关元3穴的简称，是谷世喆教授针灸临床中对患者进行整体调整时常用的穴位配伍组合。

膻中乃气会，为心包络经气聚集之处，是任脉、足太阴、足少阴、手太阳、手少阳经的交会穴。《灵枢·海论》曰："膻中者，为气之海。"膻中是宗气汇聚之处，八会穴之一的气会穴，主一身之气，是人体经气之所汇聚的场所，《素问》所云"百病生于气"，"气"与多种疾病的发生发展都有密切的联系，因此膻中穴对运行贯通周身的无形之气有很好的调节作用，可以治疗多种疾病，不论气虚，气滞或气逆之证，均可辨证使用。天枢穴位于脐旁2寸，属于足阳明胃经，《针灸六集·卷之二·开蒙集》曰："天枢，足阳明脉气所发，阳明居中土也，万物之母，五脏百骸莫不受其气而母之，故虚损者宜取天枢，刺而灼之可也。"《标幽赋》亦载："虚损天枢而可取。"天枢乃足阳明脉气所发，与后天之本密切相关，善于治疗虚损性疾病。《素问·六微旨大论》云："天枢以上，天气主之，天枢以下，地气主之，气交之分，人气从之，万物由之。"天枢位于上下腹的分界处，此乃天地阴阳交互转枢之界，是气机斡旋升降的枢纽，因而天枢穴具有补益虚损、交通上下、通达内外、升清降浊、协调阴阳的作用，不论寒、热、虚、实，均可选用。关元穴是任脉与足三阴经的交会穴，位于脐下 3 寸丹田之地，乃人身之元阴元阳，肾气之根的所藏之处，经云："脐下肾间之气，乃人之生命，十二经之根本"，刺之灸之可以激发生命活动的原动力，提高人体的正气。谷世喆教授经常膻中、天枢、关元 3 穴并用，尤其常用于病种较多，病情复杂，或者处于疾病的中后期邪气已不亢盛的患者，可以通达上下内外，疏通经络气血，协调阴阳平衡，具有良好的整体调节的作用。

针刺方法：患者取仰卧位，常规消毒后，膻中穴可向上或向下平次 0.6～0.8 寸，天枢和关元直刺 0.8～1 寸，行手法使局部有明显的针感。

病案举例

张某，女，54 岁，2009 年 10 月 7 日初诊。

主诉头晕、胸闷，2009 年 8 月安贞医院诊断为肥厚性梗阻型心肌病，症见头晕头涨、耳鸣，左侧为甚，胸闷气短、喘憋，活动后加重，全身乏力，西药服用美托洛尔，心率为 50～60 次/分，患者面色㿠白，纳可，二便可，睡眠较差，脉沉缓，舌淡红苔薄白。

辨证后，穴位选用百会、印堂、听宫、风池、内关、神门、中府、膻中、天枢、关元、足三里、三阴交、太溪、太冲、心俞、膈俞、肾俞。同时配合益气养血、滋补心肾中药。针刺治疗 18 次后（1 周 3 次），头晕、耳鸣、乏力症状明显改善，胸闷症状亦有改善。

4. 天窗

天窗穴属于手太阳小肠经，位于胸锁乳突肌后缘，平结喉。

在《足臂十一脉灸经》上，手太阳小肠经被命名为"肩脉"，因小肠经"出肩解，绕肩胛，交肩上"，其循行主要绕行肩膀，"经脉所过，主治所及"，故而天窗穴可以调节颈、肩周围、上肢的疾病。另外，谷教授还认为天窗穴对于颈椎病，尤其是神经根型颈椎病，有神经根刺激症状，引发上肢或手部麻木者，在常规取穴的同时，配伍天窗穴，对于麻木症状的改善，具有明显的疗效。谷教授从解剖的角度分析认为此处约相当于第4颈椎椎体的水平，是颈神经分布较为集中的部位，针刺此处，可以调节神经功能，改善肢体麻木的症状。

针刺方法：患者俯卧，常规消毒，针尖可朝向前下或椎体横突的方向，针刺0.8寸左右，注意此处，不可针刺过深。

病案举例

刘某，男，45岁，2007年9月19日初诊。

患者颈椎病数年，颈肩部沉重拘紧不适，右手尺侧三指麻木较甚，颈椎X线片显示生理曲度消失，骨质增生，C5～C6椎间孔轻度狭窄，同时伴有左下肢小腿无力，活动困难，天坛医院怀疑椎管内胶质瘤，舌质红，脉弦滑。

经辨证论治穴位选用百会、风池、天柱、大椎、天窗、手三里、曲池、小海、外关、后溪、合谷、中渚、肩中俞、肩外俞、肩井、阳陵泉、绝骨、太溪、丘墟，同时配合祛风通络，凉血养血中药。针灸治疗10次后（1周3次），颈项不舒明显好转，右手指麻木亦有明显改善。

5. 大椎

大椎位于颈后高骨第7颈椎棘突下，隶属于督脉。督脉为"阳脉之海"，统领一身之阳气，大椎为手足三阳与督脉之交会穴，乃一身阳气汇聚之处，因此大椎可以补阳，亦可清热。

谷世喆教授还认为：大椎穴能够很好地调节脑部的功能活动及精神神志，是治疗原发性和继发性癫痫的常用穴位之一。《难经·二十八难》载督脉之循行"起于下极之俞……上至风府，入属于脑"，而"脑为元神之府"，督脉之为病，"实则脊强，虚则头重"（《灵枢·经脉》）、"大人癫病，小儿风痫疾"（《脉经·平奇经八脉病》)。可见癫痫狂证的发生与督脉的异常密切相关，而大椎穴可以疏理督脉经气，具有祛瘀通络、安神定志的作用。另外，《素问》云："阳气者，精则养神，柔则养筋。"又曰："阴平阳秘，精神乃治。"《难经·二十难》曰："重阴者癫，重阳者狂。"可见只有阳气充足，运行条达通畅，并且阴阳平衡，阴平阳秘，才能维持人体正常的精神情志活动，而大椎穴可以振奋、宣通人体阳气，调节阳气的运行，从而很好地调整脑部的功能活动。因此大椎穴治疗癫痫等精神情志疾病具有很好的临床疗效。另外，《针灸大成》载大椎亦名"百劳"，是治疗虚劳证的要穴。《素问·生气通天论》曰："阳气者，如天与日，失其所则折寿而不彰。"可见阳气对于维持人体正常生命活动的重要性，而大椎穴可以激发阳气，温煦脏腑，具有扶正祛邪的作用，可用于治疗虚损性疾病。从西医学的角度来说，谷世喆教授认为大椎穴可以很好地调节人体的免疫功能，临床上常用大椎穴治疗免疫力低下体弱多病之人，以及免疫功能失调所引发的多种免疫性疾病，如类风湿性关节炎、白塞氏综合征等。

针刺方法：患者俯卧，常规消毒后，直刺 1～1.2 寸，针尖不超过硬脊膜，行手法以患者局部有针感为度，并行刮针法使针感向上、下传导为佳。

病案举例

董某，男，17 岁，2009 年 10 月 5 日初诊。

反复口腔溃疡伴左下肢红色结节 4 年余，2009 年 8 月协和医院确诊为"白塞氏综合征"，症见口腔黏膜 2 个溃疡，舌体溃疡 1 个，阴囊溃疡 1 个，左下肢散在暗红色结节红斑，质硬，压痛明显，皮肤温度较高，部分汇连成片，伴有肢体肿胀，活动不利，寐差，纳尚可，脉弦细，舌胖大有齿痕，质嫩少苔。

辨证后穴位选用百会、廉泉、风池、曲池、肩井、大椎、心俞、膈俞、肝俞、肾俞、大肠俞、阴陵泉、足三里、三阴交、太溪、丘墟、绝骨，同时在面积较大的结节处配合围刺，同时结合清利湿热，调补肝肾的中药。针灸治疗5次后（1周3次），口腔、阴囊溃疡已消，继续治疗16次后（1个多月），未有新溃疡出现，同时，左下肢结节红斑明显消退，颜色转淡，已无压痛。

6. 肩井

肩井为手足少阳、阳明经、阳维脉的交会穴，位于大椎与肩峰之间。肩井隶属于胆经，"经脉所过，主治所及"，因此，肩井不仅可以缓解颈肩部的拘紧不适，还可以治疗偏头痛、躯干肢体转侧不利等少阳经病症。

谷世喆教授认为：肝胆互为表里，二者同属厥阴风木，性喜条达而恶抑郁，肩井穴可利少阳经经气，功擅和解疏通，故针刺肩井可以疏散少阳风火之邪，具有行气解郁、疏肝利胆的作用，谷教授临床上常用来治疗郁闷不舒、情志不畅、急躁易怒等肝气郁结，少阳枢机不利的患者。另外，肩井位于人体躯干的高处，针刺肩井有"高屋建瓴"之势，可以通达少阳经气而行气活血，可调畅一身之气血，具有疏经活络、行滞散结的作用，对于女子月经不调的患者有较好的疗效。而肩井亦属阳明，阳明经循面过乳，肩井穴也可以清泻阳明火热，治疗阳明热结的痤疮及各种乳房结块等。

针刺方法：患者仰卧或俯卧位，常规消毒后，向颈部方向或外下方斜刺0.8~1寸，不可针刺过深或向前下方深刺，以免损伤肺尖，造成气胸。

病案举例

张某，女，29岁，2009年10月5日初诊。

面部反复发作过敏性痒疹3~4年。面部曾长期应用激素类药膏，患者自认工作压力较大、劳累或情绪激动着急时会明显诱发，此次发作于2周前。症见面部丘疹连成发片，基底部弥漫潮红，以眉间、眼睑、鼻部双颊较重，伴有轻度皮肤增厚角化，颜面部虚水肿胀，瘙痒较甚，搔后滋水，患者自觉面部有干涩感，四肢亦有少量散在性红色丘疹，饮食尚可，寐差烦躁，舌胖大，质红苔中部暗黄微腻，脉细略数。

经辨证论治，穴位选用百会、风池、肩井、印堂、四白、曲池、外关、合谷、血海、阴陵泉、足三里、丰隆、蠡沟、三阴交、太冲、丘墟。同时配合清热凉血、利湿止痒的中药。针灸治疗14次后（1周3次），症状明显改善，患者面部明显好转，期间虽仍有再发，但发作的程度，以及伴随症状均较治疗前减轻。

笔者有幸在谷教授的指导下，学习体会其常用穴位经验，谷教授注重经络辨证，重视对病人的整体调整，临床上取穴精简，选穴灵活，疗效突出。

十八、浅谈名医名家之用黄芪

薛　娜

黄芪始载于《神农本草经》，曰："黄芪主痈疽、久败疮，排脓止痛，大风癞疾，五痔鼠瘘。补虚，小儿百病。"黄芪功擅补气，是临床上极为常用的一味中药，广泛应用于各科疾病。清代名医黄宫绣赞其曰："黄芪，为补气诸药之最，是以有芪之称。"历代医家对黄芪爱不释手，临床应用中尽显黄芪之功效，不同医家理论渊薮不同，对黄芪的理解应用亦不相同，本文选取有代表意义的医家对其应用黄芪的理论、经验进行简要论述，以期能对同道有所帮助。

1. 张仲景之用黄芪

汉代张仲景之《伤寒杂病论》乃方书之祖，其遣方用药，配伍精良，疗效突出，书中用黄芪者凡 8 处，其中黄芪建中汤治疗虚劳里急，诸不足之证，黄芪补中气之虚；黄芪桂枝五物汤治疗血痹，除肌表之风湿，黄芪有扶正蠲痹之功；其余 6 处如防己茯苓汤、三黄汤、防己黄芪汤、乌头汤、黄芪芍药苦酒汤、桂枝加黄芪汤皆可看作治肌表水湿之剂，其功能各有偏重。细观仲景之用黄芪，不外乎补脾胃中焦之气以治虚，补肌腠卫表之气以通阳除痹，益气固表以治肌表水湿三大法，其创立的黄芪建中汤、黄芪桂枝五物汤、防己黄芪汤对于现今治疗虚劳、痹证、水肿等证都有良好的指导意义。

对仲景经方颇有研究的医家黄煌先生在《张仲景 50 味药证》一书中，对黄芪的应用做了深刻的阐述，他把临床上适合应用黄芪的一系列病症归纳为"黄芪证"，而易出现黄芪证的人称之为"黄芪体质"，此种人的特征可归纳如下：①面色不华：其面色黄白或黄红隐隐，或黄暗，缺乏光泽；②肌肉无力：其肌肉松软，呈水肿貌，腹壁软弱无力；③易患病：平时畏风，易汗出，遇冷风易患病，或鼻塞，或咳喘，或感冒，易于水肿，特别是足肿；④大便稀溏，不成形，或先干后溏；⑤舌质淡胖，舌苔润，这也是黄芪的临床应用指征。临床上但凡出现此类症状，即可酌情使用黄芪。

2. 李东垣之用黄芪

金元四大医家之一的李东垣为脾胃派之鼻祖，他认为"内伤脾胃，百病由生"，对于疾病的治疗擅长补益脾胃之法，著有《脾胃论》《内外伤辨惑论》《兰室秘藏》等书。东垣独创"阴火"学说，认为"阴火"的生成源于"脾胃不足，荣气下流而乘肝肾""脾胃之气下流，使谷气不得升浮……下流于肾，阴火得以乘其土位"，故而成阴火上冲"蒸蒸而燥热"之证，其本质乃脾胃气虚，元气不足，阴火不能降藏于肾间而上潜，故治疗应以脾胃阳气虚为根本，以升发脾胃阳气为治则，东垣独创"益胃升阳"之法，以甘温之剂补益脾胃，升发阳气，达到"阴火"降藏，除热的目的，从而创立了治疗源于脾胃之虚的内伤发热之法——甘温除热。在此理论基础上，东垣在"益气升阳"时，对黄芪尤为重视，他认为："脾胃一虚，肺气先绝，必用黄芪温分肉，益皮毛，实腠理，不令汗出，以益元气而补三焦。"而黄芪既可补中焦脾胃之元气，以绝阴火化生之源，又可补肺之元气，以断阴火上乘之路，故方中多重用黄芪，以黄芪为君，甘温补中，更佐升麻、白术、炙甘草，补益脾胃以退阴火，其中补中益气汤、升阳益胃汤、升阳散火汤、当归补血汤均是甘温除热的典型代表。

3. 王清任之用黄芪

清代名医王清任是活血化瘀派的代表医家，他对医学上的贡献，一是纠正了古人对脏腑解剖和某些生理功能的错误认识；另外就是对气血的理论做了新的发挥。王氏根据自己的临床实践经验，对中医学中的气血理论做了进一步的阐述。他认为"气"和"血"是人体中的重要物质，认为："治病之要诀，在明白气血，无论外感内伤……所伤者无非气血。""能使周身之气通而不滞，血活而不瘀，气通血活，何患疾病不除。"对于血瘀证的病因病机，王氏在《黄帝内经》的基础上有了新的发展，他认为血瘀与气虚有密切关系，"元气既虚，必不能达于血管，血管无气，必停留而瘀"，创立了"气虚血瘀"的观点，在治疗此类疾病的立法处方中提出补气活血，逐瘀活血2个治疗原则，将补气和逐瘀之法相结合应用于临床，是王氏瘀血理论的一大创新。而补气药中，王氏尤以黄芪为主药，在其医著《医林改错》中共载33方，其中用黄芪者11方，占1/3，平均每方用量近90g，用量最大为250g，最小为25g，不论危急重症，补气治本，痘疹诸证皆应用黄芪，其善用黄芪的程度可见一斑。在其理论思想指导下创立的补阳还五汤，补气活血化瘀，治疗中风之半身不遂具有气虚血瘀征象者，其重用黄芪至200g，佐以化瘀通络之品，至今疗效突出，仍为现代医家所习用。

4. 张锡纯之用黄芪

盐山张锡纯为近代著名的中西医汇通派大师，他熟通医理，辨证严谨，疗效卓著，对药性的认识尤能独辟新义，发前人之未发。在《医学衷中参西录》药物解黄芪篇中，张氏对黄芪做了精辟的论述，总结归纳张氏应用黄芪的理论如下：

①张氏"大气下陷"学说是应用黄芪的重要理论基础，他认为大气"充满胸中，以司肺呼吸之气也"，并能"撑持全身，为诸气之纲领"。若"大气虚而欲陷"，则可出现气短、满闷怔忡、小便不利等症，甚至"凶危立见"，而"黄芪，能补气，兼能升气，善治胸中大气（即宗气）下陷"，对于大气下陷之心中怔忡、脱汗诸症，皆可应用以益气升陷。

②张氏也独创新说，提出肝虚之证，认为左脉微弱，左半身不及右半身，临卧不敢向左侧，乃是肝虚之明证，并认为"肝属木而应春令，其气温而性喜条达，黄芪之性温而上升，以之补肝原有同气相求之妙用"，故强调补肝要重用黄芪，"愚自临床以来，凡遇肝气虚弱不能条达，用一切补肝之药皆不效，重用黄芪为主，而少佐以理气之品，服之复杯即见效验"。

③"黄芪滋阴"之说，亦属张锡纯首倡，他曾说："黄芪，不但能补气，用之得当，又能滋阴。"常将黄芪与知母相配益肺滋肾，认为："盖虚劳者多损肾，黄芪能大补肺气以益肾水之上源，使气旺自能生水，而知母又能大滋肺中阴液，俾阴阳不知偏盛，而生水之功益著也。"二者并用，具有"阳升阴应，云行雨施之妙"。

其他如黄芪固崩止带、主旧败疮、治疗肢体之痿废等，张氏亦具有独到的特色，值得后世医家研究学习，兹不赘述。

5. 朱良春之用黄芪

现代名医朱良春教授，对于黄芪的应用不腻于古人，更结合现代临床，对黄芪的应用具有独到的见解，主要体现在其对慢性肾炎的证治上，朱老临证应用黄芪时，常与地龙相配治疗慢性肾炎，黄芪每日用 30～60g，地龙每日用 10～15g。朱老认为"慢肾"的发生属气、血、水相互影响，最终导致气虚水病，络脉瘀阻，故益气利水化瘀为治疗的根本方法，朱老以黄芪为补气的主药，认为其能充养大气，调整肺脾肾三脏的功能，提高机体免疫力，同时兼有利水的作用，化瘀则以地龙为要品，认为其能走窜通络，利尿降压。在辨证论治的前提下，朱老常以二药为主组成方剂，具有消退水肿、降低血压，使蛋白转阴的效果，朱老以大剂量黄芪治疗慢性肾炎的经验值得学习与借鉴。另外，朱老也常用生黄芪 20～30g，莪术 6～10g 配伍为主，治疗慢性萎缩性胃炎、消化性溃疡、肝脾肿大及肝或胰癌肿患者，认为二者相合颇能改善病灶的血液循环和新陈代谢，以使某些溃疡、炎性病灶消失，肝脾缩小，甚至使癌症患者病情好转，延长存活期。朱老临床具体运用这二味药物时，根据辨证施治原则，灵活掌握其剂量配伍，若以益气为主，黄芪可用至 30～60g，也可酌情佐以党参或太子参。

6. 邓铁涛之用黄芪

临床大家邓铁涛教授对于黄芪的应用堪称一绝，尤其体现在重症肌无力的临床证治上。他认为重症肌无力与脾虚有关，但又与东垣所论之一般的中气虚损不同，而是因虚致损，其病机实为脾胃虚损，关乎五脏，脾胃虚损可进一步累及他脏；而脾胃为气血生化之源，五脏六腑受其濡养，故邓教授认为重症肌无力的治疗要以补脾益气贯穿治疗的始终。并且重症肌无力在其疾病发展过程中出现的眼睑下垂、吞咽困难、呼吸无力、全身无力等症状与中医气虚下陷理论相符合，而中药黄芪具有益气升阳举陷之功，因此重用黄芪健脾益气，升阳举陷治疗重症肌无力是其重要临床心法之一，其研制的治疗重症肌无力的专方强肌健力饮，其中黄芪重用至 60 ~ 120g。

重用黄芪治疗气虚痰浊型高血压，是邓铁涛教授的又一临床创新。与临床上较常见的肝阳上亢型高血压不同，若痰浊内蒙，气虚不化，清阳不升，亦可引起高血压，此时邓氏常用黄芪合温胆汤进行治疗，且此时黄芪的用量必用至 30g 以上，同时可加潜阳镇坠之品。

与张锡纯认为黄芪之升补，尤善治流产、崩漏和带下不同，邓氏经验认为，重用黄芪可下死胎。邓氏曾治胎死腹中之患者，经辨证，借用王清任治难产之加味开骨散，重用黄芪 120g，外加针灸，一剂而死胎产下。另外，对于黄芪使用的指征，邓氏认为舌淡有齿印，脉虚大或寸部弱，再参察有否其他气虚之证，便可考虑使用。

7. 谷世喆之用黄芪

谷世喆教授临证 40 多年，善于针药结合治疗多种疑难杂症，用药信手拈来，疗效突出，临床上善于应用黄芪治疗多种疾病。谷教授宗《神农本草经》之旨，认为黄芪尤善补气，具有益气升阳、固表止汗、利水消肿、生肌敛疮的作用，临床上如若配伍应用得当，则效如浮鼓，疗疾于顷刻。

正如《本经逢原》中所载："黄芪同人参则益气，同当归则补血，同白术防风则运脾湿，同防己防风则祛风湿，同桂枝附子则治卫虚亡阳汗不止，为腠理开阖之总司。"谷世喆教授认为黄芪与不同的药物配伍，可以产生不同的功效，与当归相配有益气生血的作用，可用于治劳倦内伤、血虚发热、诸虚不足之证；与升麻相配能升阳举陷，对于治气虚下陷所致的崩漏、脱肛、子宫脱垂等症有良效。黄芪与防风相配可散中寓补、补中兼疏，用于气虚受风、表虚自汗等症有良效。黄芪与桂枝合用有益气通脉、温经和血的功效，可治疗营卫不足、肌肉痹痛、肢体麻木等症。

"中医不传之秘在剂量"，谷教授认为黄芪的用量与其疗效有密切的关系，对于一般病症，用量 10 ~ 15g 即可，若用于益气升阳，补气活血，非大量不足以疗疾，临床可用至 30 ~ 60g 甚至更多，对于气虚血瘀之半身不遂的病人，若伴有高血压，为防大剂量黄芪有益气升阳升压之弊，可按阶梯疗法，逐渐增加剂量。用于老年性皮肤病，谷老师常用炙黄芪配伍大黄等外洗，对润皮生肌有益。

朱丹溪说："黄芪补元气，肥白而多汗者为宜；若面黑形实而瘦者服之，令人胸满，宜以三拗汤泻之。"谷教授认为虽然黄芪具有益气健脾的功效，但临床亦应辨证应用，若滥用补药，反生弊端，切中病机，方能防病治病。对于阴虚有热，热实积滞，积滞痞满者应当慎用。

病案举例

患者刘某，女，38 岁，2010 年 6 月 7 日初诊。患者 2009 年 11 月 18 日突发脑梗死，经西医康复治疗至今已半年，刻下左侧半身肢体活动不利，上下肢近端肌力 Ⅳ（−），远端肌力 Ⅲ。患者面色㿠白虚浮，精神抑郁，可清晰对答，自觉乏力短气，偶有头晕，纳可，大便不畅，小便自调，眠多不易醒，舌胖大质淡暗，脉尺弱，血压 90/50mmHg。处方如下：

炙黄芪 50g	川 芎 10g	桔 梗 10g	法半夏 10g
当 归 10g	熟地黄 12g	赤 芍 10g	白 芍 10g
天 麻 10g	全 蝎 10g	蜈 蚣 1 条	水 蛭 10g
茯 苓 10g	升 麻 6g	葛 根 10g	薏苡仁 10g
益智仁 10g	鸡内金 30g		

服上药 20 余剂后，患者乏力大减，精神明显好转，至今仍在调理中。观患者诸症，属气虚血瘀之象，故采用补阳还五汤之法益气活血通络，方中重用黄芪至 50g，并与升麻、葛根相配益气升阳升压，亦可使阳气振奋，温养脑窍，与川芎、当归等养血

活血药相配益气活血通络，并与诸通络药相伍，共收益气化瘀通络之功。

十九、谷世喆针药结合治疗面瘫经验撷菁

王　浩

[作者简介] 王浩，男，本科，北京中医药大学09中医教改实验班，谷世喆教授侍诊学生。

谷教授治学严谨，医术精湛，学验俱丰。笔者有幸侍诊左右，现将谷教授治疗面瘫经验简介如下：

1. 病因病机

面瘫，属于中医"口眼歪斜""吊线风""口僻"范畴，散发于四季，以冬春之交为多见。若施治不当，迁延日久，易造成面肌抽搐痉挛，进而影响健康及面容。面瘫在古籍中早有记载，《黄帝内经》云："足之阳明，手之太阳，筋急则口目为僻……急者，目不合，热则筋纵，目不开。"结合古代文献及长期的临床观察，谷教授认为，面瘫多为阳明、少阳经脉络空虚，卫气不能固护肌表，风邪乘虚而入中经络，以致于面部筋脉失于濡润滋养，肌肉纵缓不收而发病。

2. 辨治经验

（1）针药结合，汤药攻其内，针灸攻其外

谷教授在临床治疗面瘫中，推崇孙思邈《千金翼方》所说："若针而不灸，非良医也，针灸而不药，药而不灸，亦非良医也。知针知药，固是良医。"谷教授指出：针灸一般长于疏通经脉气血，取效较快；中药一般长于调和气血阴阳，取效和缓而持久。以药辅针则十二经气血通畅后而持久，以针辅药则治疗直接而迅

速。谷师在治疗面瘫时常用中药调理脏腑功能，以治疾病之本；针灸循经取穴，以治疾病之标。在治疗面瘫的临床实践中，他以众多病例对针药结合观点进行了很好诠释。

谷教授凡是遇到初次发病、面瘫急性期发作者，首先针刺，以针刺取效立竿见影，顿挫病势之猛烈。在病邪亢盛而正气不足之时，如老年患者或素体虚弱的病人，先针面部穴位，以求得病势缓解，再予以牵正散、补中益气汤、附子理中汤等汤药，进行脏腑功能的调节，针药结合，使病势得以控制。

（2）重视经筋理论在面瘫治疗中的应用

谷教授认为十二经筋是经络系统的重要组成部分，是中医基础理论的核心基础之一，尤其是在面瘫的诊断和治疗中具有重要意义。正如《素问·痿论》所说："宗筋主束骨而利机关也。"经筋是在经脉以外，但与十二经脉有密切联系的筋肉组织，在某些方面则起到了补充经脉不足的作用，扩大了经络的主治范围。

十二经筋就是十二条力线系统，当这些力线群牵拉力超过正常生理的耐受程度就会造成病理损害，并作用于其两端的应力点，便可导致应力点发生病理性的经筋结聚，表现为疼痛、局部条索、结节等。而后由点到线，再由线到面，再由点、线、面的一维到多维化演进，最后导致经筋病变的形成。谷教授认为面瘫就属于经筋疾患的一种，治疗面瘫主张根据经筋理论进行治疗，除面部常用穴位外还根据："手阳明之筋……其支者，上颊，结于𬱟……上左角，络头"，"足阳明之筋……上颈，上夹口，结于𬱟……其支者，从颊结于耳前"，手太阳经筋"上颌，结于角"的经筋理论，针刺手三里、合谷或三间、足三里、颧髎，以及颞部的头维、悬颅、悬厘、颔厌等穴。

（3）选穴精当，善用透刺

谷教授临床治疗面瘫擅用透刺。透刺法能够增强刺激量，针感容易扩散、传导，能起到分刺两穴所不能起的作用。对于沟通表里经络、临近经络等有较好的临床效果。

谷教授在治疗上针刺以患侧为主，健侧为辅。患侧通常选取阳白、印堂、太阳、头维透颔厌、四白、牵正、地仓透颊车、人中等穴位；健侧选取四白、牵正、合谷、太冲等穴。根据辨证随证配穴：额纹消失者加丝竹空透阳白；人中沟斜向健侧者，由人中向听会方向刺等。临床常用透刺有：地仓透颊车、攒竹透鱼腰、头维透颔厌、迎香透上迎香等，使气至病所，更好地激发经脉之气，从而达到疏调三阳经脉、恢复经脉功能的作用。

（4）注重特点，分期施治

谷教授以祛风通络为大法，结合现代医学周围性面瘫的分期将面瘫分为急性期、稳定期、后遗症期三期，且在不同时期选取不同穴位，采取不同刺法，配合不同的药物，效果显著。

急性期即发病的 1~7 天。患者发病伊始，邪气较盛，且病情呈进行性加重。病位表浅，在表在络。谷教授认为急性期是针灸治疗面瘫的最佳时期，治疗以毫针浅刺络脉为主，取穴不宜过多，手法不宜过重，留针 25 分钟左右即可，不要强求针感，以免损伤患者的正气。一般选取下关、翳风、地仓、颊车、阳白，针刺不宜过深。同时重视远道取穴，对下肢足三里、三阴交、太冲等穴位施术，尽量使针感上传、扩散。配合中药治疗：金银花 15g，连翘 15g，杭菊花 15g，白芍 10g，全蝎 10g，僵蚕 10g，防风 10g，荆芥 10g，甘草 10g。水煎服。

稳定期即发病的 8 天~6 个月。患者病情已处于稳定状态，外感症状已基本缓解，谷教授在稳定期治疗以驱风祛邪，通经活络法为主。强调面部穴位的选用及刺激量的改变，多用透刺。如透刺丝竹空，沿眉梢平刺 0.5~0.8 寸，取迎香沿鼻唇沟斜刺 0.5寸，以及颊车透地仓、攒竹透鱼腰等。以改善面部的血液循环，促进面神经、肌肉功能的恢复。稳定期宜延长留针时间，针刺治疗宜少针深刺，以疏通、调和经络气血，促使经络功能恢复正常。

同时配合汤药口服,以牵正散加味为主:全蝎 10g,白附子 10g,僵蚕 10g,防风 10g,生黄芪 30g,甘草 10g,白芍 10g。水煎服。

后遗症期指患者发病 6 个月以上。多因患者长时间失治、误治引起,抑或患者素体虚弱、病情缠绵难治,导致正气更加亏虚。患者表现为面部无力、麻木、畏风甚至面部水肿、面肌痉挛等症状。谷教授在治疗上以扶正化痰、祛瘀通络为法,强调双侧取穴,激发正气,驱邪外出,刺激量减小,以防出现面肌痉挛及倒错现象。中药治疗予以:芍药 20g,木瓜 10g,钩藤 10g,天麻 10g,红花 10g,桃仁 10g,全蝎 10g,蜈蚣 10g,威灵仙 10g,丹参 15g,白附子 10g,炙黄芪 30g,当归 10g,甘草 10g。水煎服。活血祛瘀、解痉通络以改善患侧的面肌痉挛症状,促进面瘫逐渐恢复至正常。

3. 病案举例

张某,女,65 岁。2011 年 11 月初诊。

主诉:左眼闭合不全,口角右歪 4 天。

现病史:4 天前郊游,感受风邪,回家后感觉头痛,鼻流清涕,微发热,恶寒肢冷,翌日漱口时发现口角渗水,左眼不能闭合,左口角下垂,流涎,鼓腮露气,左口眼歪斜,不能皱眉,额纹消失,左面部时有痉挛。进食时食物滞留左颊内,二便正常。寐可。诊脉弦紧,舌质红苔薄黄。

诊断:风寒犯络,邪中经络之面瘫。

治法:扶正除邪,温经散寒。

取穴:选取左翳风,以 2.0~2.5 寸毫针深刺,深度达 2 寸左右,快速捻转提插,幅度不宜过大,1~2 分钟,使患者有强烈的麻胀感;左颊车,牵正以平补平泻法捻转;透刺选取阳白透刺丝竹空,四白透地仓;配穴选取左内精明,左攒竹,人中穴;远道取穴为双合谷,双足三里,双三阴交,双太冲。每次留针 25 分钟。留针间可行针(捻转法),人中穴用快针法治疗。

中药处方：

白附子 6g	川 芎 12g	地 龙 10g	全 蝎 10g
赤 芍 10g	白 芍 10g	白僵蚕 10g	茯 苓 10g
醋柴胡 10g	法半夏 10g	炙甘草 10g	桔 梗 10g
炒白术 10g	桂 枝 10g	白 芷 10g	当 归 10g
天 麻 10g	金银花 30g	连 翘 30g	

水煎服，10 剂。

该患者针 2 次后左侧眼眉即可抬高，面部不适改善，针 5 次后口眼歪斜症候群基本消失，继针 3 次，临床痊愈。1 个月后随访复查，面瘫愈。

二十、针药结合治疗自发过敏性皮炎伴湿疹 1 例

陈云华

［作者简介］陈云华，副教授，博士，北京城市学院生物医药学部中药专业主任。

谷世喆教授治学严谨，医术精湛，擅长针药结合治疗多种疑难杂症。笔者有幸侍诊，受益匪浅。现将谷世喆教授针药结合治疗自发过敏性皮炎伴湿疹 1 例报道如下，以供同道交流学习。

患者孙某，女，2009 年 10 月 16 日初诊。

主诉：皮疹伴瘙痒 1 周。

现病史：患者 1 周前无明显诱因右手食指、双耳出现数个芝麻大小透明水疱，剧烈瘙痒，搔破后流水，四肢有少量散在红色丘疹，复因感寒后皮疹明显加重，颈面部、躯干、四肢等多处出现红色片状丘疹，瘙痒明显，协和医院诊断为"湿疹、自发性过敏性皮炎"，经开瑞坦、泼尼松治疗后无效，遂来我处就诊。刻

下症见：右侧面部呈局限性片状暗红色，水肿明显，双耳暗红、肿胀脱皮伴有瘙痒；颈部、右手背面、腕关节、左侧上臂，均分布有密集粟粒样的红色丘疹，基底部弥漫潮红，与正常皮肤界限清楚，患处有灼热感，瘙痒剧烈，搔抓后成片状浸淫，渗液不甚显著，双下肢内侧亦有少量散在红色粟粒样丘疹。寐差，饮食二便尚可，月经白带正常，平素恶热喜凉，舌质红，边尖甚，苔中部略黄腻，脉数小滑。

既往患者乃过敏体质，其母有反复荨麻疹病史。否认近期服用抗生素等药物，否认近期异物接触史。

西医诊断：湿疹、自发过敏性皮炎。

中医诊断：痒疹，证属风邪袭表，营血内热，兼有湿滞。

治则：清热凉血，疏风止痒，佐以祛湿。

①中药处方：大生地黄30g，羚羊粉0.3g（冲），赤芍10g，白芍10g，牡丹皮10g，浮萍10g，土茯苓30g，川芎10g，黄芩10g，黄连10g，牛蒡子10g，杏仁10g，荆芥6g，薄荷6g（后下），车前子10g。7剂。水煎服，日2服。

②针灸处方：印堂、四白、曲池、外关、合谷、天枢、血海、阴陵泉、丰隆、蠡沟、三阴交、太冲、八风、八邪，对颈部、下肢面积较大的片状皮疹区进行围刺。局部常规消毒后，选用0.3mm×40mm毫针快速刺入穴位，得气后采用平补平泻手法，每隔10分钟行针1次，以捻转手法为主，留针30分钟，配合大椎与双侧耳尖放血交替使用。

二诊：10月19日。针刺治疗1次后，症状改善不明显，诊见右前臂，左上臂浸淫面扩大，双下肢皮肤大片弥漫红色粟粒样丘疹，突起不明显，有轻度糜烂渗液，患者瘙痒较重，夜不能寐，舌脉同前。针刺治疗同前，并嘱咐患者可用药渣煮水外擦瘙痒明显的部位。

三诊：10月23日。针刺治疗3次后，面部暗红色肿胀已减，皮疹面积未见扩大，皮疹充血、瘙痒减轻，部分已有结痂、色素沉着。舌质红已减，苔黄腻亦有好转。效不更方，故针刺治疗基本同前。药物服用完毕，因患者症状明显好转，且不方便存药，遂停汤药，仅行针刺治疗。

四诊：10月26日。针刺治疗4次后，面部、耳郭、颈部已基本恢复正常，四肢皮疹红色浸淫明显减退，遗留有黄褐色色素沉着，伴有表层皮肤轻度增厚，触之有粗糙感，瘙痒已消，患者自觉皮肤有轻微干涩感，舌质微红尖较甚，苔微腻。针刺增加气海、足三里。

五诊：10月30日。针刺治疗6次后，患者皮肤色素沉着已基本消退，肤色随脱屑恢复正常，嘱其平时注意饮食，慎用抗生素、解热镇痛药等药物。患者至今病情未复发，仍在随访中。

讨论：中医学认为本病的发生多因先天禀赋不足，后天饮食失节（洁），脾胃受伤，湿热内生，或心火炽盛，复感风、寒、湿邪，内外两邪相搏，郁于皮毛腠理而发病。谷教授认为皮肤病的发生，乃是内外因共同作用的结果，本例患者是过敏性体质之人，平素恶热喜凉，属阳热偏亢，复因外感，皮疹瘙痒明显加重，此乃内外之邪搏结而发。谷教授治疗本病时主张应兼顾内外，在内应清热凉血解毒，在外则疏风散邪止痒，达到"病在外者不使其邪内入，病在里者必令其邪外出"，如此则里热可清，外邪可解，疾病可愈。

谷教授治疗热盛的瘙痒性皮肤病时，善用犀角地黄汤加减以清热凉血和营，取"治风先治血，血行风自灭"之意（谷教授习用羚羊角粉以代替）。方中在犀角地黄汤的基础上佐以白芍、川芎以加强凉血行血之力，使营血调畅；浮萍、牛蒡子、杏仁、荆芥、薄荷其质轻清，功善疏风祛邪以止痒；土茯苓、车前子利湿浊；黄连、黄芩既可清热，又可燥湿，诸药配伍，共奏清热凉血、疏风散邪之功，使热退湿去，风邪消散，故疾病转愈。

针灸治疗中，本例因外有风邪，内有蕴热，故谷教授主张针刺时应以浅刺为主，以发表散邪。其中印堂可镇静安神，去除患者因瘙痒引起的烦躁，四白改善面部的气血运行，促进肿胀的消退。"阳明多气多血"，其病多热，故用曲池、合谷清泻阳明火热，外关、太冲以疏风散邪，合谷、太冲相配有"开四关"之意，以调畅气血运行；天枢为大肠募穴，升清降浊；血海、三阴交养血活血，亦有"治风先治血，血行风自灭"之意，阴陵泉、丰隆淡渗利湿化浊，蠡沟、八风、八邪散风止痒，同时配合皮疹局部围刺，可促进其恢复。后期外邪渐退，可适当加气海、足三里益气养血，提高机体正气。

二十一、中下焦俞募穴与相应脏腑特异性联系通路的荧光双标法研究

童晨光

［**作者简介**］童晨光，男，中国中医科学院西苑医院，谷世喆教授硕士研究生。

1. 文献研究

通过对古今文献的查阅整理发现：①经络功能的整体性和多样性决定了其结构的复杂性，经络的功能绝不是某种单一的因素所能实现的，因而也不可能把它的物质基础想得过分简单。②许多实验证据都说明神经是经络的重要组成部分之一。③经穴－脏腑相关是经络学说的核心内容之一，是指导中医诊断和治疗的重要理论基础，是沟通经络基础和临床的纽带，所以也是当前经络研究的重点内容之一。④许多学者的研究表明，经穴－脏腑相关与神经节段有着密切关系。⑤研究表明，来自体表和内脏

的信息可在脊神经节及从脊髓到大脑皮层的各级中枢发生汇聚。⑥俞募穴与脏腑有着极为密切的关系，不论古今临床都大量应用俞募穴诊断和治疗疾病，俞募配穴亦是有效的常用配穴法。俞募穴的分布与神经节段有密切关系。⑦目前对气街的研究很少。气街的分布是横贯脏腑经络，前后相接，按横向的形式将脏腑与其在体表的相应部位紧密联系在一起。气街的存在，为俞募穴与脏腑的联系及其临床应用提供了经络学理论依据。⑧通过对古今应用俞募穴情况的对比，发现现代一些俞募穴的使用在逐渐萎缩。由此便产生了从形态学研究俞募穴与相应脏腑神经联系途径的实验构想。这一形态学结果很可能就是临床应用俞募穴治疗脏腑病的理论基础；是气街的实质部位；是穴位功能具有相对特异性的重要依据；还可能解释一些经络现象。

2. 实验研究

实验对中下焦除三焦俞、石门以外的 8 对俞募穴及 2 个非穴点进行研究，分背俞穴 – 脏腑组、腹募穴 – 脏腑组和非穴点 – 胃组。采用荧光素双标记法，取健康成年 Wister 大鼠，将 PI（碘化丙定）按组分别注入背俞穴、腹募穴或非穴点，存活 36 小时后，分别于相应脏腑包膜下注入 Bb（双苯甲亚胺），继续存活 12 小时，再次麻醉，经心脏和升主动脉灌注固定，根据脏腑位置取相应脊神经节若干，置入含 15% 蔗糖的磷酸缓冲液中，直至完全下沉。用恒冷箱切片机连续切片，片厚 40μm，收集每个脊神经节的所有切片，直接融裱于载玻片上，室温快速吹干，即刻在荧光显微镜下观察，计数荧光素标记细胞，有选择摄片。结果在对肝俞募穴、脾俞募穴、胃俞募穴、大肠俞募穴、小肠俞募穴及肾俞募穴与相应脏腑联系的研究中，实验都比较成功，分别在相同或邻近神经节段的脊神经节内观察到 PI 单标记、Bb 单标记及 PI-Bb 双标记细胞的存在。各组标记细胞均呈圆形或椭圆形，大小不一，多为中小型。PI 单标记、Bb 单标记细胞和 PI-Bb 双标记细胞之间的形态大小未见明显差异，但其数量有所不同。至于胆俞募穴与胆和膀胱俞募穴与膀胱联系的研究，则由于不同原因出现一些问题，但这不会影响整体结论的得出。

3. 分析与讨论

根据实验结果可以得出以下结论：①中下焦俞募穴与其相应脏腑之间存在特异性联系通路，此通路就是相同或相近节段的传入神经，并在脊神经节进行整合。②这种广泛存在的俞募穴 – 脊神经节 – 脏腑的联系途径是俞募穴与其相应脏腑相关的形态学基础之一，也是中医学气街（腹气街）的实质部位之一。③脊神经汇聚神经元和周围突分支的存在为穴位特异性调节的外周机制和穴位功能的相对特异性提供了形态学依据。④现代一些俞募穴的使用在逐渐萎缩的原因，很大程度上是因为对俞募穴与相应脏腑之间特异性通路的认识程度不够。

本课题为临床运用气街理论治疗相关脏腑病提供了可靠的理论和实验依据。

二十二、循经远端选穴配合运动疗法治疗肩手综合征的临床研究

史术峰

［**作者简介**］史术锋，男，博士，北京中医药大学第三附属医院康复科副主任、副主任医师。谷世喆教授博士后流动站博士。

肩手综合征（shoulder-hand syn-drome，SHS），又名卒中后反射性交感神经营养不良综合征，是中风后偏瘫患者常见的并发症之一。国际疼痛学会将肩手综合征的疼痛症状归属于复杂局部

疼痛综合征中反射性交感神经萎缩症。患者主要表现为患侧上肢的肩胛带和手的关节疼痛、肿胀、活动受限，后期主要表现为皮肤和肌肉萎缩。如不能及时有效的治疗，则会造成很高的致残率，将严重影响患者的生活质量，给社会和家庭带来沉重的经济负担。90%以上的病例在50岁以后起病，且多终身致残，其发生率为21.0%～23.4%。

我科室自2005年以来，采用循经远端选穴配合运动疗法治疗肩手综合征，获得满意疗效，为了进一步探讨循经远端选穴配合运动疗法在缓解偏瘫后肩手综合征Ⅰ期患者疼痛、肿胀的同时，对偏瘫后肩手综合征的整体改善情况，我科室开展了一项历时2年，以120例临床患者为样本的临床研究，现报道如下。

1. 临床资料

（1）一般资料

收集2009年1月至2010年2月在哈尔滨市第二医院神经内科、康复医学科住院的急性脑卒中合并肩手综合征患者120例，采用随机数字表法，按入院顺序随机分为治疗组与对照组。两组性别、年龄、病程比较无显著差异（$P>0.05$）。

（2）诊断标准

①脑卒中诊断标准：根据1995年中华医学会第四次全国脑血管病学术会议修订的《各类脑血管疾病诊断要点》诊断标准，全部病例均经临床诊断和CT或MRI确诊。

②肩手综合征的诊断标准：依据1999年中华人民共和国卫生部医政司编写的《中国康复医学诊疗规范》中肩手综合征Ⅰ期的诊断标准：肩部疼痛，活动受限，同侧手腕、手指肿胀，出现皮红、皮温上升等血管运动性改变，手指多呈伸直位、屈曲时受限，被动屈曲时引起剧痛。

（3）纳入标准

①符合脑卒中诊断及肩手综合征Ⅰ期的诊断标准。

②年龄在 40 ~ 80 岁，男女均可。

③签署知情同意书者。

2. 研究方法

（1）分组及治疗方法

治疗组：采用循经远端选穴配合运动疗法。

患者取坐位。先针刺健侧养老穴及迎香穴。再刺患侧中渚、后溪。捻转得气，待患者肩部疼痛略缓解时行被动－主动活动肩关节。具体操作如下：由医者一手托住患肢上臂，使上臂处于外旋状态，另一手放于肩胛骨内缘下角处，向前、外、上 3 个方向活动肩关节，尽可能让其充分伸展，至运动时患者能耐受疼痛且不觉有阻力为止。然后鼓励患者进行 Bobath 握手上举训练，即双手十指交叉握手，伸时上举过头顶，反复进行 10 分钟，并做主动耸肩动作 10 分钟。每日 1 次，治疗 2 周后进行疗效评定。

对照组：仅作肩关节被动－主动康复训练。

2 组患者均经 2 周治疗后进行统计分析比较。

（2）临床疗效评定

根据《现代康复》刊载的脑血管偏瘫合并肩手综合征的疗效评定标准，治愈：功能缺损评分减少 91% ~ 100%，肿胀消失，无疼痛，关节活动不受限；显效：功能缺损评分减少 46% ~ 90%，肿胀基本消失，疼痛好转，关节活动轻度受限；有效：功能缺损评分减少 18% ~ 45%，仍有肿胀，疼痛稍有好转，关节活动受限明显；无效：功能缺损评分减少 17% 以下，症状无改善。

（3）肩关节功能疗效判定标准

采用日本骨科协会评估治疗（JOA）评分。

（4）疼痛判定标准

采用目测比评分法（VAS）疼痛分级评分：

0 分无疼痛；

2分可以忍受的疼痛（且不影响任何活动）；

4分可以忍受的疼痛（但已影响某些活动）；

6分不可忍受的疼痛（但尚能够进行打电话、看电视或阅读等活动）；

8分不可忍受的疼痛（不能进行打电话、看电视或阅读等活动）；

10分不可忍受的疼痛（且不能进行语言交流）。

（5）统计学处理

所得数据采用spss15.0统计软件进行处理，等级资料用Ridit分析，计数资料用χ^2检验。

3. 结果

（1）临床疗效评定结果（见下表）

两组临床疗效比较

组别	治愈	显效	有效	无效	有效率
治疗组	15	27	16	2	96.7
对照组	8	15	24	13	78.3

注：经Ridit分析，两组比较有显著性差异（$p<0.05$）。提示治疗组明显优于对照组。

（2）两组肩关节功能疗效（JOA）判定结果（见下表）

两组肩关节功能疗效比较

组别	治疗前	治疗后
治疗组	62.47 ± 4.19	21.35 ± 2.71
对照组	61.78 ± 3.97	39.34 ± 3.48

注：两组治疗前JOA评分比较无显著性差异（$p>0.05$）。两组治疗前后比较均有显著性差异，（$p<0.01$）。治疗后治疗组与对照组JOA评分比较有显著性差异有显著性差异，（$p<0.05$）。提示治疗组可以很好地改善患者的肩关节功能。

（3）两组患者（VAS）疼痛判定结果（见下表）

两组疼痛比较

组别	治疗前	治疗后
治疗组	7.13 ± 1.02	3.27 ± 1.32
对照组	6.89 ± 0.96	4.37 ± 1.28

注：两组治疗前疼痛评分比较无显著性差异（$p>0.05$）。两组治疗前后比较均有显著性差异，（$p<0.01$）。治疗后治疗组与对照组疼痛评分比较有显著性差异，（$p<0.05$）。提示治疗组可以很好地改善患者的肩关节疼痛。

4. 讨论

目前肩手综合征的发病原因及机制尚不十分明确。对其发病机制有以下几种可能：①交感神经系统功能障碍；②肩—手泵功能障碍；③腕关节异常屈曲状况；④局部损伤与炎症的影响；⑤活动减少；⑥内分泌障碍。因此对于肩手综合征的各种治疗方法目前亦尚未得到认可，唯一达成共识的是早期发现、早期治疗。有人认为脑卒中后肩手综合征在临床上应重在预防，尽量避免各类可导致本病的有害病因产生，积极早期进行病因治疗和合理的患肢康复功能训练是预防和治疗本病的基本治疗措施。而且经临床发现针刺和康复结合起来会增加疗效，而且二者结合的时机对疗效也有一定的关系。

我们研究采用循经远端选穴是在《黄帝内经》"巨刺、治痿独取阳明"和经络根结标本等理论基础上的进一步发挥。巨刺主要是治疗经脉病，临床上常用于治疗经脉阻滞，气血不通而引起的肢体疼痛与活动障碍。巨刺可使健、患侧的气血交通，从而疏通阻滞的经脉。肩手综合征主要表现上肢的肩胛带和手的关节疼痛、肿胀、活动受限，且由于上肢屈曲模式的特殊性，故循经取手少阳三焦经腧穴中渚穴、手太阳小肠经后溪穴。采用巨刺法，针刺健侧养老穴、迎香穴，可起到止痛的奇效。临床应用本穴常常能收到意想不到的效果。有研究证实针刺可以改善肩手综合征患者患侧上肢的微循环障碍，减轻疼痛症状，快速恢复上肢的功能。

肩手综合征 I 期患者采用运动疗法，可以防止因制动引起的关节粘连性病变，并且运动本身能松解某些粘连，加上运动时产热，可以增加胶原组织的延展性，从而减轻关节的粘连及肌肉的失用性萎缩，改善关节的活动。

循经远端取穴的同时结合运动疗法，一方面通过针刺，缓解疼痛，减轻水肿，改善功能障碍，另一方面使功能锻炼成为可能，更好地发挥运动疗法重建上肢功能，降低肌肉萎缩、运动功能永久丧失的风险。实现治疗的良性循环，更好更快地达到康复目标。

本课题创新性地提出循经（按经络根结理论）取穴、巨刺、运动疗法的综合性运用，鲜见于肩手综合征的报道中。并从客观上解决了肩手综合征缠绵不愈的关键问题，理论充分，方法可行，疗效可靠。

5. 结论

循经远端选穴配合运动疗法治疗肩手综合征疗效显著，可以很好的改善患者的肩关节功能及周围疼痛，且简便易行，可做进一步的推广应用。

附录 1

谷世喆教授大事记

1944 年 3 月 25 日生于河北玉田。其父谷济生先生早年就学于华北国医学院，师从京城名医施今墨。

1951～1956 年就读于天津市河北区第一中心小学。

1956～1962 年就读于天津二中。

1962 年以优异的成绩考入北京中医学院（现更名为北京中医药大学）。

1968 年 9 月毕业后赴青海省门源县牧区农区卫生所东川卫生院工作，历任所长、科负责人。

1976 年 7 月调回河北唐山市二轻医院，任主治医师，后升任副院长，主管医疗业务。其间撰写了数篇论文，多次参加全国性的学术会议。

1989 年 10 月调回母校——北京中医药大学针灸推拿系任教。

1991 年任针灸系副主任，主管教学工作。主持增加了《伤寒论》和《金匮要略》课程；确立护国寺中医院为主要临床教学医院；支持推拿老师制作多媒体课件，走在全国前列。

1994 年任针灸系常务副主任，支持气功教研组把"医学气功学"开下去，成为当时全国唯一保留这门学科的学校。

1995 年获"505"教学奖励基金会"我最喜欢的教师"奖。

1997 年获学校教学成果奖。

1998 年主编《针灸学》（由工人出版社出版）；参加第二届拉

363

丁美洲针灸大会，获特别奖及奖牌。

1999年12月主编《针灸经络腧穴歌诀白话解》（人民卫生出版社出版）。

2001年针推系升格为针灸学院，任院长。

2001年10月出版《拯危救逆之神针》（山东科技出版社出版）。

2003年12月主持的课题"俞募穴与脏腑特异性通路双标法的研究"获北京中医药大学自然科学二等奖。

2004年主编《针灸学习题集》（人民卫生出版社出版）。

2001～2009年任博士生导师，共培养博士、硕士28名。

2007年4月主编《实用砭石疗法》（学苑出版社出版）。

2008年被评选为"第四批全国老中医药专家学术经验继承工作指导老师"。

2011年培养高徒两名；国家中医局批准成立谷世喆工作室。

2013年批准为临床博士后工作站合作导师，史术锋博士入站。

2015年获"北京中医药大学岐黄中医药传承发展奖"。

谷世喆教授同时也是中国针灸学会理事，经络专业委员会委员，北京中医药大学校学术委员会委员，中国针灸学会砭石分会副会长，北京市中医药研究开发协会理事，针灸分会会长，新加坡中华医学会学术顾问，英国伦敦中医学院名誉教授，原中国高等中医院校针灸教育学会副理事长，等等。多次到日本、韩国、英国、美国、加拿大、西班牙、丹麦、瑞典、巴西、阿根廷、新加坡等国家讲课和学术交流。

附录 2

谷世喆父亲
——天津中医名家谷济生先生

一、医家小传

谷济生，字嘉荫，1917 年阴历 9 月初 3 生于河北省玉田县城关，2009 年 2 月 16 日病逝于天津，享年 93 岁。其祖父谷庆祥是清朝的武秀才，其父亲谷文珏（焕章）是清朝末科秀才，曾任玉田县高等小学校长、县政府秘书等职。当时谷家的经济状况并不富裕，所以谷济生十三四岁时到北京，开始在商店等处当学徒，自己打工谋生。做工时期不幸得了重病，在亲历了疾病的痛苦和打工的辛酸之后，他决心另找出路。1932 年恰逢名医施今墨先生（时称中国四大名医之一，新中国成立后施曾任卫生部顾问）创办的中国北方地区第一个正规的中医学院"华北国医学院"成立不久。谷济生在亲友的资助下投考该校并被录取。从此谷济生走上了学习中医、治病救人的道路。

经过四年正规的学院教育，谷济生于 1936 年从北平华北国医学院毕业，并悬壶于乡里和天津。先是自主开诊所，1956 年受聘天津市第一医院，在该院行医和培养年轻医生，兢兢业业工作几十年，曾任中医科副主任，主任医师，天津市肝病研究所顾问，兼任河北区科协副主席，河北区卫生医药学会副理事长。1991年被评为全国继承老中医药专家学术经验指导老师，1992年享受国务院津贴。

谷济生先生毕生致力于中医内科、妇科临床。对脾胃、肝胆、妇科疑难重症疗效显著。在综合医院率先成立中医病房。谷氏为人不言美，不隐恶，诚信笃行，诊疾无问贵贱亲疏，尤其擅治肝病。晚年在天津市肝病研究所指导中医和中西医结合肝病科研和临床工作。"咸被德泽"是病人痊愈后送给先生的匾额。足显他医术精湛，德艺双馨。

二、业医简史

谷济生先生就学于名医施今墨，努力钻研医术，深刻掌握治病要诀。在华北国医学院即将毕业时，他就遇到一个病例：北京一家大买卖铺的大掌柜不幸得了重病，高热不退，昏睡不醒。此病已有一段时间了，开始是外感发热，不适。请的医生看到他有几房妻妾以为是房事过度，病虚，屡屡进补，结果病情反越来越重。以至汤水不进，数日未大便。已经看过不少医生也没见效。家人已经为他准备好后事。这时有人推荐了年轻的谷医生。他认为是"大实有羸状"，当务之急是通下，于是以古方大承气汤（大黄、厚朴、枳实、芒硝）为基础，开出了大胆的处方。其中生大黄的用量超过一般允许剂量的2倍，并嘱其家人急煎药，缓缓灌下，如有动静排便就有救。给病人灌药后，3个时辰后，掌柜的醒过来了！终于把掌柜的从死亡线上拉了回来。不久他回到家乡担任玉田县医院院长。1948年末辗转来到天津。先独立开诊所，自1956年调到天津市第一医院，他主持并创建了中医科。他把学长杨浩观也介绍加入。虽然他创建了中医科，但是他非常谦逊，考虑到杨老年纪较大，就推让杨老当科主任，而自己担任副主任。杨浩观先生是山东牟平人，和谷先生为同校同届毕业生。两人从此在第一医院中医科共事达数十年。共同经历了中医科辉煌火爆的日子，也度过了"文化大革命"的难熬岁月。两人都是天津市屈指可数的中医专家。在领导的支持和他们的努力下，天津市第一医院中医科最多时有医护人员近 40 人。开设内科、妇科、针灸科、痔漏科等几个科室，常参与病房会诊。并且在综合医院率先成立了中医病房。谷先生为人不言美，不隐恶，诚信笃行，诊疾无问贵贱亲疏，众誉"咸被德泽"。在天津中医界颇有影响。期间他作为主要创办人之一开办了天津第一家中西医结合的肝病研究所，既治病，又开展研究工作兼带学生。这在全国属首创和前列。

　　1958 年天津东货场发生了严重的火灾事故。由于是化学药品仓库失火，许多工人中毒病倒。东货场靠近第一医院，所以大部分病号送到第一医院抢救。而特效解毒药一时找不到，情况十分危急。这种情势下，谷济生先生提出以"活羊热血"为中毒者解毒，争取了宝贵的抢救时间，解救了不少阶级兄弟。为此在《天津日报》发表的长篇通讯中，特别以浓重笔墨介绍了这件事，使谷先生誉满津城。他品德高尚，富于同情心，不但医术高明，而且对病人一视同仁，和蔼耐心，细微诊治。对许多职工、做卫生的工人和普通护士也有求必应。在医疗当中常无保留地贡献自己的才智，急病人之所急。例如儿子从青海买给家中自用的麝香，都被他无偿用给了病人。谷先生主张学中医要早临床、多临床，理论和实践相结合，注重发挥中医整体辨证论治的特点，走中西医结合的道路。谷先生善治疑难大病，50 年代初即开始肝病临床研究，积累丰富经验。1978 年指导学生搞肝病科研，和学生一起创制"慢肝宁"等系列肝炎方剂，并进行临床观察和实验室研究，治愈率达 72.5%，成果获 1987 年天津市卫生局科技进步一等奖。《肝炎灵治疗慢性活动性肝炎对 HBV 复制的研究》论文获天津市科技进步三等奖，有 20 余篇论文参加国际国内专业会议宣读或杂志发表。先生一手创制的秘方良药"慢肝宁胶囊"以很少的钱就交给了中药厂，他说只要有益于社会就好。他的科研成果还有《哮喘速效胶丸的临床及实验研究》获 1987 年天津市科技成果三等奖。《退热抗感冲剂的临床及实验研究》获天津市首届中青年科技论文竞赛一等奖。他注重发挥中医整体观和辨证施治特点，走中西医结合的道路，注意研究中医辨证的微观指标。1991 年先生被国家人事部、卫生部、国家中医药管理局确定为全国继承老中医药专家学术经验指导老师，1992 年荣获国务院颁发的政府特殊津贴。先生还入选中医古籍出版社《当代名老中医风采词典》和天津大学出版社《天津市当代专家名人录》等名人录。

从 1955 年参加第一医院工作，直至 1987 年 12 月退休，加上退休后又"返聘"工作一段时间，谷先生在第一医院兢兢业业工作了近 40 年！退休后仍时常到医院去，对医院和中医事业非常关心热爱。

三、学术思想

1. 力主中医现代化

谷先生师承一代名医施今墨，深受其影响，主张中西医结合，力主中医现代化。他赞同辨证与辨病相结合的形式，认为西医病名确切，有据可查，中医虽有病名，却比较笼统，缺少客观指标。所以他在临床上一般是先确定诊断，在辨病基础上再辨证论治。如在肝病的科研中，他非常强调全国统一的诊断标准，所有科研病例必须符合诊断标准，然后辨证治疗。他说："这样的科研结果中医承认，西医也承认，才是过得硬的科研。"先生主张中医现代化的思想是非常坚定的，他认为中医必须现代化，如抱残守缺，会不进则退。他对"中医化"和"越纯越好"的思想持批评态度。认为中医现代化的捷径是中西医结合，因为中西医研究的对象都是人，有共同之处，结合起来比较客观。至于如何结合。先生认为可以从一个病一个病开始，逐渐向理论深化。

2. 强调保存"胃气"

强调保存"胃气"是谷先生学术思想中的一个重要的特点。他认为：若正强邪实，祛邪就是保护胃气。对于久病正衰，主张："大积大聚，衰其大半则止。"先生认为药物，其性本偏，使用稍有不当，不伤阴则伤阳。胃气首当其冲，胃气一绝，危殆立至。所以，保存一分胃气，便多一分生机。他在治疗慢性肝炎时，强调清而不寒，补而不滞，滋而不腻，十分重视五谷调养的重要性，每与病人以小米、山药粥调养之，多收到开胃强脾的疗效。

3. 四诊合参尤重望诊

在临床上，谷先生非常重视辨证论治，主张四诊合参。他指出："中医治病以望、闻、问、切为四要。望者，察病人之色也；闻者，听病人之声也；问者，究致病之因。三者即得，然后以脉定之，故曰切。切者合也。诊其脉浮、沉、迟、数，合于所望、所闻、所问之病，如其合也，则从证从脉两无疑义，以之立方选药，未有不丝丝入扣者。否则舍脉从证，或舍证从脉，临时斟酌，煞费匠心矣。"他反对以切脉故弄玄虚。指出："切脉乃诊断方法之一，若舍其他方法于不顾，一凭切脉，或仗切脉为欺人之计，皆为识者所不取。"

在四诊当中，先生尤其重视望诊。他认为有诸于内，必形于外。望诊为四诊之首，通过望神、色、形、态，即可窥见内脏之病症。预见病之吉凶。神色是气血的外荣。如急性心肌梗死，他认为无论淡白晦暗与青紫晦暗都为逆证。淡、红、绛者多为顺证。紫暗而枯，是心血瘀滞，肝肾败绝。若真脏色见，故多危重。

他指出：急性心肌梗死神识不乱，两眼明亮有神为气血未败，预后良好；若精神不振，目光晦暗，反应迟钝，语言低微为精气衰败，心神失守，病势危重，预后则危。面色青而润者气血未败，为顺症；面色晦暗枯槁，色黄白青黑者精气已败，为逆证。

4.临床遵从经典、辨证施治

谷先生在长期的临床工作中，始终遵从经典理论，案头除了每期的中医杂志必看外，还常读《金匮要略》和《伤寒论》。用药有经方，更多的是根据辨证施治选药，多用施氏对药。如常用：鲜藿香、佩兰；防风、防己；代赭石、旋覆花；陈皮、半夏；半夏、生姜；海风藤、络石藤；白芍、甘草；苍术、白术；桔梗、杏仁；柴胡、黄芩；等等，其中既有经方的浓缩，又有经验的总结，故而疗效很好。

四、经验专长

1.治疗肝病经验

（1）肝病分型宜简不宜繁

肝郁气滞型：胁痛腹胀，纳呆乏力，苔薄白、脉弦。治以疏肝解郁法。常用药为柴胡、白术、白芍、枳壳、丹参、郁金、鸡骨草、垂盆草、当归、香附、甘草等。

湿热未尽型：除上症外，尚有口苦心烦、尿黄、黄疸、舌红苔厚腻，脉滑数。治以清热利湿法。常用药为茵陈、栀子、薏苡仁、白蔻仁、厚朴、菖蒲、丹参、郁金、鸡骨草、垂盆草、黄芩、柴胡等。

肝郁脾虚型：除一型症状外，具有肢乏体倦，腹胀便溏，舌淡胖有齿痕，苔白，脉弦缓，治以益气健脾法。常用药为党参、白术、茯苓、甘草、香附、柴胡、补骨脂、肉豆蔻、五味子、山药、薏苡仁、丹参、郁金、鸡骨草、垂盆草等。

肝肾阴虚型：头晕目眩，腰酸腿软，五心烦热，面色晦滞，舌红赤少苔，脉细数，治以滋肝补肾法。常用药为沙参、党参、麦冬、枸杞子、当归、川楝子、生地黄、何首乌、丹参、郁金、生鳖甲、生龟板、生牡蛎、鸡骨草、垂盆草等。

肝郁血瘀型：面色晦滞，肝大或肝脾均大，赤缕红丝，朱砂掌，舌质暗红，脉涩。治以活血化瘀，益气软坚法。常用药为柴胡、当归、赤芍、旋覆花、红花、丹参、茜草、王不留行、黄芪、党参、水红花子、生鳖甲、牡蛎、鸡骨草、垂盆草等。对五型的生化、免疫、病理进行了研究，使中医证型与现代医学的客观指标联系起来。

（2）辨证论治和辨病论治相结合

辨证论治是中医的优势，也是中医的一大特色。在慢性肝炎病的治疗中，辨证论治对改善症状、恢复肝功能是一个非常重要的手段，确实取得了一些临床效果。然而在实际工作中，有时也存在无证可辨的病例，如转氨酶单项持续升高，无自觉症状，舌脉也无变化，单靠中医手段就无证可辨，必须采用一些降酶有效的药物。再如 HBsAg 无症状携带者，既无症状，也无体征，我们便根据现代医学关于 HBsAg 无症状携带者主要是免疫功能受抑制，不能清除病毒所致的原理，根据目前补气温肾等法能改善免疫功能的报道，运用黄芪、桑寄生等组方治疗，取得一定疗效。

（3）研究中药方剂的作用机理

1981 年开始我们对治疗肝炎的疏肝解郁法、清热利湿法、疏肝健脾法、滋肝补肾法、活血化瘀法 5 法进行动物实验，通过实验了解 5 法对慢性肝炎不同作用机制，并结合大量的临床，总结出 5 个协定处方，用于临床取得显著疗效。仅举滋肝补肾慢肝 3 号方治疗慢性肝炎 154 例为例：

总疗效分析

疗效 分组	总例数	治愈		临床治愈		好转		无效		总有效率	
		例数	%	例数	%	例数	%	例数	%	例数	%
治疗组	154	23	14.9	72	46.8	45	29.2	14	9.1	140	90.9
对照组	68	0	0	32	46	29	42.6	7	11.4	61	88.6

治疗前后 TTT、SGPT 变化情况

分析	总例数	SGPT					TTT		
		治疗前 异常例数	治疗后				治疗前 异常例数	治疗后	
			恢复正常	下降	无效			<6u	>6u
治疗组	154	118	103	11	4		123	102	21
对照组	68	52	25	9	18		57	20	37

治疗前后 IgG、IgA、IgM、ERFC、PHA 改善情况

	IgG		IgA		IgM		ERFC		pHA	
	治前 升高	治后 下降	治前 升高	治后 下降	治前 升高	治后 下降	治前 升高	治后 下降	治前 升高	治后 下降
治疗组	61	21	51	11	34	16	56	23	45	28
对照组	49	23	47	14	41	11	0	0	17	10

　　滋肝补肾慢肝 3 号方，已通过鉴定，获天津市卫生局科学进步一等奖，现已转让给达仁堂药厂报批生产。

2. 治不育不孕症之经验

　　谷氏在诊疗中常遇到男性因精子少，活力低及伴有阳痿而不能生育者，他根据多年经验总结出两种类型治法：

①体凤健，性生活正常，惟婚后 2 年以上不育，精液常规精子少、活力低者，予自拟育麟汤。每日 1 剂，连服 1~3 个月，多获愈而育。

生地黄 15g	熟地黄 15g	砂 仁 10g	枸杞子 15g
五味子 10g	沙苑子 10g	韭菜子 10g	菟丝子 15g
楮实子 10g	金樱子 10g	覆盆子 10g	女贞子 12g
车前子 10g	益智仁 15g	山萸肉 10g	淫羊藿 15g

②凤体较差，肾阴阳俱虚，婚后性生活无度，举而不坚，轻度阳痿早泄，查精子少，活力低下，婚后 2 年以上不育者，予自拟滋阴助阳育麟丸。每日早晚各服 10g，淡盐汤送下，多连服 1~2 个月后而育，在用药期间宜减少或戒止性生活。

鹿胎膏 30g	五味子 20g	蛇床子 30g	覆盆子 25g
枸杞子 30g	菟丝子 30g	鹿角胶 30g	淫羊藿 30g
海 参 60g	连肠子 30g	海 马 30g	人 参 20g
鹿 茸 15g	山萸肉 30g	肉苁蓉 45g	天 冬 30g
麦 冬 30g	黄 柏 20g	知 母 20g	阳起石 30g
生地黄 30g	熟地黄 30g	砂 仁 15g	茯 苓 30g
怀山药 30g	怀牛膝 30g		

炼蜜为丸，10g 重。

谷氏对女性凤体尚健，仅月经参差，妇科检查无异常，婚后性生活正常，2 年以上不孕、情志抑郁不舒者，恒予加味逍遥丸、得生丹，每日各服 1 剂，连服 1~3 个月后而孕者颇多。

五、临证验案选

1. 辨证治疗慢性肝炎 5 例
病案 1
李某，男性，36 岁。1991 年 6 月 28 日初诊。

主诉：胁腹胀痛、尿黄、乏力半年。

主因腹胀、两胁胀痛、头涨、口渴、恶心、干呕、乏力半年，肝功能异常，谷丙转氨酶 159.6U/L，蛋白正常，乙型肝炎表面抗原（－），乙型肝炎核心抗体（＋），血糖 7.22mmol/L（正常 4.4～6.66mmol/L）。曾在外院延医屡治，效果不佳，肝功能持续异常。且血糖升高到 9.94mmol/L，尿糖（＋＋＋），遂收入院治疗。

刻下胸脘痞闷，两胁胀痛，右胁尤甚，烦躁易怒，口渴乏力，失眠多梦，饮食尚可，尿黄，大便正常。

诊查：皮肤巩膜无黄染，腹软，肝脾未及，舌质红，苔薄白略黄，脉缓。肝穿刺病理提示：慢性迁延性肝炎伴脂肪肝。

西医诊断：①慢性乙型迁延型肝炎。②脂肪肝。③原发性糖尿病。

辨证：肝郁气滞，横逆犯胃。

治法：宜疏肝解郁，养血柔肝。

处方：

醋柴胡 10g	醋香附 10g	枳　实 10g	杭芍药 10g
甘　草 10g	木　香 6g	丹　参 20g	郁　金 10g
川楝子 10g	元　胡 10g	砂　仁 10g	枸　杞 10g
山　药 15g	炒苍术 10g	炒白术 10g	牡丹皮 10g

炒酸枣仁 30g（打）

服药 2 周后，诸症悉减，胁胀痞闷消失。继服前方药减枳实、川楝子、元胡、木香等理气止痛药，酌加沙参 30g、麦冬 10g、生地黄 10g、女贞子 10g、生黄芪 45g 等益气养阴之品，治疗 1 个多月，肝功能恢复正常。血糖降至 8.36mmol/L，又守方治疗 1 个多月，血糖降至 5.86mmol/L，谷丙转氨酶及白蛋白/球蛋白比值均正常。体重由 71.5 kg 下降到 67.5 kg，病愈出院。

病案 2

邓某，男，54 岁。1984 年 9 月 15 日初诊。

主诉：恶心、厌油、乏力复发 5 天。

于 5 年前患黄疸型肝炎，治愈后未再复发。5 天前突然恶心、厌油、不欲食、胸胁胀满，口干口苦，乏力，尿赤，便秘，皮肤巩膜黄染，色鲜明。

诊查：腹软，肝大胁下 3cm，脾未及，舌质红，苔黄厚腻，脉弦滑有力。肝功能：谷丙转氨酶 550U/L，胆红素 232.6μmol/L，麝香草酚浊度试验 13.6U/L，白蛋白 / 球蛋白比值 3.14/3.35，乙型肝炎表面抗原 1：1024。

辨证：肝胆湿热。

治法：清热利湿，疏肝解郁。

处方：

茵　陈 30g	大黄 10g（后下）	栀　子 10g	泽　泻 10g
茯　苓 10g	薏苡仁 30g	丹　参 30g	郁　金 10g
鸡骨草 30g	垂盆草 30g	苍　术 10g	白　术 10g

服药 3 周后黄疸明显消退，胆红素 100.9μmol/L，舌苔转薄白。肝穿刺，病理提示：肝细胞水样变、气球样变及嗜酸性变，门管区及间质大量炎细胞浸润，肝细胞内胆色素、胆管扩张，小胆管胆栓。继续治疗 2 个月肝功恢复正常。再次肝穿刺，肝细胞炎性浸润及变性坏死均明显减轻，治愈出院。

病案 3

崔某，男，43 岁。1990 年 2 月 27 日初诊。

主诉：乏力、目涩、胁痛 1 个月。

病史：患慢性乙型肝炎 5 年，平素无自觉不适。于入院前 1 个月出现倦怠乏力、头晕目涩、腰膝酸软、两胁隐痛，自觉手足心发热，心烦失眠。

诊查：谷丙转氨酶 170U/L。乙型肝炎表面抗原、乙型肝炎 e 抗原均阳性，乙型肝炎 e 抗体阴性。巩膜皮肤无黄染，腹软平坦，肝脾未及，腹水征（－），舌红少苔，脉沉细。

辨证：肝肾阴虚，肝失所养，阴虚生热，虚火上炎。

治法：滋补肝肾，养血柔肝。

处方：

沙 参 30g	党 参 30g	麦 冬 10g	生地黄 15g
熟地黄 15g	枸 杞 10g	何首乌 10g	当 归 10g
丹 参 30g	郁 金 10g	酸枣仁 15g	柴 胡 10g
白 芍 10g	三 七 3g（冲）	鸡骨草 30g	垂盆草 30g

1个月后查肝功能：谷丙转氨酶 29.3U/L、天冬氨酸转氨酶 24.2U/L、麝香草酚浊度试验 16.2U/L。病毒复制指标乙型肝炎 e 抗原转阴，抗－乙型肝炎 e 抗体转阳，后又服原方药制成冲剂巩固治疗 3 个多月，调理收功，出院后随访 2 年未复发。

病案 4

郭某，男，36 岁。1991 年 3 月 26 日初诊。

主诉：腹胀少尿 2 个月，腿肿 2 周。

患者患慢性肝炎 3 年，于入院前 2 个月自觉腹胀，食后胀甚，食少纳呆，伴肝区隐痛，体倦乏力。便溏，每日三四次。在外院曾服中药治疗无效，2 周前又出现腿肿。

诊查：肝功能谷丙转氨酶48U/L，白蛋白/球蛋白比值 26.8/33.1，乙型肝炎表面抗原（－）。B超提示"肝硬化腹水形成"。患者神清消瘦，面色萎黄，巩膜皮肤黄染（－），腹膨隆、胀大，腹水征（++++），腹壁可见轻度静脉曲张，肝脾触及不满双下肢肿（＋），可见肝掌及蜘蛛痣。舌淡胖，边齿痕，苔薄滑，脉沉缓。

辨证：肝郁脾虚，脾运失司。

治法：益气健脾。

处方：

党 参 30g	黄 芪 30g	苍 术 15g	白 术 15g
云茯苓 20g	甘 草 10g	山 药 15g	柴 胡 10g

升 麻 10g	丹 参 30g	郁 金 10g	泽 泻 20g
猪 苓 15g	泽 兰 30g	汉防己 30g	牛 膝 20g
淫羊藿 10g	干 姜 6g		

服药后 1 周尿量明显增多，体重减轻 5kg，大便正常。继续服原汤药 3 周后腹水消失，症状悉减，无腹胀、腿肿、饮食增加。服药 3 个多月，谷丙转氨酶正常，白蛋白上升到 35.20g/L，球蛋白下降至 27.90g/L。又住院调理巩固治疗 2 个多月，康复出院。

病案 5

王某，56 岁，男。1984 年 3 月 9 日初诊。

主诉：黄疸、大便色白 1 周。

素患慢性肝炎 15 年，近五六年肝功正常，病情稳定。于 1984 年 2 月中旬开始食欲不振，恶心呕吐，乏力。住院前 1 周发现肝功能异常，皮肤瘙痒，大便灰白，有黄疸而收入院。入院后黄疸进行性加深，颜面及皮肤呈黄绿色，血胆红素 331.7μmol/L，高胆红素血症时间（>10mg）持续 49 天。B 超提示肝剑下 2.8cm，脾肋下 7cm。舌质紫暗，苔黄腻，脉弦涩。腹胆镜检查诊为瘀胆型肝炎，经泼尼松试验治疗诊为肝内瘀胆。经用激素及清热解毒、利湿通腑药治疗，黄疸持续不退，第 3 周胆红素上升为 436.1μmol/L，且胸部布满痤疮，皮肤有抓搔痕迹，B 超示肝剑下 5.5cm，脾肋下 7.2cm，故递减激素量，改用中药。

辨证：肝郁血瘀，瘀血阻络。

治法：活血化瘀，凉血解毒。

处方：

生地黄 30g	砂 仁 10g	赤 芍 10g	栀 子 10g
桃 仁 10g	红 花 10g	郁 金 10g	丹 参 10g
大 黄 10g（后下）		当 归 10g	王不留行 15g
川 芎 10g	牛 膝 10g	柴 胡 10g	茵 陈 30g

服药 2 周，黄疸明显消退；治疗第 10 周，胆红素 <17.1μmol/L，肝功能恢复正常，诸症消失，肝脏回缩至剑下 1cm，脾脏肋下 1cm，治愈出院，随访至今未复发。

按语： 慢性乙型肝炎的病因为湿热毒邪深伏血分。肝藏血，其病位在肝，肝失疏泄，故肝郁气滞为慢性肝炎最常见的主要病理变化。湿为阴邪，易伤阳气，中阳被阻，脾气不运，因此脾虚也是慢性肝病的重要病理变化。热邪久居，势必伤阴，更由于慢性肝炎多脾虚病理变化，食欲不振，水谷摄入减少，肾精化源不足，导致肾阴不足。谷老认为"湿热是慢性肝炎的起动因子，病位在肝，影响到脾、肾，病及气血阴阳"，以清热利湿、疏肝解郁、益气健脾、滋补肝肾、活血化瘀治疗往往可取得显著效果，实乃对慢性肝病病机的深刻理解。我们根据谷老经验，研究的治疗慢性乙型肝炎的 5 个协定处方，治疗慢性肝炎 356 例取得显著疗效。其临床治愈率为 72.5%。经动物试验这 5 个处方均有保护肝细胞、防止肝细胞坏死、预防并治疗肝纤维化、调整免疫功能的作用。

2. 育麟方治愈男性不育 2 例

病案 1

张某，男，30 岁。1985 年 3 月 10 日初诊。

主诉：婚后 3 年不育。

诊查：自觉无其他不适。其妻体健，妇科检查正常。刻下舌淡红，苔薄白，脉沉两尺较弱。精液常规检查：颜色乳黄，量 8mL，精虫活动率 10%，精虫计数 73×10^9 个 / 升。

辨证：肾精不足。

治法：补肾助阳。

处方：

生地黄 15g	熟地黄 15g	砂 仁 10g	枸杞子 15g
五味子 15g	楮实子 10g	金樱子 10g	益智仁 15g

沙苑子 10g 韭菜子 10g 菟丝子 15g 覆盆子 10g

女贞子 12g 车前子 10g 山萸肉 10g 淫羊藿 15g

水煎，每日 1 剂，经服上方偶有加减 3 个月而育。

病案 2

张某，男，34 岁。1983 年 10 月 28 日初诊。

主诉：婚后 6 年不育。

诊查：平素稍劳则腰酸腿软，有轻度阳痿，还有早泄。精液常规：精虫计数 65×10^9 个 / 升，精虫活动率 10%。其妻妇科检查正常。舌淡，苔薄，脉沉细。形体较弱。

辨证：肾阳虚衰，肾精不足。

治法：补肾填精助阳，滋阴助阳育麟丸治疗。

处方：

鹿胎膏 30g 海　参 60g（连肠子） 海　马 30g

人　参 18g 鹿　茸 15g 紫河车 30g 鹿角胶 30g

巴戟天 24g 肉苁蓉 45g 补骨脂 18g 山茱萸肉 30g

天　冬 30g 麦　冬 30g 知　母 24g 黄　柏 24g

生地黄 30g 熟地黄 30g 砂　仁 15g 茯　苓 24g

菟丝子 30g 枸纪子 30g 覆盆子 24g 蛇床子 30g

五味子 18g 山　药 30g 阳起石 30g

共研细面，炼蜜为丸，每丸 10g，每日早晚各服 1 丸，服 2 料后育一男婴。

按语： 谷老根据中医学肾藏精、为先天之本、藏元阴元阳、是生育生殖之源、人体生命之本的理论，认为精子的生成依赖肾阴的滋养和肾阳的温煦。有无生殖能力，完全取决于肾中真阴真阳的盛衰。动气属火，为阳；精液属水，为阴。根据阴阳学说，将附睾、前列腺、精囊的分泌物视为阴中之阴，精子则为阴中之阳。精子又可分阴阳，即精体为阴——阳中之阴，精子存活率为阳——阳中之阳。根据阳化气、阴成形的理论推断，精子数目的多少，受肾阴的影响较大；存活率的高低由肾阳的盛衰来决定；由于肾阴肾阳互相依存、互相制约，阴损及阳，阳损及阴，最终形成阴阳两虚证，这在临床也是屡见不鲜的。且无阳则阴无以生，无阴则阳无以化，故治疗精子数少，以补肾壮阳着手，创育麟汤和滋肾助阳育麟丸治男性不育取得显著疗效。

3. 补肾健脾、平肝潜阳、降浊解毒法治疗慢性肾炎 1 例

刘某，女，40 岁。1978 年 1 月 28 日初诊。

主诉：心悸胸闷，纳呆少尿 1 周。

患者 8 年前患急性肾炎，经常水肿、头晕，但始终坚持工作。于入院前 1 周，阵发性心悸胸闷，心前区疼痛，少尿，纳少，腹胀，有时咳嗽咳痰。发病以来无发热及呕吐，由门诊收住内科。血压为 18.7/14.7kPa（140/110mmHg），神清，消瘦病容，贫血貌，颈静脉轻度怒张，心界向左下扩大，心尖区可闻Ⅲ级收缩期吹风样杂音及隆隆样舒张期杂音，双肺呼吸音略粗。腹软，肝肋缘下 2.5cm，轻触痛，腹水征阴性，下肢肿（++），尿蛋白（+++），红细胞（+），白细胞（+），可见颗粒管型，二氧化碳结合力 27.4mmol/L，尿素氮 10.2mmol/L。血色素 95g/L，血浆白蛋白 29.2g/L，球蛋白 25.8g/L。心电图：左室肥厚；胸透左室、左房肥厚，以左室为著。

诊断：①慢性肾炎；②尿毒症；③肾性高血压；④高血压性心脏病。

入院后即给予强心利尿降压治疗。2 月 17 日给结肠透析每日 500mL。2 月 21 日病情恶化，恶心呕吐严重，不能进食，尿少，每日 300～400mL，血压为 26.7/16.0kPa（200/120mmHg），二氧化碳结合力 22.4mmol/L，尿素氮 12.5mmoL/L，即请谷医生会诊。

2 月 21 日会诊：患者形容消瘦，面色㿠白不华，精神萎靡，蜷卧嗜睡，恶心呕吐，不思饮食，稍饮则吐更频，小便短少，大便正常，气短心慌，舌质淡苔白，脉沉弦细。

辨证：脾肾阳虚，水毒上泛，肝肾阴亏，肝阳上亢。

治法：补肾健脾，平肝潜阳，降浊解毒。

处方：

| 附　片 10g | 生大黄 15g | 小　蓟 30g | 赤　芍 15g |
| 当　归 18g | 白　术 12g | 云　苓 15g | |

水牛角 60g（先煎）　　　　　　钩　藤 30g（后下）

羚羊粉 1.5g（冲）　　　　夏枯草 30g　　车前草 30g

每剂 2 煎，约 200mL，分 3 ~ 4 次服。

上方加减连服药 20 余剂，病势逐渐好转，患者已能下地活动，食眠均佳，尿量增多，步入康复阶段。

4. 肾病型肾炎

陈某，男，36 岁，工人，1970 年 10 月 16 日入院。

主诉：3 天来尿少，腿肿无力。

现病史：患者于 10 月 13 日发现少尿，双下肢水肿，疲乏无力，经入院检查：尿蛋白及颗粒管型，即来我院门诊，收住内科病房。既往史：自幼患哮喘，无肾炎及其他传染病史。院检查：体温 37.2℃，血压 17/12kPa，一般情况好，皮肤、巩膜无黄染，眼睑无明显水肿，颌下有一淋巴结，如黄豆大小，可活动，无压痛。颈软，咽部无充血，扁桃体未见肿大。胸对称，心脏正常，两肺散在干鸣。腹软，腹水征阴性，肝脾未及。肾区无叩痛。双下肢水肿（+）。尿常规化验：蛋白（++），白细胞（++），有颗粒管型；血非蛋白氮 33.77mmol/L，胆固醇 10.4mmol/L，血浆白蛋白 15.1g/L（1.51g%），球蛋白 31.8g/L（3.18g%）。

诊断：肾病型肾炎。

治疗经过：入院后即给予一般对症治疗。10 月 26 日开始泼尼松 5mg，每日 3 次，11 月 3 日改为每次 10mg，每日 3 次，11 月 8 日为每次 10mg，每日 4 次，11 月 26 改为 5mg，每日 4 次，后逐渐停用。至 12 月 11 日请谷氏会诊时，泼尼松已服 1275mg，

肾病未能缓解，尿毒症加重，血非蛋白氮上升到 107.18mmol/L
（150.11mg％），胆固醇 12.12mmol/L（466mg％）且发生严重的
肺内感染，病势危笃，延请谷氏会诊。

初诊：12 月 11 日。患者面色㿠白，精神萎靡，形体消瘦，
纳呆厌食，恶心呕吐，尿少便溏，咳嗽气促，腰酸腿软，面浮肢
肿，时有谵语，脉弦近数，舌质绛苔白。中医辨证：脾肾阳虚，
肺热伤津。立法：健脾补阳，滋阴润肺。

处方：

黄芪皮 20g	生地黄 12g	熟地黄 12g	猪　苓 12g
茯　苓 12g	泽　泻 12g	牡丹皮 10g	枸杞子 10g
白芥子 10g	冬瓜子 20g	冬葵子 12g	杭　芍 10g
附　片 6g	白　术 10g	生　姜 3 片	甘　草 6g
炒鸡内金 10g	建　曲 12g	白茅根 30g	

二诊：1971 年 1 月 12 日。上方加减服 1 个多月，尿毒症改
善，非蛋白氮 28.01mmol/L（39.23mg％），尿蛋白（++），患者因
长期卧床，臀部发生褥疮并发感染，神情萎靡，情绪低沉，拒绝
饮食及治疗，诊其脉细数无力，舌质淡白微腻，内服药以健脾补
肾为主，兼佐控制褥疮之品，外用生肌散以敷疮面。

处方：

生地黄 25g	茯　苓 12g	泽　泻 10g	牡丹皮 10g
山茱萸 12g	肉　桂 3g	附　片 10g	车前草 30g
黄　柏 15g	大　蓟 30g	小　蓟 30g	沉香曲 10g
鸡内金 10g	当　归 15g		

日 1 服。

三诊：1 月 16 日。服药后症状好转，惟自汗出，晚上盗汗，
脉细数，舌质淡苔白。处方以扶正为主。

处方：

生黄芪 25g	生地黄 15g	熟地黄 15g	猪　苓 15g

茯 苓 15g	泽 泻 12	牡丹皮 10g	山 药 30g
山茱萸 12g	牛 膝 12g	车前草 30g	旱莲草 30g
附 子 10g	肉 桂 3g	黄 柏 15g	当 归 30g
连 翘 30g	白 芍 12g		

服上方病况日趋好转，原方略加减，服至 4 月 6 日，病情稳定。尿蛋白阴性，遂带中药 10 剂出院。出院后经随访 8 年，肾病痊愈，尿始终正常，血非蛋白氮及胆固醇正常，迄今正常工作。

按语： 肾功能不全是全身性的疾患，反映机体的正气不足。正气不足则逐邪之力减低，使尿中废物不能充分排泄，少尿、无尿，此乃肾阳不足。由于"阳主开，阴主藏"，阳衰则不开，不开则不排泄。"阳损及阴"，阳损必然导致阴伤，而"阴主藏精"故精气不能收藏而漏泻，以致蛋白等物丢失。鉴于以上病机，非峻补肾阳不能扶其肾功能，解其危机；非顾肾阴不能助其机体之修复，精藏则正复，正复则精藏。谷老曾用大量附子、肉桂、黄芪以救其阳，用大量黄精、玉竹、生地黄、熟地黄、山药、山茱、石斛以补其阴，俾阴平阳秘肾功能恢复。谷老在使用附子、肉桂补阳药时不受血压高低的限制，他认为肾炎尿毒症患者所以出现高血压，主要是阴阳失衡，所以调整阴阳即可降压，绝不可一味潜镇。

5. 温阳通脉、养血散寒法治疗无脉症 1 例

阎某，女，46 岁。于 1978 年 4 月 23 日住院。

患者半年来阵发性头晕，入院前 1 个月行走时突然摔倒，10 分钟后缓解，即感左侧肢体无力，口角右歪。至某医院脑系科检查，诊为"脑十缺血，无脉症"。后收入本院内科治疗。

诊查：左臂血压为 12.0/8.00kPa（90/60mmHg），右臂测不到血压。口角右斜，伸舌偏左，右颈动脉搏动弱，左上下肢肌力 4 级，左上肢上举快速时有缺血症状——微绀。双桡动脉搏动消

失，双足背动脉搏动微弱。未引出病理反射，生理反射存在。

诊断：①主动脉弓综合征；②脑干缺血。

入院后即给予地塞米松、地巴唑、芦丁、维生素 C 等治疗，疗效不著。3 月 2 日请谷老会诊，检查寸口无脉，趺阳脉微，口角右斜，伸舌偏左，左侧上下肢活动差，头晕，舌质暗红色苔白腻。

辨证：阳气不足，阴寒阻络，络脉瘀阻不通。

治法：拟温阳通脉，养血散寒法治之。方用当归四逆汤加味。

处方：

当 归 30g	桂 枝 15g	杭 芍 15g	赤 芍 15g
细辛 4.5g	桃 仁 12g	红 花 15g	川 芎 10g
黄 芪 30g	白花蛇 1 具	全 蝎 10g	附 子 10g
甘 草 15g	麝 香 0.06g（冲）		葱 白 3 寸

每日 1 剂，分早晚 2 次服。另：大活络丹每晚服 1 丸。

上方药服至 3 月 23 日，头已不晕，能下地活动；舌质淡，苔白，中心略厚；寸口脉已能摸到，趺阳脉较明显。于上方加入大金钱蛇 6g、土元 15g、制马钱子 0.9g，冲服。至 3 月 28 日，双侧肢体活动度一致，双侧血压均能测到，趺阳脉较前更加明显，带药出院。出院后 2 周门诊复查，病情稳定，继续服中药治疗以善后。

按语：无脉症为主动脉弓的头和臂部分支的慢性进行性、且常为闭塞性的动脉炎。其特点为桡动脉、臂动脉、颈动脉和颞动脉的搏动消失。临床有头和上肢缺血的表现，其病因迄今未明确，可能与风湿、梅毒、结核病及动脉硬化等有关。中医学虽然无"无脉症"这一病名，但中医古典医籍中也不乏类似记载，如《素问·举痛论》说："经脉流行不止，环周不休，寒气入经而稽迟，泣而不行，客于脉外则血少，客于脉中则气不通。"所论的病机和无脉症的临床表现是一致的。谷老认为此病为阳气不足，寒邪阻滞经脉，气虚推行营血运行之机无能所致。

治疗无脉症，一要祛寒解滞，使用大量辛热之剂助阳通脉，如本案用附子、桂枝、细辛、葱白等。二要益气行血，如黄芪、甘草、当归补气行血。现代医学认为黄芪、甘草都含有糖皮质激素，有抗胶原病的作用，在本病的治疗中是很重要的药物。三要活血化瘀，当归、川芎、桃仁、土元等加入麝香，取其性味香窜无处不到，率诸药入微小动脉，有开窍启闭之功，更加蛇、虫以助通脉之力。复加马钱子以治手足麻痹、半身不遂，提高延髓呼吸中枢和血管运动中枢兴奋作用。治疗前后呼应，辨证辨病相结合，药随症变，取得较满意的疗效。

6. 犀角地黄汤加味治疗过敏性紫癜 1 例

谢某，男，17 岁。1978 年 3 月 22 日入院。

主诉：脐上阵发腹痛 12 天，皮肤瘀点 8 天。

患者于 10 天前吃大肉饼后，腹痛呕吐，经对症治疗无效，于 1 周前腹疼加重，皮肤、四肢有出血点，二踝关节痛，在当地医院治疗无效，来我院求医，收入院治疗。

诊查：神清不贫血，左上肢有点片状出血，压之不退色，色鲜红。右上肢及两下肢有散在陈旧性出血点，淋巴结不肿大。心肺正常，腹软，肝不大，脾肋下可及。血色素 110g/L，血小板 238×10^9/L，肝功能、血沉及出、凝血时间正常，大便潜血（++++），蛔虫卵（+），钩虫卵（+）。

诊断：过敏性紫癜。

患者在县医院每天输氢化可的松 200mg，共 8 天。入院后又给地塞米松 0.75mg，每日 3 次，以及促肾上腺皮质激素 25mg 静脉点滴，配合止血药，病情未控制，出血点渐多，呕吐咖啡样物，呕吐物潜血（++++），柏油便潜血（++++），尿中潜血（++++），病势危笃，延请谷老会诊。

初诊：3 月 30 日。查患者肢体遍布红斑，斑色鲜艳，面色苍白，舌质淡，苔白，脉虚弦数。自诉口渴烦躁，喜冷饮，自汗。

辨证：血热肌衄。拟犀角地黄汤加味治之。

处方：

广角 15g（先煎）　　　　生地黄 30g　　　牡丹皮 6g

杭　芍 15g　　茜草根 30g　　紫　草 30g　　黑栀子 10g

侧柏叶 15g　　棕　炭 10g　　三七粉 3g（冲）

白　术 15g　　炙甘草 15g　　大枣 7 枚

每剂 2 煎，分早晚 2 次服完。

另方：使君子 150g，炒黄微香，每日 50g 嚼服，以驱蛔虫。

上方服 6 剂后，病情稳定，呕吐及黑便已止，脉虚弦数，便蛔虫三四条，舌质淡，苔白。拟上方去棕炭、侧柏叶，加生石膏 30g、牛膝 15g、金银花 30g、连翘壳 15g、黄芪 30g。又服 30 剂，观察至今，皮肤黏膜未见新鲜出血点。大便隐血阴性。

按语：谷老常用犀角地黄汤化裁治疗各种血证。方中犀角有清热解毒凉血之功，但物稀而价昂，可用广角或水牛角代之，剂量要大，煎煮时间要长；或以生石膏、升麻代之也可；生地黄滋阴凉血，有消炎及促进血液凝固的作用；芍药有镇惊镇痛、增加血流量、减小血管阻力的作用；牡丹皮清热凉血，有抗菌作用；加侧柏叶、栀子、棕炭、茜草、金银花、连翘壳、三七以加强凉血解毒之功。值得讨论的是，本例患者一派血热之象，不见红绛舌而反见淡舌。谷老在分析病情时指出：血热见红绛舌为其常，本案患者因消化道、泌尿道、皮肤出血，造成血亏，血之与气如影随形，血亏岂有不伤气之理。故症见舌淡、脉虚、面色㿠白、自汗出，遂于清热凉血方中加入黄芪、甘草、大枣、白术补气之品，处方谨慎周到。

7. 急症治验 3 例

病案 1

商某，男，65 岁。1936 年盛夏初诊。

主诉：高热半个月，神昏谵语 2 天。

高热半个月伴汗出口渴，曾延数名医诊治，病反加重，危在旦夕，言明"死马当活马治"，死而无怨。与家属详询病因之际，得知其因无嗣，新纳妾半年，前医多以其年高体弱而以育阴清热之法为治，均效果不佳。经友人介绍，先生往诊，及至见其家人已将寿衣棺木备齐，妻妾哭求之。

诊查：神昏谵语，形体消瘦，抚之体若燔炭，体温 40.8℃，汗大出，口唇干红，呼吸气促，虽水米未进，脉却洪数。

辨证：患者年高，阴伤于内，又感温热之邪，阳明气分热盛。人参白虎汤加味。

处方：

生石膏 120g（先煎 30 分钟）　　知　母 12g　　粳　米 30g
甘　草 10g　　金银花 30g　　连　翘 15g
水煎待凉灌服。西洋参 15g 单煎，频代茶饮。

药进 1 剂后即热退苏醒。再服生石膏减为 30g，2 剂而痊。

病案 2

张某，男，10 岁。1939 年暑期初诊。

主诉：发热 5 日，抽搐痉厥 1 天。

发热 5 日，至第 6 日病情突变，高热达 40.6℃，同时抽搐痉厥，急延先生往诊。

诊查：神昏抽搐，病童双目上视不识人，角弓反张，牙关紧闭，喉中痰声辘辘，脉象洪滑数急。

辨证：此乃暑热动风，痰热上扰清宫。

治法：法当速涤胸膈之热痰以息其风。

立即将病童之牙撬开，以纳鞋底之针锥木柄塞于上卜齿间，再取较硬之鹅翎一支，蘸生桐油于喉间探吐。顿时，吐出如胶状之痰数口，反复探吐约 1 小时之久，痰吐殆尽，角弓反张已完全消失，抽搐止，神识亦清。10 岁之子竟吐浓痰满盆，满座皆惊奇不已。再以安宫牛黄丸1粒调服。后经调理而愈。

病案3

张某，男，8岁。1938年春季初诊。

主诉：突然高热，旋即惊厥抽搐1天。

诊查：舌红苔黄干，脉弦数。

治法：先针人中无反应，再针十宣放血，当三棱针刺右手第5指放血时见左手指微动，针至左手第4指放血时患儿哭出而搐止，体温下降，以后又十宣放血1次，兼刺曲池、合谷、风池而病愈。

按语：中医治疗急重症手段很多，针、吐等各法在古医著中记载很多，治疗急重热性病的关键在于认证准确，方法迅捷，截断有力。针刺探吐法，方法简便，易于掌握，效果迅速，符合简便验廉的指导思想，尤其是在求医购药不便之乡村，值得重视。

8. 滋阴潜降法治愈不寐1例

霍某，男，61岁。1990年12月9日初诊。

主诉：不寐半年。

病史：平素工作琐杂，更兼分配房屋人事难于平衡，初则日夜烦心，甚则彻夜不寐已半年余，口苦晕眩，脑力不济，住院治疗曾服多种西药，迄无显效。

诊查：血压16.0/10.7kPa（120/80mmHg），舌质红，苔薄黄，脉沉弦。血脂偏高。

辨证：心阴久耗致肝肾阴亏，虚火上扰，神不归舍，本虚标实。

治法：滋阴潜降，安神益智。黄连阿胶汤、心肾交补丸（《罗氏会约医镜》方）化裁。

处方：

焦远志 10g	节菖蒲 10g	太子参 20g	大生地黄 20g
柏子仁 10g	炒酸枣仁 30g（打）		云茯神 15g

五味子 10g　　麦　冬 10g　　夜交藤 30g　　野百合 30g

全当归 10g　　夏枯草 12g　　川黄连 10g

真阿胶 10g（烊化）　　　　　白蒺藜 12g

生龙骨 30g（包先煎）　　　　生牡蛎 30g（包先煎）

生磁石 30g（包先煎）

生鸡蛋黄 2 个搅兑水煎服，7 剂。

二诊：头晕明显减轻，可入睡两三个小时，自觉脑子灵活些，脉弦，舌质稍红，纳差。前方去夏枯草，加鸡内金 10g，水煎服 14 剂。

三诊：诸症悉减，脑力灵活，可睡 5 个小时左右，梦不多，惟活动后觉乏力。采用滋阴潜降、益气增智法，配丸剂长服。

处方：

大生地黄 90g　　节菖蒲 90g　　远志肉 90g　　云茯苓 90g

生晒参 45g　　天　冬 90g　　麦　冬 90g　　五味子 90g

当　归 90g　　炒酸枣仁 120g　野百合 90g　　沙苑子 90g

何首乌 90g　　生山楂 90g　　广郁金 60g　　丹　参 90g

陈　皮 45g　　山茱萸肉 90g　陈阿胶 90g　　夏枯草 60g

赤　芍 90g　　生龙骨 90g　　生牡蛎 90g　　生磁石 120g

上药共为细末，炼蜜为丸，每丸 10g 重，早晚各 2 丸。随访半年，入睡及睡眠均好，脑力充沛。

按语：《杂病源流犀烛》云："劳心之人多不寐，年高之人多不寐，虚烦之人多不寐。"张景岳亦说："凡人以劳倦思虑太过者必致血液耗亡，神魂无主，所以不寐。"更有严重者，可以转为肝风内动、中风之候。故谷老以黄连、阿胶等滋阴清热配介石类潜镇降火，疗效称善。野百合入心肺二经，不仅润肺止嗽，《日华子本草》还说它"安心，定胆，益志，养五脏"，配合酸枣仁、远志治疗神衰心烦失眠效果亦佳，为谷老治不寐常用药。

9. 疏肝解郁、软坚散结治愈甲状腺瘤 1 例

卢某，男，60 岁。1989 年 10 月 7 日初诊。

主诉：甲状腺肿大 8 个月，近日吞咽困难。

病史：左侧甲状腺肿大，约 2.5cm×2.5cm，已 8 个多月。近来劳累后感吞咽不适，烦躁。外科确诊为甲状腺瘤。

诊查：结喉左侧肿块如鸽蛋大，随吞咽上下活动，表面光滑，中等硬度，无红肿，压之微痛，脉弦，舌边有瘀斑，苔薄微黄。

辨证：肝气郁结，痰湿阻络，久而成瘿。

治法：疏肝理气，软坚化痰。

处方：

生石决明 30g（布包先煎）	生龙骨 30g（布包先煎）
生牡蛎 30g（布包先煎）	夏枯草 15g　山慈菇 10g
野菊花 10g　紫地丁 10g	大贝母 10g　青连翘 10g
广郁金 20g　醋柴胡 10g	醋青皮 10g　赤　芍 20g
白　芍 20g　炮甲珠 10g	炒桃仁 10g　海　藻 10g
大刀豆 20g	

二诊：1989 年 10 月 21 日。上药进 14 剂后，肿块减小，压之不痛，烦躁也减轻。胃纳欠佳，脉弦。宗前方意减苦寒碍胃之品，加和中健胃之药继续治疗。

处方：

生龙骨 30g（布包先煎）	生牡蛎 30g（布包先煎）
夏枯草 15g　山慈菇 10g	广郁金 10g　赤　芍 15g
白　芍 15g　炮甲珠 10g	大贝母 10g　云茯苓 15g
炒白术 10g　紫丹参 30g	海　藻 20g　昆　布 10g
小金丹 1 丸	

服上方药约 60 剂，其间外感内热皆因症治之，但基本方未变。至 1990 年 2 月瘤已完全消失。

按语：甲状腺瘤中医称瘿瘤，主要由于肝郁化火、灼液成痰，气、血、痰交阻凝结而成。所以谷老常用醋柴胡、广郁金、青陈皮疏肝理气；夏枯草、海藻、昆布、生龙骨、生牡蛎、石决明、浙贝母清肝、化痰、软坚、散结；山慈菇、川黄连、野菊花、紫地丁等解毒、消肿、止痛，防止癌变。用药时要防止过于破气伤气，故用顾护胃气之茯苓、白术等。成药除小金丹外，还可加用内消瘰疬片。疗程较长，应注意守方权变。

10. 温经化瘀、培补肾元法治愈痛经不孕证 1 例

景某，女，26 岁。1971 年 4 月 3 日初诊。

主诉：不孕 3 年。

病史：痛经 6 年，婚后 3 年未孕。初潮较迟，经少略痛，后因下乡受寒，经至则小腹绞痛硬冷，腰酸不支，且经行不畅，至第四五日下黑血及整片子宫内膜，排出后疼痛才缓解。近 1 年来，痛经每至昏厥，须注射哌替啶才能缓解，因而视行经为畏途。另同房时也小腹疼痛。

西医诊断：①内分泌失调；②子宫内膜异位症。除对症治疗外尚无特殊疗法。

诊查：末次月经为 1971 年 3 月 15 日。刻下四末冷，脉沉软尺无，舌质色淡，边有瘀点，苔薄白。

辨证：先天肾虚，更兼寒邪客于胞宫，气血滞凝。

治法：温经化瘀止痛，培补肾元，标本同治。金匮温经汤化裁。

处方：

炒吴茱萸 10g	肉 桂 10g	乌 药 10g	生黄芪 15g
当 归 12g	川 芎 10g	赤 芍 10g	牡丹皮 10g
牛 膝 12g	苏 木 10g	菟丝子 15g	狗 脊 15g
淫羊藿 15g	阿 胶 12g（烊化）		砂 仁 4.5g

10 剂，水煎服。

二诊：1971 年 4 月 14 日。经尚未行，药后觉小腹略暖，腰酸减，脉如前。因经期将至，上方加桃仁泥 10g、元胡 12g（打）、细辛 3g、茺蔚子 12g，7 剂，水煎服。

三诊：1971 年 4 月 26 日。4 月 20 日月经来潮，痛经稍减；经色较红，量较以前增多，仍下片状内膜；腰酸腿软。沉疴日久，难以速去。经期已过，前方去桃仁、茺蔚子，加炮附子 6g、香附 10g，14 剂，水煎服。灸足三里、三阴交、关元穴，每日 1 次。嘱快行经时服 4 月 14 日方 7 剂。

四诊：1971 年 5 月 26 日。本次月经 5 月 21 日来潮，痛大减，血量较多，色红有瘀块，子宫内膜呈碎片状，腰酸减。同房腹已不痛。脉沉弱。嘱患者经后服温经养血方（4 月 26 日方），经前经期服温经化瘀方（4 月 14 日方）。坚持穴位艾灸。

五诊：3 个月后喜报已怀孕，停药。后顺产一男婴。

按语：痛经是妇科的常见病。此例痛经十分典型。患者月经初潮迟，量少，四末不温，腰酸尺脉弱，皆先天肾阳不足之征，后因寒邪客于胞宫，气血凝滞，不通则痛。该证本虚标实，先生标本兼顾，平时注重温经养血培补肾阳，行经时则加桃仁、苏木、茺蔚子、元胡活血化瘀止痛。兼用艾灸温补通络，共奏扶正祛邪之功。

[**编者评注**] 谷济生先生为津门名医，业医 50 余载，对肝病研究 40 余年，学验俱丰，强调辨证论治。对于慢性肝炎，谷老认为湿热是其起动因子，肝郁气滞、脾虚为其主要病理变化，临床通过辨证分 5 型治疗，疗效显著。另外谷老还擅治其他疑难症，如治疗主动脉弓综合征、脑干缺血，用大剂辛热助阳通脉之药，合以益气养血之品而收功。再如治疗暑热动风，先以探吐，涤其热痰，竟收神清痉止之奇效。因为第一手资料缺失，我们不能更深入细致地研究分析谷老的宝贵临床经验，殊为遗憾！老先生临证无论急缓，重视四诊合参，重视现代诊断，有方有法，用

药皆合法度，故而疗效卓著。谷老说疗效是中医生存的生命线！诚如是也！

整理者：

张俊富：谷济生徒弟，学术继承人，天津市第一医院、天津市肝病研究所主任医师，天津市中医药大学硕士生导师，天津市名中医，第五批全国老中医药专家学术经验继承工作指导老师。

谷世喆：谷济生长子，北京中医药大学教授、博士生导师、主任医师，第四批全国老中医药专家学术经验继承工作指导老师。

谷世宁：谷济生次子，高级工程师。